# Le Guide Atkins
# des compléments alimentaires

Dr Robert C. Atkins

# Le Guide Atkins des compléments alimentaires

## La réponse de la nature aux médicaments

*Traduit de l'anglais (États-Unis)*
*par Pascal Loubet et Hélène Le Beau*

Michel Lafon

Titre original :
*Dr. Atkins' Vita-Nutrient Solution*


7-13, boulevard Paul-Émile Victor - Île de la Jatte
92521 Neuilly-sur-Seine Cedex

INTRODUCTION

# La vérité éclate au grand jour

## Solution ou révolution ?

PRESQUE TOUS MES LIVRES comportent le mot « révolution » dans le titre, mais l'idée maîtresse de celui-ci est vraiment révolutionnaire : grâce aux compléments alimentaires, il est possible de lutter contre la maladie, de mettre fin à des souffrances inutiles et de jouir d'une meilleure qualité de vie.

Les porte-parole de la médecine officielle ont longtemps nié l'efficacité des suppléments nutritionnels dans la prévention et le traitement des maladies. Pourtant, quantité d'études et d'observations cliniques démentent ces assertions. Des scientifiques affiliés à de prestigieuses institutions ont démontré que les vitamines, les minéraux, les acides aminés et ces autres sources alimentaires naturelles que j'appelle les « vita-nutriments » remplacent efficacement de nombreux médicaments et traitements agressifs auxquels la médecine nous a habitués. Leurs recherches ont été publiées dans les journaux médicaux les plus renommés.

Enfin, la vérité éclate au grand jour. En prouvant la valeur thérapeutique de ces suppléments, ces scientifiques nous ont placés au seuil d'une ère nouvelle.

Quand j'ai commencé ce livre, je ne me rendais pas compte que nous étions si près du but. Ni à quel point j'étais bien entouré par des médecins et des chercheurs issus de la médecine traditionnelle qui, comme moi, choisissaient de soigner leurs patients avec un éventail impressionnant de suppléments nutritionnels.

Au départ, j'avais l'intention de recenser les succès remportés depuis vingt ans au *Atkins Center for Complementary Medicine* [1] avec nos traitements aux vita-nutriments, qui ont aidé des milliers de gens à prévenir ou à surmonter la maladie. Mais pour rendre justice aux travaux de mes collègues dans ce domaine, j'ai choisi de réunir une équipe de nutritionnistes, de chercheurs et de rédacteurs, qui m'ont aidé à sonder les publications sur le sujet et l'expérience clinique de ces nutritionnistes d'avant-garde. Ce que nous avons découvert est si fascinant qu'un de mes collaborateurs s'est exclamé un jour : « Docteur Atkins, ce livre pourrait changer le monde. » Quelques mois plus tard, nous affirmions : « Ce livre *va* changer le monde. » Bien sûr, un seul ouvrage n'y suffit pas, mais je serais déçu si, à sa manière, il n'y contribuait pas au moins modestement.

## Ce que ce livre vous apprendra

DANS LA PREMIÈRE PARTIE, je vous expliquerai pourquoi le recours aux vita-nutriments est plus qu'un outil de prévention des carences. En réalité, c'est un traitement de choix dans la majorité des maladies chroniques qui empoisonnent notre existence. S'interroger sur les causes véritables de la maladie au lieu de se contenter d'en soulager temporairement les symptômes favorise une guérison durable et efficace.

Dans la deuxième partie, je décrirai l'importante disparité entre le rôle que ces nutriments peuvent et devraient jouer dans la lutte contre la maladie et la manière dont la profession médicale en restreint trop souvent l'usage et le recours. Je décrirai les potentiels thérapeutiques d'une centaine de suppléments nutritionnels – plantes ou vita-nutriments. Ces vita-nutriments s'avèrent parfois de telles ressources de santé qu'il m'arrive de les considérer comme les instruments de la guérison.

1. Centre Atkins pour une médecine complémentaire.

Dans la troisième partie, la théorie sera mise en pratique et je proposerai des programmes adaptés qui vous aideront à retrouver ou à améliorer votre santé. Ce système, fondé sur le principe d'un choix ciblé de suppléments nutritionnels, vous permettra d'établir un programme sur mesure semblable à ceux que nous proposons au Centre Atkins. Non seulement il corrigera les carences responsables d'un problème de santé spécifique, mais il jouera un rôle de soutien dans des maladies qui ne sont pas liées à ces carences. Qu'il s'agisse de diabète, de cardiopathie, de cancer, d'arthrite ou simplement d'une infection, vous pourrez formuler votre propre solution vita-nutriments qui vous aidera à guérir – sans avoir recours aux médicaments et aux traitements lourds dont les effets sont parfois aussi néfastes que l'affection elle-même.

## Solution interactive

LA SOLUTION VITA-NUTRIMENTS ne doit en aucun cas se substituer aux soins médicaux professionnels. Quel que soit votre état de santé, un médecin doit surveiller votre évolution.

Même si les professionnels de la santé semblent réceptifs à de nouveaux traitements prometteurs, ils subissent l'influence des décideurs dans le domaine médical – qui n'ont jamais manifesté d'enthousiasme pour les traitements naturels. Il faudra arriver à surmonter cette résistance au changement qui est trop souvent l'apanage de la médecine traditionnelle. Demandez à votre médecin s'il est prêt à vous guider dans la recherche d'un programme de santé basé sur les nutriments. Vous pourriez même lui suggérer la lecture de ce livre, qui contient nombre de références et de citations émanant de la recherche officielle. Si un médecin rejette cette approche ou prétend que les suppléments sont incompatibles avec toute forme de médication traditionnelle, j'ose espérer que ce livre vous convaincra de changer de praticien.

Heureusement, les mentalités changent et l'on verra apparaître une nouvelle génération de médecins. Il n'y a pas plus grande force qu'une idée dont le temps est venu. Mais cette idée fera plus encore : elle nous affranchira des maladies dégénératives, elle stimulera nos capacités physiques et mentales, et elle redéfinira les paramètres de ce qu'il est convenu d'appeler la bonne santé. La science le démontre, ainsi que l'expérience clinique.

La nutrition est appelée à jouer un rôle essentiel dans la médecine de demain. Et les solutions sont à notre portée dès aujourd'hui.

PREMIÈRE PARTIE

# Nutriments et médicaments

CHAPITRE 1

# Le traitement de choix

J'AI CONSACRÉ LES VINGT-CINQ DERNIÈRES ANNÉES de ma carrière au développement et à l'enseignement de la médecine douce, une école de pensée qui encourage le praticien à remplacer l'intervention médicale ou chirurgicale par des pratiques plus sûres et moins invasives, pour la santé d'un patient. Le centre de cette activité se situe au *Atkins Center for Complementary Medicine*, où, avec le soutien de mon équipe de professionnels de la médecine, je traite des milliers de patients. Au cours de ces années, j'ai pu observer l'efficacité des thérapies aux vita-nutriments contre à peu près toutes les maladies. Je reste toujours aussi fasciné par les succès impressionnants de ce genre de traitements.

Écoutez l'histoire d'une de mes patientes, Marie Speller. On venait de diagnostiquer un diabète juvénile chez cette jeune fille de onze ans et de lui prescrire deux formes différentes d'insuline. Traditionnellement, on enseigne aux médecins que le diabète juvénile condamne le sujet à une prise d'insuline à vie. J'avais cependant appris en soignant d'autres patients diabétiques que l'administration d'un des vita-nutriments les plus mal connus, le calcium AEP, pouvait inverser le cours de la maladie. Au fil des semaines, nous avons réduit les doses d'insuline de Marie jusqu'à les arrêter complètement après six mois de traitement. Ses taux de sucre dans le sang sont pratiquement revenus à la normale et, depuis deux ans, son pancréas libère la quantité adéquate d'insuline après un repas contenant des glucides.

Quand j'ai vu Ron Barlow la première fois, il venait de s'inscrire dans une classe spéciale après avoir échoué au bac. Pourquoi ? Parce que la radiothérapie qui visait la réduction d'une tumeur cancéreuse dans son cerveau avait affecté l'organe. D'après les statistiques, des dizaines de jeunes hommes traités aux rayons comme Ron n'étaient jamais allés à l'université, pour les mêmes raisons.

Sur mes conseils, Ron a commencé à prendre tous les vitanutriments susceptibles de stimuler ses fonctions cérébrales. Quelques semaines plus tard, ce jeune homme se vit gratifier d'un 18 aux examens de mi-trimestre, au plus grand étonnement de ses professeurs. Ron fut plus tard admis dans une bonne université où, jusqu'à présent, tout se passe très bien pour lui.

## Antécédents médicaux et données scientifiques

Ces cas sont certainement spectaculaires, mais il y en a de plus éloquents parce qu'ils touchent 80 à 90 % des patients ayant des problèmes similaires. Prenons le cas de Jack Spanfield, qui se présente au Centre Atkins à quarante-trois ans et dont les onze dernières années sont marquées par des poussées de recto-colite hémorragique. Les symptômes caractéristiques de cette pathologie débilitante vont des selles glaireuses et sanglantes aux douleurs abdominales. Les puissants médicaments qu'on lui avait prescrits ne semblaient pas avoir l'effet escompté et il lui fallait deux lavements quotidiens pour calmer ses souffrances. Après deux semaines de thérapie aux vita-nutriments et un régime sans sucre, son état a commencé à s'améliorer. En moins de six semaines, ses fonctions intestinales étaient revenues à la normale et, après trois mois, il ne prenait plus aucun médicament.

À soixante-quatorze ans, Marian Longstaff souffrait de psoriasis depuis dix-sept ans. Malgré des doses massives de prednisone, un médicament de la famille des corticoïdes, elle continuait à être affectée de prurits et de lésions squameuses sur le cuir chevelu, les genoux, les coudes et les bras. Six semaines après avoir commencé un programme aux vita-nutriments, son état s'améliorait, et sept mois plus tard, les squames, la démangeaison et la prednisone avaient disparu.

Karen Wickman n'avait plus un cheveu sur la tête à l'âge de quarante-huit ans. En plus de cette alopécie, elle se plaignait de fatigue et de pertes de mémoire, et son taux de cholestérol était élevé. Après quelques mois de traitement aux vita-nutriments, qu'elle se procurait dans un magasin de produits naturels, son taux de cholestérol a chuté de soixante unités, sans prise de médicaments. Non seulement elle retrouvait sa vivacité et sa mémoire, mais ses cheveux commençaient à repousser !

Ronald Dawson, trente-six ans, souffrait de migraines si fortes qu'il était en congé invalidité depuis quatre ans. Moins d'un mois après avoir commencé son traitement aux vita-nutriments, ses migraines ayant disparu, il cessait de prendre trois médicaments très puissants.

La grande majorité des patients qui viennent me consulter au Centre Atkins ont une histoire semblable à raconter sur les effets bénéfiques d'une meilleure prise nutritionnelle. Pourtant, presque tous ont entendu des spécialistes leur dire que, en dehors des médicaments, rien ne pouvait les aider. Ne croyez jamais quelqu'un qui affirme une chose pareille ! Cela veut tout simplement dire qu'à l'intérieur du cadre strict des pratiques chirurgicales et pharmaceutiques cautionnées par la médecine officielle, rien, en effet, ne peut être fait. Mais, au-delà, il existe un univers de traitements – vitamines, minéraux, acides gras, acides aminés, enzymes et autres substances biochimiques présentes à l'état naturel dans l'organisme ou dans le régime alimentaire – dont l'efficacité a été prouvée scientifiquement, mais que l'establishment médical ne veut pas reconnaître.

Prendre des suppléments alimentaires n'est pas nouveau. Ce qui a changé, c'est ce début de légitimation par la science médicale, à travers la recherche et l'expérimentation, de traitements non pharmaceutiques auxquels les praticiens de la santé aux idées progressistes ont recours depuis longtemps. De nombreuses publications et à des preuves cliniques montrent qu'une gamme importante de ces composés nutritionnels combat la maladie aussi bien, si ce n'est mieux, que les meilleurs médicaments et de nombreuses chirurgies lourdes.

Du mal de tête à l'hypertension artérielle, de la diarrhée au diabète, presque tous les maux contemporains sont liés au régime alimentaire. Ils sont le résultat d'une alimentation médiocre et d'un apport insuffisant en substances biochimiques naturelles et nutritives qui optimisent les fonctions vitales du corps. Pour traiter la maladie, il faut réapprovisionner l'organisme grâce à un régime et à des suppléments nutritionnels.

## Définir un traitement de choix

La solution vita-nutriments ne joue pas qu'un rôle secondaire dans la réussite d'un traitement ; dans la majorité des cas, les vita-nutriments eux-mêmes devraient constituer le traitement de choix. L'importance de ce concept est telle qu'il me semble judicieux de le définir. En fait, cette solution devrait être le premier impératif du médecin dans le traitement d'une affection quelconque. C'est une sorte de standard optimal sur lequel il devrait mesurer tout autre traitement.

Quand j'étais étudiant en médecine, on nous enseignait que le statut de « traitement de choix » s'appliquait aux thérapies offrant le meilleur rapport risque-bénéfice. Nos professeurs reconnaissaient sans peine qu'un traitement privilégié devait à la fois s'attaquer de manière efficace à la maladie (le bénéfice) et présenter le moins d'effets secondaires (le risque). On comprend mieux pourquoi ce rapport risque-bénéfice est à la base d'une thérapie. Mais de trop nombreux praticiens refusent de reconnaître que la majorité de leurs patients se porteraient mieux avec un traitement nutritionnel.

Dans un monde idéal, le corps médical ne tirerait ses traitements de choix qu'en fonction de ces critères. Mais les nutriments sont rarement considérés à leur juste valeur – même en traitement de soutien.

Je suis prêt à opposer une solution vita-nutriments à n'importe quel produit pharmaceutique. Prenons la rétention d'eau, un problème qui affecte tant de femmes tous les mois et qui, dans les cas les plus sérieux, entraîne hypertension artérielle et insuffisance cardiaque congestive. Comme traitement, je proposerais de la taurine, un acide aminé qui favorise l'excrétion des fluides en rétablissant l'équilibre naturel entre le sodium et le potassium, ces minéraux responsables de la régulation des fluides dans les tissus. En prime, la taurine régularise le rythme cardiaque entre autres fonctions physiologiques. En dose thérapeutique, la taurine ne présente absolument aucun effet secondaire.

La médecine traditionnelle traite la rétention d'eau par le diurétique, un médicament qui encourage l'excrétion – non pas en favorisant un fonctionnement plus sain des cellules, mais en entravant la capacité des reins à réabsorber et à retenir les minéraux essentiels. Ce faisant, les diurétiques augmentent le taux de sucre, le cholestérol et les triglycérides, ils affectent le rythme cardiaque, accroissent les niveaux d'acide urique et vident l'organisme de certains oligo-éléments et autres nutriments.

Dans ces conditions, quel traitement privilégieriez-vous ?

Passons aux cardiopathies, responsables de la majorité des décès dans les pays industrialisés. Elles sont souvent la conséquence de l'athérosclérose, un état qui survient lorsque notre corps dépose des plaques d'athérome dans nos artères vitales. Pour la médecine traditionnelle, le cholestérol est l'ennemi à abattre et, à travers d'importantes campagnes de santé publique, on encourage la population à lutter contre l'élévation du taux sanguin de cholestérol avec des médicaments hypolipémiants. Certes, ces médicaments réduisent les taux de graisse dans le sang, mais est-il judicieux d'accepter cette victoire à n'importe quel prix ? Ces traitements se sont montrés efficaces dans seulement deux cas sur quatre-vingts. La majorité de ces études ont démontré que la prise de médicaments hypolipémiants est responsable d'un plus grand nombre de décès que l'absence de tout traitement.

Je suis contre le recours aux médicaments pour réduire le taux de cholestérol. En effet, le cholestérol est parfois le symptôme d'une cardiopathie, et non pas sa cause. Pour diminuer le cholestérol dans le sang, je ne connais rien de plus efficace que la pantéthine, un nutriment dérivé de l'acide pantothénique de la famille des vitamines du complexe B. Au moins huit études confirment l'efficacité de la pantéthine dans la réduction des triglycérides, de la lipoprotéine de basse densité (LDL, ou *Low Density Lipoprotein*, le « mauvais » cholestérol) et du taux total de cholestérol dans le sang, et de son action positive sur l'accroissement de la lipoprotéine de haute densité (HDL, ou *High Density Lipoprotein*, le « bon » cholestérol, facteur de protection contre l'athérosclérose).

Dans les ouvrages classiques sur les pathologies cardiovasculaires, vous ne lirez rien sur la pantéthine, et je vous mets au défi de trouver un médecin qui connaisse ce produit. De manière générale, les cardiologues attendent l'échec du traitement anti-cholestérol avant d'opter pour la chirurgie – le pontage coronarien, l'angioplastie et, éventuellement, la transplantation cardiaque. Les taux de réussite ne sont guère plus élevés qu'avec les médicaments. Si la cardiologie tenait compte des travaux de ses propres chercheurs, elle découvrirait assez rapidement qu'il existe d'autres solutions : entre autres, les nutriments comme le magnésium, la coenzyme $Q_{10}$ et la carnitine. Ces substances renforcent le muscle cardiaque et, dans le cadre d'une thérapie plus globale, arrivent parfois à éviter au patient l'intervention chirurgicale.

## Stimuler ou bloquer : thérapie complémentaire

Médicaments et vita-nutriments ne doivent pas nécessairement s'affronter sur le terrain de la maladie. En réalité, ils ont le même but – faire baisser le taux de sucre dans le sang, modifier l'humeur, induire le sommeil, contrôler le rythme cardiaque, réduire l'inflammation, etc. C'est leur façon d'agir qui diffère. Les nutriments stimulent l'organisme, lui permettent de faire ce qu'il doit faire en encourageant le processus physiologique naturel. Par conséquent, le corps fonctionne mieux. En général, leur impact n'est pas immédiat et la performance se mesure à long terme. C'est exactement l'inverse pour les médicaments : s'ils permettent de surmonter des situations de crise, leur usage à long terme est parfois problématique. Pourquoi ? Tout simplement parce que ce sont des inhibiteurs, ou des agents de blocage. Ils agissent en entravant un processus normal, généralement en empêchant une enzyme de jouer son rôle vital. Pour qu'un médicament marche, il faut une maladie ; il faut donc être malade pour que le blocage d'une fonction vitale soit profitable. Il convient de réfléchir à la chose suivante : *Par leur nature même, les médicaments ne peuvent agir sur la santé, mais seulement sur la maladie.*

Si prendre un médicament comporte presque toujours un risque (ceci est rarement vrai des nutriments), son usage n'est pas nécessairement dangereux ni son effet néfaste. Avec des mécanismes d'action diamétralement opposés, les médicaments et les vita-nutriments peuvent, et devraient, agir en harmonie. L'expression « médecine complémentaire » désigne bien un système de soins de santé qui profiterait de cette heureuse synergie. Il arrive que nous ayons besoin de bloquer ou de modifier abruptement une fonction organique. À d'autres moments, il faut compléter un traitement auquel ne correspond aucun nutriment. Mes patients doivent souvent continuer à prendre des médicaments sur ordonnance, mais, comme je privilégie un traitement fondé sur une thérapie aux nutriments, dans la majorité des cas, ils se contentent de plus petites quantités et ainsi de doses moins nocives. Le soin médical idéal reste celui qui permet à notre organisme de se guérir lui-même. Comment accepter que le traitement de choix soit potentiellement dangereux quand il existe des alternatives aussi efficaces et plus sûres ?

Dans ce cas, pourquoi tant de médecins prescrivent-ils de façon unilatérale des médicaments, comme si les substances stimulantes pour l'organisme n'existaient pas ? L'approche pharmaceutique est la seule qui soit enseignée à nos étudiants en médecine et ceci explique sans doute cela. Pour mieux comprendre, un bref aperçu de l'histoire de la nutrition peut être utile.

## L'histoire de la nutrition

De nos jours, on ne s'intéresse guère à la nutrition dans l'enseignement de la médecine, même si, pour comprendre la santé humaine, ce champ d'étude est au moins aussi important que l'anatomie, la physiologie et la pharmacologie. La nutrition est la seule de ces disciplines de base que les écoles de médecine ne dispensent pas dans le cursus scolaire. Très vite, la pharmacie de la nature s'est vu gratifier de la plus petite part du gâteau thérapeutique.

Comment expliquer cette triste réalité ? Il y a un peu plus d'un siècle, l'existence de ces molécules aux vertus bénéfiques, qu'on a appelées plus tard les vitamines et qui jouent un rôle essentiel sur la santé, était une théorie nouvelle, voire révolutionnaire. Au début du XX$^{e}$ siècle, les chercheurs réussirent à prouver l'existence des maladies de carences. On découvrit très vite que la vitamine A soignait l'héméralopie (l'affaiblissement de la vision nocturne), que la vitamine D combattait le rachitisme, que le scorbut disparaissait avec de petites doses de vitamine C, et ainsi de suite. Cette percée importante plaçait la nutrition au rang des sciences médicales. Ironiquement, ces mêmes découvertes constituent aujourd'hui des obstacles importants à une approche plus ouverte des soins de santé.

Dès le départ, la recherche en nutrition s'est focalisée sur le concept de « carence ». La valeur d'un nutriment ne se mesurait qu'aux conséquences de son absence. Si l'insuffisance n'entraînait pas de maladie de carence, le nutriment était jugé sans importance. Il ne pouvait certainement pas prétendre au titre d'« essentiel », un qualificatif réservé aux vitamines et aux minéraux que l'organisme était incapable de produire tout en ne sachant pas s'en passer. Dans des circonstances particulières, certaines substances avaient des effets bénéfiques et auraient pu être rangées parmi les nutriments « conditionnellement essentiels », une catégorie qui, de mon point de vue, est à la base de la pharmacologie nutritionnelle moderne. En règle générale, pour être jugé « essentiel » un nutriment devait être associé à une maladie.

Malheureusement, il fallut des décennies avant que quiconque ne pose ces questions fondamentales : Quel est le rôle d'un nutriment dans l'organisme ? Quelle quantité en faut-il ? Quelle est la quantité optimale de ce nutriment ? (Chaque constituant de notre corps – sodium, fer, glucose – a son niveau optimal.) Les réponses révéleraient sans doute que nous sommes presque tous au bas de la courbe en termes de prise de nutriments, et que les infimes quantités ingérées nous placent juste au-dessus de ce que la médecine traditionnelle appelle le seuil de carence. Une prise normale de vitamine $B_1$ suffit peut-être à prévenir le béribéri, mais est-elle suffisante pour prévenir les difficultés d'apprentissage ou la cardiopathie ?

## Dépasser la notion de carence

Quand les chercheurs eurent identifié les maladies de carence qui les intéressaient, l'intérêt pour les nutriments se dissipa. Dans les années 1940, le sujet était tellement passé de mode que l'université d'Oxford déclina une importante subvention pour la recherche sur les nutriments et justifia ainsi son refus : « Nous avons déjà identifié les nutriments essentiels. Il n'y a plus rien à découvrir dans ce domaine. »

La sensibilisation du public à ces questions importantes revient donc aux nutritionnistes – Gaylord Hauser, Adelle Davis et Carlton Fredericks, pour ne nommer que ceux-là. Ce sont eux qui proclamèrent l'innocuité des suppléments nutritionnels et démontrèrent qu'à doses plus fortes ils pouvaient avoir des effets extrêmement bénéfiques sur la santé. Le Dr Frederick Klenner a prouvé qu'à doses massives la vitamine C soignait de nombreuses affections. (Plus tard, des millions de personnes en prendraient des doses préventives sur les conseils du physico-chimiste Linus Carl Pauling, l'une des rares personnalités à avoir reçu deux prix Nobel.)

Mais c'est la publication, en 1956, de *Biochemical Individuality*, un ouvrage de Roger Williams[1] qui a marqué la naissance de la nutrition thérapeutique et préventive moderne. Williams a démontré que nos besoins nutritionnels étaient aussi uniques que nos empreintes digitales et que le standard nutritionnel universel n'existait pas. Pour Williams, l'alcoolisme, le diabète, la maladie mentale, l'arthrite et bien d'autres problèmes de santé pourraient être la conséquence d'un dosage inadéquat de la quantité optimale de nutriments ingérés par l'organisme. Il a même suggéré la prise de vitamines et de minéraux en quantité supérieures aux apports journaliers recommandés (AJR).

Ce mouvement en faveur d'une nutrition plus saine a agacé les arbitres de la politique nutritionnelle officielle. Ils se sont braqués, défendant toujours cette idée que tous les nutriments dont nous avons besoin se trouvent dans la nourriture. Autrement dit, personne n'a besoin de suppléments, sauf en cas de grand stress ou de restrictions alimentaires bien que la recherche internationale apporte tous les jours la preuve de nouveaux succès cliniques.

Si l'on veut comprendre l'extraordinaire potentiel d'une médecine fondée sur la nutrition, il faut dépasser la notion de carence. Car la puissance des vita-nutriments vient souvent de doses qui n'ont rien à voir avec la correction d'une carence. Si la notion de nutriment essentiel est le seul critère, nous sommes limités à une poignée de vitamines et de minéraux, à moins de la moitié des acides aminés et à deux acides gras essentiels.

Au cours des trente dernières années, nous avons découvert une foule de substances nutritives « non essentielles » (selon la définition officielle) dont le rôle est si vital pour l'organisme qu'en manquer nous ferait tous souffrir. Ils sont l'équivalent nutritionnel de l'automobile ou de l'électricité. Ne pas en avoir ne nous met pas en danger de mort, mais, sans eux, il est difficile de recouvrer la santé une fois qu'on l'a perdue.

---

1. Malgré plusieurs rééditions en anglais, il n'est toujours pas disponible en français (*N.d.T.*).

CHAPITRE 2

# Quand l'alimentation nous trahit

## Troubles alimentaires

L'importance d'un vita-nutriment n'est pas déterminée par sa carence, mais en présence d'une carence, sa valeur et son importance s'accroissent considérablement. Nos habitudes alimentaires ne font malheureusement qu'augmenter ces risques de carences. À une autre époque, il suffisait sans doute d'avoir une alimentation saine pour jouir d'une santé optimale. Aujourd'hui, le risque que notre organisme se trouve privé de nutriments jadis si aisément disponibles est réel (et non naturel).

## La trahison alimentaire

La production agroalimentaire joue un rôle déterminant dans la diminution de ces nutriments importants destinés à notre organisme. Avec l'usage systématique des fertilisants inorganiques plutôt que des engrais micro-biologiquement actifs, les terres cultivées s'appauvrissent. Ces pratiques, introduites il y a plus de cent cinquante ans, diminuent la valeur nutritive de toutes les plantes qui poussent sur ces terres fertilisées et affaiblissent leur système immunitaire en les privant des nutriments dont elles ont besoin. Fragilisées, ces plantes ont du mal à lutter contre les pucerons et autres parasites. Pour sauver les récoltes, on les asperge de pesticides cancérogènes qui épuisent les terres. On sait aujourd'hui que plusieurs de ces pesticides sont liés au développement de maladies neurodégénératives comme celles de Parkinson et d'Alzheimer.

Par ailleurs, la surexploitation agricole, les pluies acides ou encore certains facteurs géologiques déterminants sur la teneur en minéraux appauvrissent les sols de nombreux éléments essentiels. Des sols pauvres en iode suscitent des épidémies de goitre ; moins de zinc entraîne des retards de croissance et un dysfonctionnement du système immunitaire ; plus grave encore, la carence des sols en sélénium entraîne, au sein des populations, des vieillissements prématurés, des cancers et des cardiopathies. Mais tous les sols, même les plus riches, peuvent présenter des carences en nutriments vitaux.

Il est de pratique courante de cueillir les légumes avant qu'ils n'arrivent à maturité, puis de les traiter avec des sulfites et d'autres composés chimiques pour leur donner l'apparence, mais non le goût et la valeur nutritive des légumes mûrs. Les fruits et légumes « frais » ne le sont jamais vraiment, à moins qu'ils aient été cueillis mûrs et qu'on les consomme immédiatement.

Les aliments subissent une série de manipulations avant d'arriver dans notre assiette, et cela fait baisser les quantités de nutriments qu'ils devraient normalement contenir. La mise en conserve est une catastrophe nutritive, mais hacher, trancher, émincer, geler, dégeler, séparer et extraire ne sont que quelques-uns des nombreux procédés qui vident un aliment de ses précieux nutriments. La valeur nutritive se perd au cours du transport au supermarché et dans nos cuisines. À la maison, nous leur infligeons le coup de grâce : le four, l'eau bouillante, le micro-ondes, sans parler des plats réchauffés. Plus ou moins 80 à 95 % des micro-nutriments ont disparu quand l'aliment échoue finalement dans notre assiette.

## Le danger du raffinage

De toutes les transformations, le raffinage est sans doute la plus préjudiciable quand on sait qu'une part de plus en plus importante de notre régime est constituée d'aliments raffinés. Ce procédé consiste à séparer l'aliment en différents constituants, ce qui l'ampute de composants riches en nutriments.

Le règne animal se nourrit d'aliments qui ont en commun cette formidable caractéristique : tous contiennent des vitamines et des minéraux, mais aussi les facteurs accessoires qui nous permettent de les assimiler et d'en tirer le meilleur bénéfice. La nature est ainsi faite. Diviser un aliment en différentes parties entraîne un manque nutritionnel, ce qui draine vos propres réserves de ces nutriments. En d'autres termes, le procédé de raffinage transforme les aliments en anti-nutriments – non seulement les aliments ne sont plus nourrissants, mais ils nous vident encore plus des nutriments dont nous avons besoin pour rester en bonne santé.

Le premier cas documenté sur les effets néfastes du raffinage est celui du polissage du riz. Traditionnellement, on se débarrassait de l'enveloppe du riz (les polissures), pourtant très nutritive, pour fabriquer le riz blanc, si prisé en Orient. Ce régime à base de riz blanchi a suscité des épidémies de béribéri qui furent aisément surmontées avec l'adjonction de petites quantités de polissures. L'effet négatif du raffinage des aliments était enfin démontré et, par le fait même, le caractère essentiel des nutriments.

## Le sucre : un anti-nutriment

Le sucre est l'anti-nutriment par excellence. Composé de 100 % de glucides (ou hydrates de carbone), il ne contient ni vitamine ni minéraux. L'organisme puise donc dans ses réserves de nutriments pour transformer le sucre – glucose et fructose – en énergie. Le sirop de maïs, préparé à partir de farine de maïs, d'acides ou d'enzymes, pose le même problème. La consommation de n'importe quel édulcorant réduit considérablement notre réserve de chrome, un minéral rare qui intervient dans le métabolisme du glucose.

Les farines arrivent au deuxième rang des « aliments » néfastes sur la santé. Si les grains entiers sont une bonne source de minéraux essentiels et autres oligo-éléments, 70 à 90 % de ces nutriments disparaissent lors de la mouture, avec le même effet anti-nutriment que le sucre. Et l'ajout de vitamines B de synthèse et de minéraux comme le fer dans les farines « enrichies » n'en font pas un meilleur aliment. Les minéraux aussi vitaux que le sélénium, le chrome, le magnésium, le zinc, le manganèse et le cuivre ne sont pas remplacés, pas plus que les nutriments comme les acides gras essentiels et la vitamine $B_6$.

## D'autres attaques

D'autres facteurs contribuent à mettre en péril notre santé alimentaire. La pollution, les pesticides, les produits pétrochimiques, les ondes électromagnétiques produites par la technologie accroissent nos besoins en nutriments. En effet, en jouant leur rôle d'antioxydants, ils réussissent à désintoxiquer notre organisme de cette charge chimique. À cause de l'usage répandu des antibiotiques, des millions de gens ne sont plus porteurs des bactéries qui font normalement barrage aux levures pathogènes. Le stress, comme la consommation d'alcool et de drogues, nécessite un apport en nutriments supérieur aux recommandations habituelles. Et plus nous avançons en âge, plus les enzymes pancréatiques et l'acide chlorhydrique ont du mal à absorber les nutriments tirés de notre alimentation. Enfin, une gamme de maux et de maladies affectent l'absorption de nutriments, et les médicaments viennent entraver leur rôle. Il est évident que l'alimentation optimale ne peut pas venir uniquement de la nourriture. Les suppléments sont indispensables et de nombreuses études le confirment.

## Les opposants aux vita-nutriments

Presque toutes les études comparant une supplémentation riche en nutriments et un groupe témoin montrent un bénéfice évident pour la santé de ceux qui prennent des suppléments. Les nutritionnistes de la vieille garde qui affirment que seule la nourriture doit donner des nutriments se plient au dogme aveuglément et refusent de tenir compte de l'avalanche de résultats publiés à travers le monde et qui ne cessent de démontrer l'efficacité des thérapies nutritionnelles. On se demande pourquoi.

Pour l'industrie agroalimentaire, les marges bénéficiaires sont plus élevées sur les produits emballés, transformés et à longue conservation que sur les fruits, légumes, viandes, poissons, œufs et produits laitiers frais. Les céréales du petit déjeuner, les pâtes et le pain sous emballage sont parmi les produits qui génèrent les marges les plus élevées. Mettez-vous à la place des dirigeants de ces empires agroalimentaires. Une stratégie visant l'augmentation de la production des produits générateurs de profits ne vous semblerait-elle pas plus intéressante que la mise en marché de produits frais, beaucoup moins rentable ?

## La riposte : une révolution

Dans ce contexte, il est aisé de comprendre pourquoi le concept de thérapie aux vita-nutriments a suscité la controverse – malgré les preuves scientifiques établissant sa valeur et les remarquables avancées dans ce domaine. La riposte n'a pas tardé : face à une science de l'alimentation créée au profit de l'industrie alimentaire, des professionnels de la santé ont commencé à découvrir la valeur thérapeutique des nutriments. Je fais partie de ce mouvement et, aujourd'hui, des milliers de médecins partagent ma vision des choses : les vita-nutriments sont de véritables instruments de guérison. L'alimentation est désormais prête à remplacer les médicaments comme premier choix de traitement en médecine.

Ce mouvement a commencé avec un premier test en double aveugle en psychiatrie, par l'usage de la vitamine $B_3$, ou niacine, dans le traitement de la schizophrénie. Après la publication de leur étude, Abram Hoffer et Humphrey Osmond se sont attiré maints supporters qui se sont fait appeler les « psychiatres en faveur de la médecine orthomoléculaire ». Le terme « orthomoléculaire » désigne la juste proportion des substances propres à l'organisme, et c'est à Linus Pauling, le grand homme de science, lauréat de deux prix Nobel, qu'on le doit. Au début, les praticiens de cette nouvelle école ont limité leur champ d'action aux vitamines, aux minéraux et aux acides aminés. Ce nouveau concept différait radicalement des traitements en usage faisant appel à des substances qu'on ne trouvait pas dans l'organisme – ni, du reste, dans la nature. Je me suis vivement intéressé au concept orthomoléculaire et c'est ce qui m'a finalement conduit à rédiger cet ouvrage.

## Ma propre métamorphose

Je vais maintenant répondre à la question que je pose systématiquement aux invités de mon émission radiophonique : « Comment en êtes-vous venu à pratiquer ce genre de médecine ? »

Mon histoire commence en 1963. Je venais de terminer mes études en médecine interne et en cardiologie dans trois grandes universités américaines, Cornell, Columbia et Rochester, et j'étais complètement assujetti à la médecine officielle. Souffrant d'embonpoint, je décidai d'entreprendre un régime dont on vantait les bienfaits dans un article du *Journal of the American Medical Association*. Ce régime (que plusieurs d'entre vous connaissent sous le nom de régime Atkins) était incroyablement efficace et 99 % de ceux qui s'y astreignaient perdaient du poids, sans souffrir de la faim et tout en éprouvant un surcroît d'énergie. En 1972, plus de dix mille de mes patients avaient suivi ce régime, toujours avec le même succès. Mon premier livre, *La Révolution diététique*, est très vite devenu un best-seller. J'ai reçu des milliers de lettres confirmant le succès quasi universel de ce régime. Mais, au sommet de la popularité de ce livre, il se produisit un événement qui allait changer ma vie.

En 1973, l'Association médicale américaine réunit un comité consensuel pour émettre un communiqué et rédiger un article dénonçant le régime pauvre en glucides. Ce genre de comité est généralement constitué pour rendre compte d'un ouvrage et faire état des études scientifiques liées au sujet critiqué. Dans le cas de mon livre, il n'en fut rien. En substance, le comité prétendait que les résultats observés et documentés pendant neuf ans étaient impossibles. Il niait que mes patients aient pu perdre du poids et parlait plutôt de perte d'eau. Pas question non plus de reconnaître l'amélioration de leur état. Au contraire, affirmait le comité, un tel régime pouvait même nuire à la santé. En clair, le comité traitait le régime Atkins de mensonge. Et, comme ce comité était constitué de délégués de l'AMA, il ne se trouva personne au sein de la communauté médicale pour le contredire.

Bien sûr, j'étais choqué. De deux choses l'une : ou bien toute ma pratique reposait sur du vent, ainsi que les dossiers de mes patients, les lettres, les études confirmant mes allégations et la reconnaissance des collègues qui obtenaient des résultats similaires ; ou bien l'AMA essayait d'induire le public en erreur.

L'événement constitua un tournant dans ma carrière. Rares sont les médecins qui remettent en question les déclarations d'un comité médical, et je ne l'avais jamais fait auparavant. Mais, après cette épreuve, il m'a semblé impossible de ne pas réfuter une à une leurs objections. Le rapport était truffé de recommandations erronées : il suggérait des chirurgies inutiles et futiles, ou des médicaments dangereux au lieu d'agents plus sûrs, ou encore des procédures de diagnostic agressives et risquées qui apportaient moins d'informations que des examens. Surtout, il refusait catégoriquement de prendre en considération les thérapies aux vita-nutriments. Ce rejet absolu de la médecine orthomoléculaire m'a conduit à mener ma propre enquête sur ce nouveau concept, et j'ai fini par en adopter les principes.

Après avoir découvert les bienfaits des vitamines, des minéraux et des acides aminés, j'ai mis au point des combinaisons thérapeutiques de nutriments pour contrecarrer les effets secondaires des médicaments fréquemment utilisés pour combattre les maladies les plus courantes. En m'inspirant du savoir acquis pour ces thérapies, j'ai traité des patients souffrant d'arthrite, de maladies vasculaires, d'hypertension artérielle, de fatigue, d'insomnie et d'infections aiguës, avec des combinaisons de vitamines et de minéraux. L'efficacité de ces traitements m'a encouragé. Je ne pense pas avoir été un précurseur ; disons que j'ai exploré une idée dont l'heure était venue.

## L'explosion de l'information sur les vita-nutriments

Aujourd'hui, le nombre de recherches et de publications sur ces thérapies ne cesse d'augmenter depuis ma première enquête bibliographique. Plus de 90 % des travaux ont confirmé la valeur thérapeutique des nutriments face à leurs concurrents pharmaceutiques. La majorité de ces recherches ont été conduites dans les années 1990. Ces études servent non seulement à étayer mes théories sur une thérapie à base de nutriments, mais elles sont pour moi une source inépuisable d'inspiration pour traiter plus efficacement mes patients.

Quand la production d'une substance par l'organisme était qualifiée d'« essentielle », la liste des nutriments potentiellement thérapeutiques était limitée. Nous savons aujourd'hui que quantité de ces substances jouent un rôle essentiel pour la santé, à condition d'y ajouter un apport en nutriments. Le champ d'application et les bienfaits thérapeutiques se sont considérablement étendus. L'explosion de l'information sur les nutriments et leurs pouvoirs thérapeutiques pourrait transformer le monde de la médecine.

DEUXIÈME PARTIE

# Les vita-nutriments

## Vita-nutriments

J'ai toujours pensé qu'il fallait féliciter les médecins pour la prévention des maladies plutôt que pour la guérison. La beauté de la médecine complémentaire, celle qui associe médecine alternative et médecine traditionnelle, réside dans son intérêt aussi grand pour ces deux notions. Elle se fonde essentiellement sur la capacité de l'organisme à capitaliser sur sa propre pharmacie interne, laquelle est conçue pour combler les carences. En doses adéquates, les vita-nutriments soutiennent notre pharmacie interne sans effets secondaires désagréables et inutiles.

Comme les nutriments travaillent en synergie, il m'arrive souvent d'en recommander plusieurs pour renforcer leur potentiel. Même si les formules de guérison naturelles sont plus sûres que les médicaments couramment prescrits de nos jours, il est important de suivre mes recommandations sur la supplémentation. Dans cet ouvrage, la section sur les vita-nutriments vous permettra d'y voir plus clair.

Dans cette deuxième partie, vous découvrirez tout ce qu'il faut savoir sur les vita-nutriments disponibles sur le marché. Ces substances naturelles sont à la base de ma pratique au Centre Atkins. Je décris chacune de ces substances et leurs effets, notamment ceux que j'ai pu observer chez mes patients, ainsi que les résultats des nombreuses recherches et études publiées sur le sujet. Devant les miracles que peuvent accomplir ces nutriments, l'usage systématique des médicaments pour traiter la maladie vous paraîtra abusif. Quand vous en saurez davantage sur les vitamines, les minéraux, les acides aminés, les acides gras essentiels, les nutriments, les hormones et les plantes, votre perception des soins de santé aura irrémédiablement changé. Nous sommes à l'aube d'une révolution qui modifiera profondément la relation médecin patient et qui, souhaitons-le, conduira un grand nombre de gens à pratiquer un mode de vie plus sain et plus naturel.

Avant de poursuivre, il convient d'expliquer quelques termes indispensables à la compréhension du rôle essentiel joué par ces nutriments. Je me pencherai sur les plus importants : les « radicaux libres » et les « antioxydants ».

## Radicaux libres et antioxydants

L'oxygène est une lame à double tranchant. Impossible de vivre sans, mais un surplus peut s'avérer mortel. Heureusement, le corps sait comment réagir devant ces produits dérivés de l'oxygène – mieux connus sous le nom de « radicaux libres » –, ce qui nous permet à la fois de maximiser les bienfaits de l'oxygène et de rester en vie, grâce aux nutriments protecteurs que l'on appelle les antioxydants. Si nos cellules étaient dépourvues de ces substances, nous mourrions en quelques secondes.

Vous êtes assis devant la cheminée, un feu crépite dans l'âtre. Des étincelles pourraient jaillir et brûler le tapis et les meubles. Plus le feu est intense, plus il vous faut un bon écran.

Il en va de même avec les radicaux libres et les antioxydants. Les étincelles qui jaillissent hors du feu sont comme les radicaux libres qui éclatent dans nos cellules quand nous brûlons la nourriture pour obtenir de l'énergie. L'écran est constitué d'enzymes et de nutriments antioxydants qui nous protègent de ces produits dérivés destructeurs. Plus vous serez exposé à des sources diverses de radicaux libres – pollution, stress physique et émotionnel, pesticides, fumée de cigarette, aliments brûlés –, plus vous aurez besoin de nutriments protecteurs ou d'antioxydants. Même si vous n'êtes pas soumis directement à ce genre d'agression, les processus métaboliques normaux génèrent toujours une certaine quantité de radicaux libres.

Les antioxydants les plus importants sont les vitamines C et E, le caroténoïde, le zinc, le sélénium et le glutinative. D'autres nutriments, tels la N-acétylcystéine (NAC), la taurine, l'acide lipoïque, la coenzyme $Q_{10}$, le chardon-Marie (*silybum marianum*), le curcuma et l'extrait de pépins de raisin, pour ne nommer que ceux-là, sont aussi considérés comme des protecteurs cellulaires. Si vous ne pouvez pas vous offrir des nutriments antioxydants sophistiqués, essayez une combinaison issue du groupe « primaire ». Pourquoi ? Combinés avec d'autres, les nutriments antioxydants sont plus efficaces. Et une formule bien équilibrée donne de meilleurs résultats.

Les effets d'une prise optimalisée d'antioxydants sont stupéfiants. Les recherches démontrent que non seulement les antioxydants réduisent les risques de nombreuses maladies, mais qu'ils ralentissent le vieillissement. La maladie et le vieillissement sont des phénomènes complexes, mais, dans tous les cas, un excès de radicaux libres est toujours en cause. Le cancer, les cardiopathies, l'arthrite, la maladie d'Alzheimer et le vieillissement précoce ne sont que quelques-uns des maux qui surviennent quand le corps ne sait plus se défendre contre les radicaux libres.

Il ne faut cependant pas perdre de vue l'importance de cet élément essentiel à la vie, essentiel à la santé des tissus qui composent le corps : l'oxygène lui-même. Nul ne peut survivre sans. N'oubliez jamais ce principe : *la combinaison d'oxygène avec des nutriments antioxydants maximisera ses effets les plus positifs sur la santé.* L'oxygène est comme l'électricité qui fait marcher les appareils, et les antioxydants sont l'enveloppe protectrice qui l'isole et l'empêche de mettre le feu à la maison. Vous avez besoin des deux.

Au niveau cellulaire, le combat entre radicaux libres et antioxydants ne cesse jamais. Si vous gagnez cette bataille, vous pourrez mener une vie plus saine, libérée de la maladie, et profiter pleinement de chaque jour qui passe.

CHAPITRE 3

# Les vitamines

## Vitamine A : Combat les infections, protège la peau

DANS L'ÉGYPTE ANCIENNE, on donnait du foie à ceux qui souffraient d'héméralopie, mais il fallut attendre des siècles avant que l'on comprenne pourquoi. La réponse – la vitamine A – est venue en 1915 et, avec elle, la naissance de la nutrition moderne. Depuis, nous ne cessons de découvrir les effets positifs de ce nutriment sur notre santé.

L'héméralopie est considérée comme LA maladie liée à une carence en vitamine A, mais de nombreuses autres pathologies sont associées à la quantité de ce nutriment qui circule dans notre organisme. Cet antioxydant est un allié essentiel dans la lutte contre les cardiopathies et d'autres maladies dégénératives. Il est indispensable à la reproduction, à la stabilité hormonale chez la femme, à la croissance, à l'équilibre des taux de sucre dans le sang, à la défense contre les infections... pour ne citer que quelques-unes de ses responsabilités.

### Le premier à combattre les infections

Bien avant que la vitamine C n'usurpe le titre, la vitamine A était considérée comme la vitamine « anti-infection » par excellence. Et, malgré le réel pouvoir de la vitamine C dans ce domaine, la vitamine A est tout aussi nécessaire dans notre lutte contre les infections. Elle renforce le système immunitaire de plusieurs manières différentes, particulièrement au niveau des muqueuses qui tapissent le tube digestif.

Dès les premiers signes de rhume, je prends entre 50 000 et 100 000 UI (unité internationale) de vitamine A par jour, ainsi que de fortes doses de vitamine C et du zinc. Cette combinaison de nutriments est sans doute ce qui m'a permis de ne jamais manquer une journée de travail pour raison de maladie en trente ans de vie professionnelle. Des doses importantes sur de courtes périodes favorisent la guérison des infections respiratoires et des sinusites. Un programme de suppléments par voie orale combiné avec des traitements cutanés réduira également l'intensité d'une poussée d'herpès.

***Infections infantiles.*** Le taux de rétinol dans le sang (le rétinol étant le terme technique désignant la vitamine A) est un des facteurs déterminant dans le fait que les enfants des pays industrialisés ne succombent pas à des infections virales dites bénignes comme la rougeole, pourtant meurtrière dans les pays sous-développés. Si les besoins en vitamine A étaient comblés pour tous les enfants de la planète, deux millions de vies humaines pourraient être épargnées chaque année. Le nombre de décès liés aux maladies respiratoires chuterait de 70 % et la morbidité associée aux diarrhées diminuerait de près de 39 %.

Les enfants sont très sensibles aux carences en vitamine A, notamment parce que, dans un si petit corps, les infections drainent rapidement les réserves en rétinol. En cas de varicelle, une seule dose de 20 000 UI de vitamine A peut accélérer la guérison et pratiquement éliminer tout risque de complication ultérieure. De plus, moins de nourrissons seraient victimes d'infections pulmonaires graves si on leur administrait régulièrement des suppléments de vitamine A. Étant donné les effets négatifs potentiels de la vaccination dans la petite enfance, je recommande plutôt une stratégie de supplémentation en vitamine A et autres nutriments ; c'est aussi efficace et beaucoup plus sûr.

***Sida.*** Le rétinol renforce la résistance du système immunitaire aux maladies contagieuses, et son impact sur le sida a été très largement étudié. Certains chercheurs affirment que même un léger programme de supplémentation en vitamine A, entre

13 000 et 20 000 UI par jour, pourrait ralentir l'évolution de la maladie. Les victimes du sida sont deux cents fois plus susceptibles de présenter des taux de vitamines très bas, même quand leur alimentation saine est adéquate. Un médecin peut évaluer l'espérance de vie d'un malade du sida en mesurant les concentrations de rétinol dans le sang.

***Problèmes de peau.*** En discutant avec des patients qui présentent des lésions cutanées et en cherchant de nouvelles thérapies dans les innombrables publications sur le sujet, il apparaît que les dermatologues ont tendance à vouloir soigner tous les problèmes de peau avec l'administration de crèmes contenant un dérivé de cortisone. Les vieilles habitudes semblent avoir la vie dure – ou alors c'est moi qui suis entêté. Dans la quasi-totalité des cas, pour résoudre un problème de peau, je prescris de la vitamine A. Je la recommande également de manière préventive pour maintenir la peau en bonne santé.

L'industrie pharmaceutique connaît l'efficacité de la vitamine A pour nourrir et soigner la peau. Les produits cosmétiques dont on vante les mérites à grand renfort de publicité contiennent souvent de la rétinoïde, un ingrédient actif qui n'est qu'une pâle imitation de la vitamine A. La vitamine A d'origine naturelle me semble un meilleur produit, parce qu'il est plus sûr.

Le traitement de l'acné illustre à la perfection la valeur de la vitamine A. Je suis prêt à parier que la majorité des gens qui souffrent d'irruptions cutanées persistantes présentent une formulation sanguine pauvre en vitamine A. La peau se clarifie littéralement au terme d'un programme de supplément à doses de 200 000 à 500 000 UI par jour pendant trois à quatre mois.

Ces doses importantes nécessitent une surveillance médicale en raison des effets secondaires possibles. Mais leur toxicité n'a rien à voir avec celle de l'isotrétinoïne, une des molécules produites par les laboratoires pharmaceutiques. C'est si vrai qu'on ne prescrit jamais d'isotrétinoïne à une femme susceptible de tomber enceinte, en raison de l'augmentation spectaculaire du risque de malformations à la naissance.

Que les acnéiques ne s'inquiètent pas. Ma pratique m'a permis de découvrir comment stimuler l'impact de plus petites doses de vitamine A d'origine naturelle, tout en lui conservant les mêmes effets bénéfiques. En éliminant du régime tous les sucres et les glucides raffinés, puis, en ajoutant de la vitamine E, du zinc, de l'acide pantothénique, de l'acide gamma-linolénique (AGL) et des probiotiques, une dose quotidienne de 100 000 UI est beaucoup plus sûre.

On peut également lutter contre le psoriasis à l'aide de suppléments de vitamine A. D'après la littérature sur le sujet, le protocole le plus efficace est de 100 000 UI par jour combiné avec de la vitamine D.

***Maladies pulmonaires.*** La valeur cruciale de la vitamine A pour la peau n'est qu'un des aspects de ses effets bénéfiques sur tout le tissu épithélial. L'épithélium est constitué de cellules juxtaposées qui forment la dernière couche de la peau. Le tube digestif et l'appareil respiratoire sont donc en contact avec l'environnement extérieur. Au Centre Atkins, j'ai toujours recours à la vitamine A contre l'emphysème pulmonaire, une des formes de la broncho-pneumopathie chronique obstructive (BPCO). Des études scientifiques montrent que les sujets affectés par une pneumopathie sévère affichent des taux de vitamine A très bas ; les patients suivant un traitement aux suppléments de vitamine A jouissent d'une amélioration de leurs fonctions pulmonaires.

***Maladies digestives.*** En raison de sa relation particulière avec les membranes muqueuses et les cellules épithéliales, la vitamine A est un traitement adjuvant intéressant dans le cas de certaines maladies intestinales. Il a certainement aidé un grand nombre de mes patients souffrant de colites ou de la maladie de Crohn. Il est également indiqué dans la prévention de l'ulcère duodénal, comme le montre une étude de Harvard, selon laquelle le risque de développer un ulcère diminuait de 54 % chez les hommes à qui l'on administrait une dose plus élevée de vitamine A que dans le groupe qui en prenait le moins.

***Cancer.*** Même si le bêta-carotène lui vole souvent la vedette, les pouvoirs préventifs et thérapeutiques de la vitamine A contre le cancer ne cessent de fasciner les chercheurs. Elle agirait vraisemblablement sur la récidive tumorale à la suite d'une chirurgie. Dans une étude scientifique, on a testé l'effet de la vitamine sur 307 sujets opérés d'un cancer des poumons. Un groupe de patients a pris 300 000 UI de vitamine A par jour pendant un an ; les patients du groupe témoin prenaient un placebo. Après douze mois, les sujets ayant pris de la vitamine avaient profité d'une plus longue rémission et développé moins de tumeurs que ceux du groupe n'ayant pas bénéficié des suppléments.

Les cellules qui composent la couche supérieure de notre épiderme, que l'on appelle cellules épithéliales, semblent elles aussi dépendre fortement de la vitamine A pour se protéger des tumeurs malignes. Les sujets qui développent des cancers de la peau, y compris la nævomatose baso-cellulaire et le cancer des cellules squameuses, présentent souvent des niveaux de rétinol dans le sang plus bas que la moyenne.

Les chiqueurs de tabac constatent souvent après quelques années l'apparition d'une couche blanche sur la muqueuse buccale. Cette affection, connue sous le nom de leucoplasie, annonce souvent le début d'un cancer, mais l'ingestion de vitamine A entraîne la disparition de toute cellule suspecte. L'administration de 32 000 UI par jour pendant six mois réduit la formation de nouvelles lésions et favorise la rémission complète chez 50 % des chiqueurs qui suivent ce programme.

***La santé des femmes.*** Le rétinol est potentiellement le meilleur allié de la femme. Certains symptômes gênants de tension prémenstruelle disparaissent sous l'influence de la vitamine et parfois ne réapparaissent pas après l'interruption du programme de supplément. Selon une étude, 50 000 UI par jour réduirait les saignements menstruels abondants ; d'après d'autres études, une dose plus importante (150 000 UI) s'avérerait efficace dans le traitement des mastopathies bénignes. Prise conjointement avec de l'acide folique et du bore, la vitamine A contribue à réduire les bouffées de chaleur et autres symptômes de la ménopause.

Des doses plus fortes ne donnent pas nécessairement de meilleurs résultats. On pense qu'une dose supérieure à 8 000 UI par jour chez la femme enceinte est susceptible d'entraîner des malformations à la naissance, bien qu'aucune étude n'ait réussi à m'en convaincre. Les femmes enceintes ou celles qui envisagent de l'être devraient limiter la prise quotidienne de vitamine A à 8 000 UI à moins que leur état ne justifie une dose plus forte. En revanche, il n'est pas souhaitable de s'en abstenir complètement. Les femmes ont besoin de vitamine A, non seulement pour fabriquer des hormones, y compris la progestérone, mais pour nourrir le fœtus et réduire le risque de complications liées à la grossesse, notamment celui de donner naissance à un bébé de faible poids. De nombreuses études auprès de femmes enceintes souffrant d'une carence en rétinol ont montré qu'une dose quotidienne de 6 000 UI de vitamine A n'était pas contre-indiquée durant la grossesse.

N'essayez pas d'évaluer la dose de rétinol dont vous et votre bébé avez besoin. Votre obstétricien le fera en déterminant, par une prise de sang, le taux de vitamine A (et, pendant que vous y êtes, de l'acide folique).

***Cicatrisation.*** Qu'il s'agisse d'un coup de soleil ou d'une incision chirurgicale, la peau a de meilleures chances de guérir avec une supplémentation en vitamine A. En effet, non seulement ce nutriment stimule l'action d'un composé facilitant la cicatrisation des tissus, mais il favorise la synthèse du collagène dans la plaie, améliore la qualité du tissu régénéré et réduit les risques d'infections. Tout comme le zinc, la vitamine A devrait être administrée immédiatement avant et après toute chirurgie.

***Troubles de la glycémie.*** Un régime pauvre en glucides, combiné avec un programme de suppléments favorisant l'assimilation du sucre, permet de contrôler les problèmes de sucre dans le sang. Toutefois, si vous êtes confrontés à une maladie métabolique aussi sérieuse que le diabète, un peu d'aide en plus ne peut pas nuire. Ayant découvert dans une étude assez récente que la vitamine A pouvait contribuer à la stabilisation des taux de sucre dans le sang, je m'assure de toujours inclure ce nutriment dans mes protocoles antidiabétiques. Une étude portant sur cinquante-deux sujets en bonne santé a montré que les personnes qui consommaient quotidiennement plus de 10 000 UI de vitamine A assimilaient mieux le glucose que ceux qui en prenaient moins de 8 000 UI. Les chercheurs en déduisent que ce nutriment permet à l'organisme d'utiliser l'insuline de manière plus efficace en aidant l'hormone à transporter le sucre présent dans le sang à l'intérieur des cellules. Si l'on arrive à reproduire ces résultats, le rétinol représentera une avancée majeure dans la lutte contre la résistance à l'insuline, ce trouble qui se cache derrière les diabètes de type I et de type II, l'hypertension artérielle, les triglycérides élevés, l'hypoglycémie et l'obésité.

## Suggestions de supplémentation

Un adulte devrait ingérer environ 5 000 UI de vitamine A par jour. Pour toute maladie liée à une carence en rétinol, la dose quotidienne devrait être de 100 000 UI. L'huile de foie de morue et le foie sont les meilleures sources de vitamine A, viennent ensuite le beurre, le jaune d'œuf, la crème et le lait entier. Les céréales du petit déjeuner et le lait écrémé, même enrichis en vitamine A, ne sont pas de bonnes sources.

Dans les formules multivitaminées, on trouve surtout de la vitamine A palmitate. Comme elle n'est pas dérivée d'un produit animal, cette molécule de synthèse convient aux végétariens. Si votre organisme a besoin d'un réapprovisionnement rapide, comme c'est le cas après une infection respiratoire aiguë, ayez plutôt recours à la vitamine A micellaire. Comme elle est plus facilement absorbée, le risque d'accumulation toxique est réduit. Même en quantité aussi importantes que 100 000 UI par jour pendant un mois, on ne rapporte pas d'effets secondaires avec cette forme de vitamine A. Il est recommandé de prendre ces doses thérapeutiques sous la surveillance d'un médecin.

La vitamine A micellaire est également très efficace contre les sinusites et autres infections aiguës, surtout lorsqu'elle est combinée avec de la vitamine E micellaire. Ce n'est pas fameux au goût, mais les résultats sont spectaculaires. Le rétinol palmitate et les préparations sous forme d'émulsions donnent aussi d'excellents résultats.

# Caroténoïdes : Antioxydants, protègent du cancer et des risques cardio-vasculaires

Pour comprendre la manière dont les nutriments agissent favorablement sur la santé, il y a lieu de s'intéresser à l'histoire des caroténoïdes. Il existe environ six cents pigments végétaux de cette famille dans la nature, mais vous ne connaissez sans doute que le bêta-carotène. Pendant des années, ce caroténoïde a été l'enfant chéri des nutritionnistes. De nombreuses études ont démontré que les personnes ayant des taux élevés de bêta-carotène bénéficiaient d'une bonne protection contre les cancers, la cardiopathie, la dégénérescence maculaire et d'autres maladies dégénératives. Le groupe pharmaceutique Hoffman La Roche a financé une série d'études visant à démontrer que le bêta-carotène de synthèse produit dans leurs laboratoires était un « must » incontournable dans la protection contre le cancer. Les conclusions publiées entre 1994 et 1996 étaient plus que décevantes ! Comment justifier de si piètres résultats ? Comment expliquer les effets spectaculaires du bêta-carotène d'origine naturelle face aux contre-performances des capsules de bêta-carotène de synthèse ?

Le fait que cette section traite des caroténoïdes et pas seulement du bêta-carotène est déjà un indice de la réponse. Le bêta-carotène est la plus connue des molécules de la grande famille des caroténoïdes, mais il en existe beaucoup d'autres. Nous commençons seulement à comprendre que les caroténoïdes constituent un ensemble nutritionnel dont l'efficacité opère d'une façon comparable à celle des vitamines du complexe B. Leur valeur thérapeutique est à la mesure du maillon le plus faible de la chaîne, et la surcharge de l'un peut entraver l'efficacité de l'autre.

Les résultats troublants de 1994 émanaient d'études sur le bêta-carotène de synthèse, une sorte de clone chimique fabriqué en laboratoire et plus difficilement assimilable par nos cellules que sa version naturelle. Les qualités thérapeutiques de cette copie sont réduites pour deux raisons principales :

- Elle ne contient aucun autre caroténoïde naturel.
- Sa présence trop envahissante entrave sans doute l'absorption par nos cellules d'autres caroténoïdes présents dans la nourriture. Nous savons par exemple que la molécule de synthèse réduit la concentration de lutéine dans le sang, un caroténoïde ayant ses propres vertus bénéfiques pour la santé.

Rien d'étonnant à ce que l'on ait jadis cru au pouvoir protecteur du bêta-carotène contre certaines maladies : les recherches ne s'appuyaient pas sur la molécule de synthèse, mais sur des suppléments naturels d'origine alimentaire – chou frisé, courge, tomate, brocoli, épinard, etc. En général, on ne fait pas la distinction. Pourtant, la puissance thérapeutique peut varier considérablement entre les versions naturelles et artificielles. Comme le démontre une étude assez récente, le bêta-carotène de synthèse n'a pas réussi à empêcher l'évolution cancéreuse dans des cellules de l'estomac. Le bêta-carotène naturel y est cependant arrivé.

## Bêta-carotène

On remarque souvent que le bêta-carotène est plus aisément transformé en vitamine A. C'est cependant comme antioxydant qu'il est le plus efficace.

*Cancer.* Indépendamment de la molécule de synthèse, les chercheurs ont découvert que l'incidence du cancer était plus élevée chez les sujets qui prenaient moins de bêta-carotène, surtout lorsque la carence nutritionnelle coexistait avec un taux inférieur de vitamine A. Dans les tissus présentant des tumeurs cancéreuses, les niveaux de bêta-carotène sont plus bas. La molécule naturelle protège de plusieurs types de cancers, en particulier ceux du poumon, de l'estomac et du sein. Par ailleurs, il semblerait que le bêta-carotène ralentisse l'activité des cellules du côlon et par conséquent réduise le risque de cancer de cette portion de l'intestin.

Pour maximiser son efficacité, le bêta-carotène ne se contentera pas des autres caroténoïdes mais aura aussi besoin d'antioxydants. Associé à la vitamine C, il peut réduire le risque de dysplasie cervicale et d'autres lésions précancéreuses. Dans une autre étude, des suppléments de 40 mg pris avec du rétinol (une forme de vitamine A) et de la vitamine E ont donné des résultats positifs chez 71 % des sujets souffrant de leucoplasie, une lésion prémaligne de la muqueuse orale.

Sous forme naturelle, avec le soutien d'autres caroténoïdes, j'accorde toute confiance au bêta-carotène. Au Centre Atkins, ce traitement fait presque systématiquement partie du protocole thérapeutique contre les cancers primaires ou métastasés, et près de 90 % de nos patients se portent mieux que s'ils se contentaient du seul traitement anti-cancéreux de la médecine officielle. La majorité des praticiens proposant des traitements alternatifs au cancer semblent d'accord pour reconnaître la valeur du bêta-carotène d'origine naturelle.

***Maladies cardio-vasculaires.*** Le pouvoir antioxydant du bêta-carotène joue un rôle déterminant dans la prévention des maladies cardio-vasculaires et artérielles. Une étude auprès de 333 patients prenant 50 mg de bêta-carotène a montré que ce nutriment réduisait de 50 % les épisodes cardio-vasculaires comparé à ceux qui n'en prenaient pas. Il profiterait également aux patients souffrant d'angine de poitrine qui, en se soumettant à un régime riche en bêta-carotène naturel, éprouveraient beaucoup moins de douleurs thoraciques. On sait aussi que le bêta-carotène accroît le taux de bon cholestérol (HDL) aux vertus protectrices.

Le cholestérol ne peut pas boucher les artères avant d'avoir subi une oxydation. Plusieurs études montrent que le bêta-carotène peut empêcher le déclenchement de cette dangereuse réaction. La vitamine C est assurément la première à nous défendre contre le mauvais cholestérol, mais le bêta-carotène joue un rôle tout aussi important comme nutriment de support essentiel.

***Renforcement immunitaire.*** Le bêta-carotène renforce le système immunitaire. C'est ici que sa transformation en vitamine A, un de nos meilleurs alliés pour lutter contre les infections, est le plus profitable. (Il est toutefois important de noter que le bêta-carotène stimule le système immunitaire indépendamment de sa capacité à se transformer en une autre vitamine.) Je prescris du bêta-carotène à tous mes patients souffrant d'infections virales chroniques ou sévères. D'après certaines études, des doses de bêta-carotène supérieures à 30 mg par jour pendant plus de deux mois renforcent la fonction immunitaire. On constate souvent une carence en bêta-carotène chez les gens atteints du sida. Une étude portant sur des sidéens a montré que plus de 70 % d'entre eux souffraient d'une carence ou affichaient des niveaux de bêta-carotène dans le quart inférieur. Selon une autre étude, des enfants atteints du sida présentaient jusqu'à treize fois moins de ce nutriment dans le sang. Chez certains patients souffrant du sida, des doses de 180 mg par jour ont contribué à inverser le processus de déplétion des cellules immunitaires.

## Lutéine et zéaxanthine

Parce qu'ils subissent l'effet oxydant des rayons du soleil, nos yeux ont besoin d'une bonne protection antioxydante. La vitamine C et certains bioflavonoïdes sont les deux vaillants gardiens des cellules fragiles de la rétine. Le bêta-carotène est utile, mais la lutéine et la zéaxanthine sont mieux indiquées pour préserver les yeux. Ces deux caroténoïdes se retrouvent surtout dans la macula, cette légère fossette située au centre de la rétine, là où l'acuité visuelle est maximale. En raison de leur coloration jaunâtre, la lutéine et la zéaxanthine sont particulièrement douées pour absorber les rayons bleus nuisibles du spectre lumineux. La lutéine semble également plus efficace que le bêta-carotène contre les radicaux libres.

Choux frisés, épinards, blettes et d'autres légumes à feuillage verts contiennent ces deux caroténoïdes. Si vous en consommez régulièrement, ils vous protégeront de la cataracte et réduiront de 57 % le risque de dégénérescence maculaire, une affection entraînant une perte progressive et définitive de la vision centrale, responsable d'environ un tiers de tous les nouveaux cas de cécité annuels.

## Lycopène

Le lycopène est un pigment présent dans la tomate et la pastèque. De tous les caroténoïdes, c'est sans doute le moins bien connu et le plus puissant. À l'instar du bêta-carotène, il prévient l'oxydation du cholestérol LDL, le mauvais cholestérol, et sa fixation sur les parois artérielles. Certaines études tendent à montrer que le lycopène a des propriétés plus intéressantes que le bêta-carotène en termes de protection contre les pathologies cardiovasculaires.

Selon certaines évaluations faites en laboratoire, le lycopène aurait également un pouvoir protecteur jusqu'à dix fois supérieur à celui des autres caroténoïdes. Il est particulièrement efficace dans le traitement des cancers du sein, du poumon, de l'endomètre et de la prostate. Les fumeurs présentant des taux de lycopène bas ont quatre fois plus de chance de développer un cancer du poumon que ceux dont les taux sont élevés.

Dans une étude évaluant le risque de cancer de la prostate auprès de 47 894 hommes, sur les cinq cents caroténoïdes testés seul le lycopène semblait présenter des qualités protectrices. Le lycopène est par ailleurs le caroténoïde qu'on trouve en plus grande quantité dans la prostate. Avec deux portions quotidiennes de mets contenant de la tomate (pas entière, ni en jus), on observe une réduction de 35 % du risque de cancer de la prostate. Les huiles ou les acides gras sont essentiels pour l'assimilation du lycopène alimentaire. Quel chemin parcouru depuis l'époque pas si lointaine où l'on disait que la tomate était un poison !

## Suggestions de supplémentation

Quand on entend : « Mangez des légumes », il faut comprendre : « Prenez donc une bonne dose de caroténoïdes. » Tous les légumes à feuilles vert foncé contiennent des caroténoïdes, ainsi que les légumes jaunes ou orangés, comme la courge et la carotte. On trouve du lycopène essentiellement dans la tomate, la pastèque, la goyave et le pamplemousse rose. Malgré leur couleur rouge, les fraises n'en contiennent pas. N'oubliez pas qu'un régime sans lipides ne permet pas d'assimiler les caroténoïdes de manière optimale.

Pour bénéficier de ses avantages thérapeutiques, il faut cependant absorber des doses supérieures à celles qu'offrent les aliments. Je suis d'avis que tout le monde devrait prendre un supplément contenant un grand éventail de caroténoïdes naturels. Les personnes qui n'arrivent pas à bien métaboliser les caroténoïdes, notamment les alcooliques et tous ceux qui souffrent de problèmes hépatiques, devraient s'en abstenir.

Ne vous inquiétez pas si les paumes des mains prennent une teinte orangée quand vous buvez beaucoup de jus de carotte ou que vous consommez de fortes doses de carotène. Une peau jaunâtre signifie simplement que vous stockez des réserves de carotène dans la graisse située sous l'épiderme.

S'il n'est pas recommandé de prendre des doses de vitamine A supérieures à 8 000 UI par jour, les caroténoïdes sont tout à fait inoffensifs. Je n'ai encore rien vu dans ma pratique ou lu la moindre étude qui puisse me faire craindre la toxicité éventuelle des caroténoïdes d'origine naturelle, quelle qu'en soit la dose.

Je recommande une supplémentation en caroténoïdes dérivés d'algues marines, comme la *Dunaliella salina,* ou des concentrés d'aliments complets. En général, un adulte peut prendre de manière préventive entre 10 000 et 25 000 UI par jour. J'augmente la dose à 75 000 UI par jour pour mes patients cancéreux. De nombreux oncologues en Allemagne prescrivent des doses encore plus importantes. (Il semblerait même qu'ils examinent systématiquement les mains de leurs patients pour s'assurer que les paumes sont bien dorées !)

Pour optimiser la protection contre le cancer et la dégénérescence maculaire, je recommande à mes patients de prendre la *Dunabelle salina* avec des doses supplémentaires de lycopène, de lutéine et de zéaxanthine.

## Complexes B : La fabrique d'énergie

APRÈS AVOIR FAIT LE LIEN entre des questions de santé et certaines molécules présentes dans la nourriture, les premiers nutritionnistes des années 1920-1930 ont dû faire marche arrière. Pensant avoir découvert la clé alimentaire d'un processus organique vital, ils retrouvaient dans les aliments étudiés d'autres substances. Ils ont fini par comprendre qu'ils étaient en présence d'un groupe de nutriments liés entre eux et que nous appelons les vitamines du complexe B. Je traiterai dans les pages suivantes des vitamines $B_1$, $B_2$, $B_3$, $B_6$ et $B_{12}$, de l'acide folique ($B_9$), de l'acide pantothénique ($B_5$) et de la biotine ($B_8$).

Chaque membre de cette famille nutritionnelle a ses vertus thérapeutiques propres, mais toutes les vitamines du complexe B ont ceci en commun :

- Elles sont responsables de la production d'énergie qu'elles puisent à même les glucides, les protéines et les sucres présents dans notre alimentation.
- Elles sont regroupées à l'état naturel.

Si les nutriments du complexe B coexistent, c'est peut-être

pour pouvoir s'épauler dans leurs responsabilités respectives. Dans ce cas, l'absence d'une ou de plusieurs de ces vitamines B nuit-elle à notre métabolisme énergétique et, finalement, à notre santé ? Certainement, et cela explique pourquoi la transformation et le raffinage perturbent le fragile équilibre nutritionnel des aliments en plus d'être impliqués dans presque toutes les maladies dégénératives.

Les vitamines B sont si inextricablement liées que les séparer diminue l'efficacité du complexe et viole la règle qui dicte de les garder soudées. Ensemble, elles conservent leurs propriétés individuelles sans provoquer un déséquilibre qui peut avoir des conséquences sur l'organisme. Je reviendrai souvent sur ce thème dans mon exposé sur les nutriments du complexe B.

## Vitamine $B_1$ (Thiamine) : Stimulant cérébral

JE NE CONNAIS POUR AINSI DIRE personne qui n'ait pas besoin d'un apport en thiamine. La cuisson réduit parfois de moitié la teneur en vitamine $B_1$ dans les aliments frais. Si vous consommez surtout des farines et des céréales raffinées, transformées ou « enrichies », la chaleur n'aura plus grand-chose à éliminer. La grossesse et l'allaitement augmentent les besoins en vitamine $B_1$, tout comme le sucre et d'autres glucides, l'exercice, l'hyperactivité de la glande thyroïde, la consommation d'alcool ou de thé. Les besoins augmentent aussi avec l'âge. Les gens âgés ne métabolisent plus la vitamine comme avant. Ils doivent donc en consommer plus.

Le béribéri, cette affection due à une carence en thiamine, a un caractère exotique dans les pays industrialisés, où tout cela est loin derrière nous, mais c'est moins vrai dans les pays en voie de développement. Quoi qu'il en soit, la maladie existe encore. Les médecins connaissent le béribéri alcoolique qui peut évoluer vers une cardiomyopathie. Le muscle du cœur est sa principale cible et il finit par perdre sa capacité à se dilater. La maladie s'attaque aussi aux systèmes nerveux et digestif, et à tout autre organe du corps.

***Maladies cardio-vasculaires.*** Pour chaque alcoolique souffrant de cardiomyopathie avérée liée à sa dépendance à l'alcool, cent autres gros buveurs présentent des problèmes cardiaques moins sévères en raison d'une carence en vitamine $B_1$. Il n'est pas nécessaire de boire beaucoup pour épuiser vos réserves en vitamine $B_1$ ou pour souffrir de problèmes cardiaques. La prévention des cardiopathies est plus difficile quand vous manquez de cette vitamine. Les diurétiques, souvent prescrits contre l'hypertension artérielle, l'insuffisance cardiaque congestive et la rétention d'eau, drainent la thiamine qui se trouve en réserve dans le corps, et avec elle, de nombreux autres nutriments.

Il est absolument essentiel de réapprovisionner vos réserves de thiamine pour renverser le processus de déchéance de la fonction cardiaque et traiter la cardiomyopathie et l'insuffisance cardiaque congestive. En 1995, une étude auprès de trente sujets souffrant d'insuffisance cardiaque sévère a démontré qu'avec des doses régulières de vitamine $B_1$ leur fonction cardiaque s'améliorait de façon spectaculaire. Tous ces patients avaient auparavant été traités avec un diurétique, le furosémide.

***Troubles d'apprentissage.*** Le dysfonctionnement cérébral est un autre symptôme du béribéri, mais la déficience mentale apparaît bien avant qu'on ne décèle un taux de thiamine assez bas pour qu'on puisse parler de carence. Par conséquent, élever son niveau dans le sang peut s'avérer une bonne protection contre la déficience mentale.

D'après certaines évaluations scolaires, une supplémentation adéquate en vitamine $B_1$ chez des enfants souffrant de carences a entraîné une augmentation de 25 % de leur capacité d'apprentissage. Dans certains cas, les problèmes de comportements graves ont tout simplement disparus. D'autres recherches indiquent qu'avec de plus fortes doses les déficients mentaux ont plus de facilité à se concentrer et font meilleur usage de leurs compétences mentales. De jeunes universitaires à qui l'on a donné 50 mg de thiamine par jour ont semblé plus alertes, plus énergiques, plus lucides et plus calmes.

***Troubles caractériels.*** L'agressivité, la toxicomanie, des troubles de la personnalité et la maladie mentale ont des dénominateurs communs, et l'un d'eux est la carence en thiamine. Jusqu'à 30 % des sujets admis à l'hôpital psychiatrique souffriraient d'une carence en vitamine $B_1$. Dans certains cas de dépression, mes patients répondent très bien à la thiamine. Une dose quotidienne de 400 mg permet de maintenir un bon équilibre des neurotransmetteurs responsables de l'élévation de l'humeur, comme l'acétylcholine.

***Maladie d'Alzheimer.*** Les gens affligés de cette terrible maladie présentent des taux de vitamine $B_1$ nettement inférieurs à la normale, et l'activité de l'enzyme évaluant les niveaux de thiamine dans l'organisme chute dans certains cas de 50 %. Malheureusement, ramener la concentration de thiamine dans le sang à des niveaux plus sains ne peut pas réparer les dommages infligés par la maladie elle-même, bien qu'un chercheur affirme avoir observé des réponses positives à des doses massives administrées à un sous-groupe de patients souffrant d'Alzheimer. Dans ce cas précis, le taux de réponse assez médiocre me fait pencher pour un usage plutôt préventif que thérapeutique.

***Troubles neuraux et douleur.*** La thiamine stimule les fonctions nerveuses et diminue la douleur dans différentes affections neurologiques. Pour soulager une neuropathie périphérique, une affection souvent douloureuse qui se caractérise par un engourdissement ou une sensation désagréable de picotements dans les mains ou les pieds, je recommande en général des injections de vitamine $B_1$. Dans plus de la moitié des cas, la piqûre est efficace, à condition que cette prise de thiamine soit complétée par les autres vitamines du complexe B.

Selon une étude conduite en Allemagne auprès d'un groupe de patients souffrant de neuropathie diabétique, une dégénérescence des nerfs périphériques causée par un déséquilibre du taux de sucre dans le sang, un programme de douze semaines de thiamine et d'autres vitamines B a donné de bons résultats. La thiamine a été administrée sous forme d'allithiamine à doses massives (320 mg par jour). Les nutriments complémentaires, les vitamines $B_6$ et $B_{12}$, ont également été administrés à fortes doses.

Une supplémentation en thiamine, complétée par les autres membres du complexe B, soulage les douleurs provoquées par le zona, les migraines et certaines formes d'arthrite. Les suppléments calment parfois les douleurs musculaires liées à la fibromyalgie, à condition de recourir à la thiamine pyrophosphate, une vitamine $B_1$ « activée ». Les vitamines $B_1$ les plus courantes sont indiquées pour soulager les crampes et les douleurs musculaires. En effet, des doses plutôt élevées (entre 1 et 4 g), administrées par voie orale, ont réussi là où les antalgiques traditionnels avaient échoué. Des études montrent que des doses importantes soulagent la douleur dans 78 % des cas chez des patients souffrant de céphalées. Dans la même étude, près de 75 % des sujets disaient moins souffrir de douleurs articulaires.

***Empoisonnement au plomb.*** Nous savons désormais que la vitamine $B_1$ est un outil indispensable pour stimuler les capacités d'apprentissage. Son efficacité avérée dans les cas d'empoisonnement au plomb prouve une fois de plus son importance dans la médecine nutritionnelle infantile. Les cas d'intoxications à ce métal lourd ne se limitent pas aux nourrissons exposés aux écailles de peinture qui en contiennent. L'empoisonnement au plomb – ou saturnisme – est le premier risque environnemental qui affecte les enfants. Il entraîne des troubles du développement cérébral et des difficultés d'apprentissage. Comme le corps retient chaque particule du métal toxique qu'il absorbe, le danger demeure, même à l'âge adulte. Des taux de vitamine $B_1$ légèrement plus bas que la normale favorisent l'accumulation du plomb dans l'organisme, mais une supplémentation adéquate permet de la réduire.

***Faiblesse immunitaire.*** Certains enfants qui souffrent de fièvres récurrentes ou d'autres manifestations révélatrices d'une faiblesse du système immunitaire répondent très bien à une thérapie à la vitamine $B_1$. Ces enfants présentent parfois des taux anormalement élevés d'acide folique et de vitamine $B_{12}$ dans l'organisme. Cela tendrait à démontrer le principe essentiel selon lequel les vitamines du complexe B sont plus efficaces lorsqu'elles sont équilibrées et peuvent poser problème quand les niveaux se détraquent.

### Suggestions de supplémentation

Sauf dans les cas de douleurs ou de maladies spécifiques, une dose de 50 à 100 mg de thiamine par jour couvre les besoins de la plupart des individus. N'oubliez pas de compléter avec une quantité similaire de ses alliés du complexe B. On la trouve plus souvent sous forme de chlorhydrate de thiamine. Elle est facilement absorbée et je n'ai jamais hésité à en prescrire plus de 300 mg par jour. Quand il faut accroître rapidement les réserves de l'organisme, la thiamine pyrophosphate semble mieux indiquée. Mais la meilleure reste l'allithiamine, plus facilement assimilée par l'organisme.

L'usage de la vitamine B complexe reste important. Si vous souffrez d'un des problèmes dont j'ai parlé dans cette section, vous pouvez sans crainte enrichir votre supplémentation quotidienne de 100 à 200 mg d'allithiamine ou de thiamine pyrophosphate.

## Vitamine $B_2$ (Riboflavine) : Antioxydant, tonique

TOUS LES NUTRIMENTS ne sont pas des vedettes ni ne doivent l'être. Pour chaque équivalent nutritionnel de Zinédine Zidane, il y a une armée de joueurs qui travaillent dans l'ombre sans se soucier d'établir des records personnels. Ils interagissent avec les vedettes qui, sans leur soutien, ne pourraient pas atteindre de telles performances.

La vitamine $B_2$ est sans doute celle qui de tout le complexe B a l'esprit d'équipe le plus développé. Sans elle, la vitamine B complexe ne serait pas la plus performante en termes de métabolisation des aliments, de protection cellulaire et de prévention des carences en nutriments.

Une partie de sa valeur vient de sa capacité à accélérer la conversion de la vitamine $B_6$, véritable héroïne du complexe B, sous sa forme active dans l'organisme. C'est par ailleurs un des nutriments principaux engagés dans la régénérescence du glutathion, un antioxydant très important. Les deux sont si intimement liés que les scientifiques mesurent souvent les taux de glutathion dans l'organisme pour évaluer les niveaux de riboflavine. Pour la prévention et le traitement de la cataracte, l'action antioxydant de la vitamine B est essentielle (bien que des doses très élevées – 500 mg et plus – administrées à des animaux de laboratoires aient, dans certains cas, endommagé la rétine). La riboflavine limite les atteintes cellulaires après un accident vasculaire ou une crise cardiaque, et minimise les lésions respiratoires causées par différentes toxines. De plus, pour le traitement de l'anémie falciforme, une maladie chronique qui touche les globules rouges du sang, l'adjonction de riboflavine semblerait avoir un effet positif.

Une carence en riboflavine peut entraver l'assimilation du fer et fragiliser la glande thyroïde. Pour corriger la paresse thyroïdienne, certaines personnes ont besoin d'injections quotidiennes de 500 mg de vitamine $B_2$. Administrée seule, elle n'est pas sans risque et je n'en prescris jamais de telles quantités.

Dans les cas de maladies très graves, les besoins en riboflavine sont beaucoup plus importants. Une étude portant sur cent deux patients en réanimation a montré qu'un taux réduit de vitamine $B_2$ augmentait considérablement le risque de décès. Certains chercheurs pensent que même une différence minime par rapport à la normale entrave le processus de guérison, mais très peu d'hôpitaux se donnent la peine de mesurer les taux de vitamine $B_2$ chez leurs patients. D'autres études montrent qu'une carence en vitamine $B_2$ augmente les risques de dépression ou d'autres problèmes de santé mentale.

## Suggestions de supplémentation

La majorité des médecins ne connaissent que les signes apparents d'une carence en vitamine $B_2$, y compris les fissures à la commissure des lèvres et la mauvaise adaptabilité de l'œil à l'obscurité et à la lumière vive. Je soupçonne toujours une hypovitaminose quand je me trouve devant un patient dont l'alimentation est riche en glucides. Si les farines complètes sont de bonnes sources de vitamine $B_2$, ce qui n'est pas le cas des farines raffinées, même « enrichies », les œufs, la viande, la volaille, le poisson et les noix en contiennent de bonnes quantités.

Les suppléments sont toutefois la source la plus fiable. Tout le monde a besoin de 25 à 50 mg de vitamine $B_2$ par jour. Il convient d'augmenter la dose pour mieux lutter contre une affection liée à une carence en riboflavine. N'oubliez pas de maintenir la quantité proportionnelle aux autres nutriments du complexe B.

## Vitamine $B_3$ : Niacine : restaure la santé mentale, contrôle le cholestérol. Niacinamide : répare les articulations, contrôle le diabète

### La Niacine (Acide nicotinique)

À bien des égards, la vitamine $B_3$ est la plus importante du complexe B en termes de production d'énergie et de bien-être, notamment pour la santé cardiaque et la circulation sanguine. Elle est impliquée dans plus de cinquante réactions chimiques qui transforment les lipides et les glucides en énergie. Essentielle au métabolisme des acides aminés, elle joue un rôle capital dans la transformation des lipides en éicosanoïdes, une famille de molécules qui, un peu à la manière des hormones, contrôlent la circulation métabolique dans l'organisme.

On trouve la vitamine $B_3$ sous deux formes : la niacine et la niacinamide. Toutes deux répondent à nos besoins en $B_3$, mais leurs pouvoirs thérapeutiques diffèrent. La niacine contribue à réduire le cholestérol et les triglycérides, alors que la niacinamide combat l'arthrose et peut même prévenir le diabète.

***La niacine : l'anti-cholestérol par excellence.*** Plus que tout autre médicament, la niacine améliore le pronostic vital des victimes d'arrêt cardiaque. Telle est la conclusion d'une étude comparative entre ce nutriment et deux médicaments anti-cholestérol (le clofibrate et la cholestyramine) visant à déterminer quel traitement prévenait le mieux la crise cardiaque non fatale ou prolongeait le pronostic vital à long terme. Plusieurs années après la fin du traitement, le taux de mortalité était inférieur chez ceux qui avaient pris de la niacine.

La niacine combat quatre importants facteurs de risques de cardiopathie :

1. Le taux élevé de cholestérol LDL. En s'accumulant sur les parois internes des artères, ce « mauvais » cholestérol entrave la circulation sanguine, ce qui entraîne un durcissement des artères (athérosclérose). Les suppléments de niacine font baisser les taux de LDL, généralement de 10 à 25 %.
2. Le taux bas de cholestérol HDL. Comme le HDL contribue à débarrasser le sang du LDL, une concentration trop faible du « bon » cholestérol est un indicateur important de la présence d'un risque de maladie cardio-vasculaire. Selon une étude, la niacine élève le HDL jusqu'à 31 %.
3. La concentration élevée en lipoprotéine (a). Depuis quelques années, la lipoprotéine, un sous-produit visqueux du LDL, est considérée comme un facteur de risque indépendant de cardiopathie – aussi dangereux que l'hypertension artérielle, le tabagisme, l'obésité et le cholestérol total. Il contribue aux blocages artériels et augmente les risques de formation de caillots dans le sang. Plus le niveau est élevé, plus le risque est grand. La niacine, de concert avec la vitamine C, réduit les risques associés à la lipoprotéine (a).
4. Le taux élevé de triglycérides. Voilà un autre facteur de risque indépendant dont nous commençons à reconnaître l'importance. Ces lipides signalent la présence d'un trouble de l'insuline, d'un diabète de type 2 et d'hypertension. En réduisant considérablement la consommation de sucre et autres glucides, il est possible de faire baisser le taux de triglycérides, mais des suppléments de niacine permettront de les réduire de 20 à 50 %.

***Pourquoi la niacine est-elle si peu prescrite ?*** La niacine ayant d'abord été considérée comme un produit pharmaceutique, on ne se souciait guère de son harmonie avec le corps quand on la prescrivait, au départ à des doses assez élevées de 3 g et plus. Il se trouve qu'à cette dose la niacine peut entraîner une élévation du taux de sucre semblable à celle que l'on observe dans les cas de diabète, un dysfonctionnement des fonctions hépatiques, une augmentation de l'acide urique et, presque systématiquement, des bouffées de chaleur accompagnées de rougeurs cutanées. Elle n'était donc traditionnellement administrée qu'à un petit nombre de patients présentant des troubles du métabolisme des lipides, et 42 % d'entre eux cessaient d'en prendre à cause de ces effets secondaires désagréables et parfois même risqués sur le plan médical. L'intérêt des chercheurs pour la niacine est récent et on sait désormais comment en tirer le meilleur sans les inconvénients.

En commençant par des doses quotidiennes de 100 mg et en les augmentant graduellement à 1 000 mg, c'est-à-dire beaucoup moins que ce que ne recommandaient les études antérieures, la niacine a réussi là où d'autres médicaments, et même des nutriments, ont échoué. À ces doses, elle élève de 20 % la proportion de cholestérol HDL responsable du nettoyage des artères. Une étude récente a testé des timbres de cire libérant 1 500 à 2 000 mg de niacine et les a jugés à la fois efficaces et bien tolérés.

Ce n'est pas uniquement en abaissant les taux de lipides dans le sang que la niacine réussit cet exploit de prolonger la vie cellulaire. En plus de faire baisser les taux de cholestérol LDL, elle rend plus actif ce gras potentiellement dangereux, moins susceptible d'être altéré et donc de coller aux parois artérielles. La niacine protège d'une coagulation excessive qui peut entraîner des crises cardiaques et des accidents vasculaires cérébraux.

Nettoyer les vaisseaux sanguins fait plus que réduire le risque de cardiopathies. En optimisant la circulation dans le corps, la niacine contribue à résoudre une série de problèmes liés à une circulation déficiente, y compris le phénomène de Raynaud (les mains qui deviennent très sensibles au froid) et la claudication intermittente (une douleur dans la jambe suscitée par la marche). Avec 100 mg de niacine par jour, l'amélioration de la circulation du sang peut également retarder la sénilité.

***Comment profiter au maximum de la niacine ?*** L'usage thérapeutique de la niacine s'est développé après que l'on eut déterminé l'efficacité de cette vitamine à des doses plus modestes. Mais sa popularité s'est considérablement accrue aux lendemains de deux importantes découvertes. La première est toute simple et consiste à administrer avec de la niacine les autres nutriments de sa propre famille du groupe B complexe. Les médecins proches de l'école nutritionniste le savaient d'ailleurs depuis longtemps. La deuxième est l'élaboration d'un composé de la vitamine appelé l'inositol hexanicotinate (IHN). Bien que l'inositol soit un vitanutriment, cette forme synthétique permet de profiter des qualités de la niacine sans ses défauts. Le succès de la molécule a encouragé les médecins à prescrire davantage cette vitamine.

Lorsque l'IHN se retrouve dans le sang, il se divise en six molécules de niacine et une d'inositol (un normolipémiant), et agit de la même manière que la niacine sans les bouffées vasomotrices – à des doses supérieures à 50 mg, les patients peuvent éprouver des picotements sans conséquences, ainsi qu'une sensation de chaleur et de démangeaison sur la peau. Bien que ces bouffées vasomotrices soient inoffensives et finissent par disparaître après une prise régulière de niacine, très peu de gens acceptent de supporter ces effets transitoires provoqués par la libération de l'histamine. Par ailleurs, l'IHN n'irrite pas le foie, comme c'est le cas de la niacine. Le problème diminue quand on la prend pendant un repas ou avec un cachet d'aspirine.

Je prescris assez souvent de l'IHN à tous mes patients qui, selon moi, auraient besoin de niacine. L'effet bénéfique de la niacine sur le risque cardiaque n'en est pas l'unique raison.

***La niacine pour le cerveau.*** L'effet notoire de la niacine sur la schizophrénie est à ajouter à la liste déjà impressionnante des succès de cette vitamine. On connaît son pouvoir thérapeutique depuis bon nombre d'années. L'étude conduite en 1952 par les docteurs Abram Hoffer et Humpfrey Osmond est le premier exemple d'un essai en double aveugle en psychiatrie et amorce le début de la thérapie nutritionnelle connue sous le nom de « médecine orthomoléculaire ». L'impulsion a été donnée par le succès remporté avec la niacine et la niacinamide sur cette maladie mentale. Après seulement cinq semaines, le taux de rémission normalement rencontré après deux ans avait été multiplié par deux.

Il m'a toujours semblé que cette vitamine avait un effet légèrement tranquillisant et je n'hésite pas à prescrire de la niacine ou de la niacinamide à mes patients souffrant d'anxiété. Des études sur des animaux confirment l'effet sédatif de la $B_3$. On a également constaté que 500 mg de niacine par jour donnaient d'excellents résultats auprès de patients souffrant d'anorexie ou de boulimie. D'autres études parlent d'un lien possible entre la niacine et la prévention du cancer.

***Les effets pervers de la niacine.*** Il semblerait que la niacine élève les taux de sucre chez certains sujets souffrant de diabète, bien que cette augmentation soit modeste. Les diabétiques ont cependant besoin, plus que toute autre personne, de la protection artérielle assurée par ce nutriment. On peut contrecarrer ces effets pervers en réduisant la dose de niacine et en y ajoutant du chrome, parce que le chrome est un cofacteur essentiel à l'insuline et qu'il règle le métabolisme des protéines grasses ; cette combinaison est aussi efficace pour la réduction du cholestérol que le sont des doses plus importantes de niacine seule.

## La niacinamide

La niacinamide, cette autre forme naturelle de la vitamine $B_3$, a une action différente de la niacine sur le métabolisme. Par conséquent, elle n'entraînera pas de bouffées vasomotrices, mais n'améliorera pas non plus les taux de cholestérol et la circulation sanguine. Je n'y ai pas recours pour lutter contre des problèmes cardio-vasculaires, mais certaines affections répondent très bien à cette forme de vitamine B, et même mieux que la niacine ou l'inositol hexanicotinate.

***Diabète.*** On sait depuis les années 1940 que les sujets souffrant d'un diabète de type 1 ont besoin de moins d'insuline lorsqu'ils prennent régulièrement de la niacinamide. Ce nutriment protège aussi de certaines lésions pancréatiques qui mettent en péril la capacité de l'organisme à fabriquer sa propre insuline. Elles apparaissent en général chez les jeunes diabétiques, ce qui explique qu'on l'appelle diabète juvénile. Plus on protège le pancréas rapidement, plus les chances d'éviter l'apparition de ces lésions augmentent.

C'est ce que les chercheurs avaient en tête en lançant un programme d'administration préventive de niacinamide à quelque quatre-vingt mille enfants néo-zélandais âgés de cinq à sept ans. Résultat : l'incidence de diabète de type 1 a chuté de 50 %. Dans une autre étude, des doses quotidiennes de 25 mg de niacinamide par kilo de poids corporel (une moyenne de 1 750 mg par personne) chez cinquante-six adultes souffrant d'un diabète de type 1 ont eu un effet protecteur sur leurs cellules pancréatiques et amélioré la capacité de leur organisme à produire sa propre insuline.

***Arthrose.*** La niacinamide réduit les douleurs dues à l'arthrose et améliore la souplesse des articulations. Le Dr Wayne B. Jonas, directeur de l'*Office of Alternative Medicine*, un organisme gouvernemental qui se penche sur la médecine alternative aux États-Unis, a supervisé une étude prouvant que l'administration en plusieurs prises de 3 mg de niacinamide par jour donnait de bons résultats. Il faut compter environ trois mois avant que les bienfaits de cette thérapie ne se fassent sentir. En poursuivant le programme de supplémentation, le patient verra sa condition s'améliorer pendant les deux ou trois années suivantes.

***Troubles divers.*** Comme la niacine, la niacinamide a des vertus légèrement sédatives et, dans le traitement de différents troubles émotionnels ou neuropsychiatriques, notamment l'anxiété, la dépression, le déficit de l'attention, l'alcoolisme et la schizophrénie, il peut s'avérer très efficace. À fortes doses, ce nutriment agit comme un antioxydant et on a obtenu de bons résultats sur des cultures de cellules VIH en laboratoire.

## Suggestions de supplémentation

La viande, la volaille, les produits laitiers, les fruits de mer, les noix et les graines sont de bons réservoirs de vitamine $B_3$. Comme presque tous ces aliments sont sur la liste des produits à proscrire chez les adeptes de régimes pauvres en glucides et en lipides, on comprend mieux que 33 % des Américains ne reçoivent pas, de leur alimentation même, le maigre apport journalier recommandé. Dans ces conditions, les suppléments ne font pas que suppléer : ils répondent à un besoin élémentaire.

À doses modérées, l'inositol hexanicotinate, la niacine et la niacinamide ne présentent en général aucun danger. On peut noter l'apparition de certains effets secondaires, surtout dans le cas où le soutien thérapeutique dépasse une dose supérieure à

500 mg par jour. Prenez toujours un supplément de vitamine B complexe pour supporter le surcroît de vitamine $B_3$, suivez mes indications et vous ne devriez pas avoir de problèmes.

• Niacine. Utilisée correctement, la vitamine $B_3$ originelle est généralement sûre. Les bouffées vasomotrices sont bénignes et prévisibles. Par ailleurs, elles diminuent à mesure que l'organisme s'habitue au traitement. Prendre le supplément avec de la nourriture ou un cachet d'aspirine minimise la réaction, ou encore commencer à des doses quotidiennes de 100 mg que l'on augmente petit à petit, parfois jusqu'à 1 000 mg par jour. Le traitement de la schizophrénie et des troubles du métabolisme des lipides requiert des doses importantes qui agissent comme un médicament. Il convient donc de se faire suivre par un médecin pendant le traitement. De toute façon, si votre organisme en a tellement besoin, vous êtes sans doute déjà suivi par un médecin. La niacine prise à l'aide d'un support à diffusion lente et progressive peut néanmoins parfois être toxique pour le foie. Je préfère donc utiliser l'inositol hexanicotinate.

• Inositol hexanicotinate. Parce qu'elle a toutes les qualités de la vitamine $B_3$ sans ses défauts, je recommande presque toujours cette niacine de synthèse. Si vous ne souffrez pas d'affection cardiaque et que vous souhaitez prendre ce supplément dans le cadre d'un traitement préventif, une dose de 100 à 500 mg par jour sera très bien tolérée. Pour améliorer la santé du cœur, il faut en général compter de 800 à 2 000 mg par jour. Je n'ai jamais eu à prescrire de doses plus élevées. Contrairement à la niacine, l'inositol hexanicotinate à diffusion lente et progressive est sans effet secondaire. Ce supplément semblerait avoir un effet anxiolytique et apaisant chez certains sujets. D'autres parleraient de somnolence...

• Qu'il s'agisse de la niacine ou même de l'inositol hexanicotinate, je reste prudent en raison des effets pervers qui accompagnent parfois leurs bienfaits thérapeutiques. Si vous prenez des vasodilatateurs, sachez que ces vitamines peuvent augmenter l'effet de vos médicaments. Plutôt que d'interrompre votre traitement médical, dites à votre médecin que vous souhaitez réduire, voire éliminer le médicament en lui substituant éventuellement ce nutriment. Cette recommandation vaut également pour les médicaments anti-cholestérol.

• Niacinamide. Chez certaines personnes, de fortes doses peuvent entraîner des nausées ou une très grande somnolence. Une dose de 100 mg par jour devrait suffire pour un maintien de base. Si vous souffrez d'un diabète de type 1, prenez 300 à 600 mg par jour. Si on vient de vous diagnostiquer un diabète de type 1 ou si vous voulez soulager les douleurs d'arthrose, votre médecin devrait vous prescrire des doses de 1 500 à 2 000 mg par jour.

## Vitamine $B_6$ (Pyridoxine) : La vitamine essentielle du complexe B

LES RESPONSABLES des politiques alimentaires semblent souvent ignorer l'état de la recherche sur les nutriments. Le cas de la vitamine $B_6$ en est un exemple criant. Pour cette vitamine aussi essentielle à la santé hormonale des femmes, la prévention du diabète et des maladies cardio-vasculaires, le traitement de l'arthrite et le renforcement du système immunitaire, l'apport journalier recommandé officiel n'est que de 2 mg ! Or toutes les études scientifiques parlent plutôt d'un apport quotidien de 50 mg de vitamine $B_6$ – et ce pour des sujets en bonne santé. Pour le traitement de certaines affections, je recommande en général 100 à 200 mg par jour, il m'arrive même d'aller jusqu'à 1 500 mg.

Plus que toute autre vitamine, la pyridoxine fait partie des nutriments que je recommande dans de nombreuses thérapies ciblées. Notamment parce qu'elle est impliquée dans plusieurs réactions biochimiques essentielles au maintien de la vie. Par ailleurs, la majorité des gens souffrent de carence avérée, même selon les critères officiels. Dans les maisons de retraite, la carence en vitamine $B_6$ est la plus grave et la plus fréquente. La mouture et le raffinage sont des procédés qui vident littéralement le grain entier de sa vitamine $B_6$. Et nous en consommons de plus en plus.

## Au cœur de la vitamine $B_6$

La pyridoxine est impliquée dans tant d'échanges biochimiques essentiels à la vie qu'il est difficile d'établir une liste, même succincte, de ses bienfaits. Elle est essentielle à la fabrication des prostaglandines, ces composés de type hormonal dont le champ d'action est vaste et qui interviennent notamment sur l'augmentation du calibre des vaisseaux et sur l'ouverture du diamètre des bronches. Les lésions tissulaires, les inflammations, la schizophrénie et même le cancer sont parmi les effets que peut entraîner un mauvais équilibre des prostaglandines. Une carence, même réduite, de vitamine $B_6$ constitue souvent le maillon le plus faible dans le processus de fabrication de la prostaglandine.

***Diabète.*** Pour mesurer la durée d'exposition de l'organisme aux effets négatifs sur les tissus d'une glycémie élevée, le médecin exige en général un dosage de l'hémoglobine glycosylée. Plus les taux sont élevés, plus les dommages cellulaires liés au diabète sont importants. La réduction de l'hémoglobine glycosylée avec la vitamine $B_6$ suggère une diminution des dommages cellulaires liés à cette pathologie. Une supplémentation en pyridoxine contribue à stabiliser la glycémie, favorise le métabolisme cellulaire du glucose dans le sang et combat les lésions oculaires et la baisse de vision caractéristique de la rétinopathie diabétique. L'usage régulier réduit également le niveau d'acide xanthurénique, une molécule associée à une déficience en vitamine $B_6$ responsable de diabètes induits chez des animaux de laboratoire.

***Cardiopathie.*** Le diabète augmente considérablement le risque de cardiopathie. Le contrôle de la glycémie n'est qu'un des effets positifs de la pyridoxine sur notre santé cardio-vasculaire. Avec l'acide folique et la vitamine $B_{12}$, c'est l'un des trois nutriments du complexe B qui éliminent rapidement et simplement l'homocystéine, un acide aminé soufré dont le taux élevé dans le sang est désormais reconnu comme un facteur de risques important des maladies cardio-vasculaires et des thromboses.

D'après certains chercheurs, la déficience en pyridoxine accroît les risques cardiaques pour des raisons indépendantes de l'homocystéine. En effet, sans elle, le sang s'épaissit et a tendance à former des caillots qui peuvent bloquer une artère. La pyridoxine est également un bon diurétique qui contribue à diminuer la rétention d'eau et, par conséquent, à abaisser la tension artérielle. Comme l'a montré une étude portant auprès de quinze mille médecins américains, les crises cardiaques chez les hommes présentant les niveaux de vitamine $B_6$ les plus bas étaient 50 % plus élevées que chez leurs collègues mieux nourris.

***Faiblesse immunitaire.*** La vitamine $B_6$ est cruciale dans le renforcement de notre système de défense naturel contre les infections virales et bactériennes. Et plus nous vieillissons, plus cette importance s'accroît. Une déficience en pyridoxine diminue le nombre de cellules T, le meilleur indicateur du fonctionnement de notre système immunitaire. Les personnes atteintes du sida ont besoin de quantités largement supérieures à celles que l'alimentation peut leur procurer. Même avec un régime qu'un diététiste trouverait adéquatement supplémenté, les sidéens présentent toujours des carences en vitamine $B_6$.

***Troubles hormonaux.*** Les femmes ont tout particulièrement besoin de la vitamine $B_6$ en raison du rôle fondamental qu'elle joue dans l'équilibre de leurs hormones. En intervenant dans la transformation de l'œstradiol – un des principaux œstrogènes – en œstriol, un œstrogène moins nuisible et moins cancérigène, la vitamine $B_6$ agit contre l'une des causes du cancer chez la femme. Pour des raisons similaires, il faut l'inclure (de concert avec la choline, l'inositol et la méthionine) dans toutes les thérapies contre les fibromes utérins, l'endométriose et le cancer du sein. Ce diurétique naturel soulage également des tensions prémenstruelles.

***Problèmes liés à la grossesse.*** Les femmes enceintes et celles qui prennent la pilule ont besoin de plus de vitamine $B_6$ que les autres. L'élévation des niveaux de pyridoxine combat la dépression, un des effets secondaires possibles de la contraception orale.

La majorité des femmes enceintes ne prennent pas suffisamment de vitamine $B_6$ pour combler leurs besoins et ceux du bébé. Une supplémentation quotidienne de 30 mg est à peine suffisante pour les deux. En prime, la vitamine soulage des nausées du premier trimestre et diminue le risque de diabète de grossesse et d'hypertension associée à la pré-éclampsie.

***Candidoses.*** Deux tiers des femmes aux prises avec un problème de *Candida albicans* ont du mal à métaboliser la pyridoxine. Cette levure empêche l'organisme de transformer la vitamine $B_6$ en sa forme active, le pyridoxal 5-phosphate. Tant que vous ne serez pas débarrassée de cette affection, il faudra prendre des suppléments de vitamine $B_6$ « activée ».

***Calculs rénaux.*** Combinée avec l'orthophosphate de magnésium, la vitamine $B_6$ empêche la formation d'oxalate de calcium, cette substance que l'on trouve dans presque tous les calculs rénaux (il est d'ailleurs toujours recommandé de prendre du magnésium). Cela illustre à quel point la pyridoxine aide l'organisme à bien métaboliser les minéraux.

***Atteintes nerveuses et cérébrales.*** L'épilepsie, le déficit d'attention, la schizophrénie, la dépression et l'autisme comptent parmi les troubles mentaux et neuraux dont la réussite du traitement dépend au moins en partie de la pyridoxine. Dans un compte-rendu de dix-huit études cliniques menées auprès d'enfants autistes à qui l'on avait administré de fortes doses de vitamine $B_6$, il apparaît que la moitié de ces enfants ont bénéficié positivement du traitement. Elle est également au cœur de la fabrication de la norépinéphrine et de la sérotonine, deux neurotransmetteurs responsables des sensations de bien-être.

Les personnes âgées ayant des niveaux plus élevés de vitamine $B_6$ réussissent en général mieux aux tests de mémoire. Administrée avec de la $CoQ_{10}$ et du fer, elle aide les gens qui souffrent d'Alzheimer et peut s'avérer utile contre la maladie de Parkinson, bien que certaines études suggèrent qu'elle interfère avec l'action du L-dopa et d'autres médicaments administrés dans les cas de Parkinson.

***Douleurs articulaires et douleurs dans les mains.*** Mon traitement contre l'arthrite ne serait pas aussi efficace sans la vitamine $B_6$. Le soulagement de la douleur dans les mains liée au syndrome du tunnel carpien dépend également de la pyridoxine, plus que de tout autre nutriment. Il me faut rendre hommage ici aux travaux du Dr John M. Ellis sur l'usage thérapeutique de la vitamine $B_6$. Les personnes souffrant d'arthrite rhumatoïde présentent souvent des carences en vitamine $B_6$.

***Problèmes de peau.*** L'asthme, l'acné et les dermatites séborrhéïques répondent bien aux traitements à la vitamine $B_6$, de même que le mélanome malin, surtout si la vitamine est appliquée directement sur la peau.

## Suggestions de supplémentation

La pyridoxine n'est absolument pas toxique, à condition d'y adjoindre, dans les cas de doses élevées, les quantités équivalentes des autres vitamines du complexe B et un supplément de magnésium. En l'absence de ces nutriments de support, des doses supérieures à 500 mg par jour élèvent considérablement le risque de neuropathies sensorielles, ces sensations d'engourdissements ou de fourmillements dans les bras ou les jambes, toujours passagères. Ces effets secondaires disparaissent lorsqu'on abaisse la dose de $B_6$ et que l'on y ajoute les autres vitamines du complexe B. Il m'arrive d'avoir des patients qui éprouvent une sensation d'engourdissement avec des doses relativement faibles, mais la grande majorité ne souffre d'aucun effet de ce genre.

Nous sommes nombreux à ne pouvoir transformer adéquatement la $B_6$ en pyridoxal 5-phosphate, la forme active dont l'organisme a besoin. Pour cette raison, au moins 20 % de la dose quotidienne de vitamine $B_6$ devraient être administrés sous forme active. Je la trouve particulièrement efficace lorsque les blessures de fatigue répétitives ou le syndrome du tunnel carpien ne répondent pas aux suppléments standard de $B_6$. La forme active est plus puissante et ne nécessite en général qu'un cinquième de la dose habituelle, soit entre 25 et 100 mg par jour.

Pour accroître l'effet thérapeutique, prenez la $B_6$ avec un repas, puis les autres vitamines du complexe B plus tard dans la journée, avec un autre repas. Pour la santé en général, je suggère à tout le monde de prendre 50 mg par jour. Pour toutes les affections que j'ai évoquées, associées à un manque de vitamine $B_6$, la dose recommandée se situe entre 100 et 400 mg par jour.

# L'acide folique : Une carence qui en dit long

L'ACIDE FOLIQUE est certainement la vitamine dont nous avons le plus besoin. Paradoxalement, elle est au premier rang des carences vitaminiques et, d'après l'Agence française de sécurité sanitaire des aliments, environ 30 % des femmes en âge de procréer en France présentent un risque de carence, avec comme conséquence environ 800 grossesses atteintes d'anomalies par an ! Dans les pays industrialisés, une meilleure supplémentation en acide folique réduirait le nombre de décès liés aux cancers et aux accidents cardio-vasculaires, et soulagerait quantité de gens souffrant d'arthrite, de colites, de démence, de fatigue chronique, de problèmes dermatologiques, de symptômes liés à la ménopause et de dépressions post-partum.

## Les prouesses des folates

***Malformations de naissance.*** Avec une dose quotidienne d'acide folique plus élevée, les femmes pourraient prévenir des malformations de naissance très sévères et relativement courantes. Quand le tube neural qui forme le système nerveux central d'un embryon se développe de manière anormale, l'enfant peut naître avec une malformation aux conséquences effroyables. L'une d'elles est le spina-bifida, qui se définit par l'absence de fermeture du canal osseux (la colonne vertébrale). L'autre est l'anencéphalie, qui se caractérise par l'absence totale ou partielle de cerveau.

En doses quotidiennes de 4 mg, l'acide folique préviendra jusqu'à 75 % de ces malformations tragiques. Recherches et articles abondent sur le sujet, et la remarquable étude conduite en 1991 auprès de 1 195 femmes venant de sept pays différents a mis en lumière l'importance de l'acide folique.

Toute femme en âge de procréer devrait maintenir une bonne supplémentation en acide folique, avant, pendant et après une grossesse. Les besoins du fœtus sont considérables dès les premières semaines suivant la conception, avant même que la femme sache qu'elle est enceinte. Quand les taux d'acide folique sont bas, d'autres complications peuvent survenir : on constate en effet une augmentation du nombre d'avortements spontanés, de faibles poids de naissance et de ruptures prématurées des membranes. Les obstétriciens ne devraient pas se contenter de prescrire de l'acide folique aux femmes ayant des antécédents familiaux de malformation du tube neural ; près de 95 % des enfants affectés de spina-bifida sont nés de femmes ayant déjà mis au monde des enfants parfaitement normaux, ou encore de femmes dont c'est le premier enfant.

Il faut continuer à prendre de l'acide folique après l'accouchement. Ce supplément a des effets positifs notoires sur la dépression post-partum (c'est d'ailleurs le traitement de choix contre le *baby blues*, qui surgit parfois après la naissance d'un enfant). Avec une dose de 20 mg par jour, notre taux de succès est impressionnant.

***Cardiopathies.*** Quand on récrira l'histoire de la cardiopathie, le chapitre consacré au cholestérol pourra se terminer sur cette phrase : « La concentration élevée d'homocystéine dans le sang est un important facteur de risque cardio-vasculaire que l'on peut aisément corriger par l'administration de suppléments d'acide folique. »

L'homocystéine est une protéine du sang qui, depuis quelques années, intéresse vivement les chercheurs et fait souvent l'objet d'articles importants dans les revues médicales internationales. Si la communauté scientifique pouvait se soustraire au contrôle de ces médecins influents qui font et défont les politiques de santé publique, l'homocystéine hériterait certainement du cholestérol le titre d'ennemi public n° 1. Elle est en cause dans de nombreuses pathologies cardio-vasculaires, mais aussi, dans plusieurs maladies.

La médecine officielle reconnaît enfin qu'un taux élevé d'homocystéine dans le sang est un sérieux facteur de risque – indépendamment de tous les autres – pour à peu près toutes les formes d'athérosclérose. Le risque de cardiopathie triple lorsque le taux de concentration dans le sang dépasse 15,8 $\mu$mol/l – un niveau que plusieurs considèrent encore comme « normal ». Ce risque est à peu près directement proportionnel à la concentration d'homocystéine : si vous baissez votre niveau de concentration de 5 points, le risque diminuera de 40 %.

Les études ne cessent de confirmer le lien entre l'homocystéine et l'incidence élevée des cardiopathies dans nos sociétés. Selon une étude probante, les victimes de crise cardiaque présentent des taux d'acide folique plasmatique et alimentaire moins élevés que la normale. Si le risque d'accident vasculaire cérébral est encore plus élevé que le risque de cardiopathie, les maladies vasculaires périphériques remportent la palme des pathologies associées à des taux bas d'acide folique dans le sang. Une étude a montré que 32 % des gens souffrant d'une maladie vasculaire périphérique avaient des concentrations anormalement élevées d'homocystéine dans le sang.

La sténose carotidienne – que la médecine officielle tente systématiquement de corriger par la chirurgie vasculaire – serait également liée à des taux élevés d'homocystéine, tout comme les maladies vasculaires trouvent un terrain favorable chez les sujets souffrant de diabète. Les artères ne sont pas les seules dans la ligne de mire. La thrombose veineuse dans les jambes est liée à la présence de la protéine dans le sang, tout comme la perte soudaine de vision, parfois causée par l'obstruction des vaisseaux rétiniens.

L'impact des niveaux d'homocystéine ne se limite pas au système cardio-vasculaire. Ils sont beaucoup plus élevés chez les patients souffrant de la maladie d'Alzheimer, de sclérose en plaques, durant la ménopause et chez les sujets atteints de polyarthrite rhumatoïde. Des taux anormalement élevés sont également rapportés, et cela n'a rien d'étonnant chez des femmes ayant donné naissance à un enfant souffrant de malformations du tube neural.

Cette réalité tragique a pourtant une solution simple. Des doses adéquates d'acide folique (prises avec de la vitamine $B_6$, le deuxième nutriment en importance, de la vitamine $B_{12}$ et de la bétaïne) réussissent dans presque tous les cas à juguler les effets pervers de l'homocystéine. Je ne me souviens pas d'un patient du Centre Atkins dont les taux d'homocystéine n'aient pas chuté rapidement à la suite de ce traitement.

***Substitut à l'œstrogène.*** Je prescris souvent des doses importantes d'acide folique dans des situations pour lesquelles le lien avec ce nutriment n'est pas encore établi par la recherche officielle. Ce que l'observation et la pratique m'ont permis de découvrir a résisté à l'épreuve du temps pour des milliers de patients du Centre. Le Dr Carlton Fredericks m'a appris que de fortes doses d'acide folique (entre 40 et 60 mg) ont un effet similaire à celui de l'œstrogène. La thérapie « méga-folique », comme je me plais à l'appeler, est un cadeau du ciel pour les femmes qui ne supportent pas les effets secondaires de l'œstrogène de substitution. L'hormone que l'on trouve en pharmacie est parfois susceptible d'aggraver le diabète, la glycémie, l'hypertension artérielle et de faire monter les taux de triglycérides. Ce qui ne se produit pas avec l'acide folique.

La thérapie méga-folique, si on lui ajoute du bore, peut retarder la ménopause ou soulager ses symptômes, et permettre l'interruption du traitement substitutif à l'œstrogène ou du moins réduire les doses prescrites. L'acide folique peut ranimer une libido en baisse, régulariser le cycle menstruel et ajuster un déséquilibre hormonal. Chez les adolescentes, il ramène à la normale une puberté retardée. Il peut également ralentir la perte osseuse, souvent annonciatrice d'ostéoporose, sans doute en faisant baisser les niveaux d'homocystéine.

***Troubles intestinaux.*** Les cellules des voies digestives ont besoin d'acide folique pour guérir et se reproduire. Curieusement, la sulfasalazine et d'autres médicaments administrés aux patients souffrant de la maladie de Crohn, de colites ou de troubles intestinaux inflammatoires douloureux drainent l'acide folique dans l'organisme et en gênent l'assimilation. Une personne atteinte de la maladie de Crohn présente en général des niveaux d'acide folique plus bas que la moyenne, sans doute en raison des problèmes d'assimilation causés par la maladie elle-même.

La thérapie méga-folique peut contrecarrer les effets de ces maladies. Les doses de 40 à 60 mg par jour, prises conjointement avec de la pantéthine, un acide gras essentiel, s'avèrent des plus efficaces, à condition de suivre un régime pauvre en glucides. Au Centre Atkins, nous avons soigné des centaines de patients avec des résultats positifs dans près de 85 % des cas. La vitamine agit également sur plusieurs formes de diarrhées ponctuelles ou chroniques, et diminue la fréquence des selles chez ceux qui souffrent de colites.

***Troubles neurologiques.*** Ce nutriment étant essentiel à la santé du cerveau, le liquide céphalorachidien contient – ou devrait contenir – une forte concentration d'acide folique. Chez les personnes âgées, des niveaux inférieurs à la normale peuvent conduire à la démence, alors qu'une supplémentation adéquate améliore considérablement leur activité mentale. On a constaté des carences chez des sujets souffrant d'épilepsie, de même que chez des gens présentant des problèmes psychiatriques comme la dépression, la manie et la schizophrénie.

***Dépression.*** De nombreuses molécules responsables de la santé du cerveau et de l'équilibre de l'humeur comptent sur l'acide folique, mais les quantités nécessaires ne sont pas les mêmes d'une personne à l'autre. Par exemple, une personne souffrant de dépression, par ailleurs en bonne santé, aura sans doute besoin de plus d'acide folique qu'une autre qui n'est pas déprimée. On sait maintenant que les antidépresseurs ont peu d'effet chez les patients déprimés dont les niveaux d'acide folique sont bas. Lorsque les besoins sont comblés, l'état psychique s'améliore parfois de façon aussi spectaculaire qu'avec les antidépresseurs. Selon une étude, une dose de 50 mg par jour (sous forme de méthylfolate) soigne la dépression aussi bien que l'amitriptyline.

***Neuropathie périphérique.*** Ces sensations douloureuses d'engourdissement et de picotements dans les bras et les jambes sont souvent causées par des taux d'acide folique inférieurs à la normale. Nous traitons souvent cette affection par des injections intramusculaires d'acide folique.

***Cancer.*** À lui seul, l'acide folique peut faire disparaître la dysplasie cervicale – la transformation du col et la présence de cellules anormales qui occasionnent des Pap positives et laissent craindre le développement du cancer du col de l'utérus. Une étude a montré qu'après moins de deux mois de traitement avec des doses de 10 mg par jour, les cellules précancéreuses avaient disparu et, par conséquent, il était inutile de recourir à la chirurgie. Des doses plus élevées ne présentent aucun inconvénient et j'ai tendance à croire qu'elles sont plus efficaces. Pour mes patientes souffrant de dysplasie cervicale, je prescris généralement de 30 à 60 mg par jour, avec de la vitamine C, de la vitamine $B_{12}$ et de la vitamine A. Une remarque, toutefois : il faut éviter de prendre la pilule contraceptive pendant toute la durée du traitement contre la dysplasie cervicale parce qu'elle draine l'acide folique de l'organisme.

D'autres pathologies graves sont vulnérables à l'acide folique. On relève souvent des niveaux inférieurs à la normale chez des patients souffrant d'un cancer de la gorge ou d'un cancer du côlon. La thérapie aux suppléments semble, heureusement, assez encourageante. Dans une étude séparée, on a démontré que l'administration pendant un an de 10 à 20 mg par jour d'acide folique et de 750 $\mu$g de vitamine $B_{12}$ avait fait disparaître des lésions précancéreuses dans le côlon et dans les poumons de fumeurs. Le pourcentage de gens souffrant de colites et qui développeront un cancer se réduit de moitié avec la prise de suppléments.

***Problèmes de peau.*** Les carences en acide folique sont fréquentes chez les gens qui souffrent de psoriasis. Au Centre Atkins, le succès de notre traitement contre le psoriasis doit beaucoup à cet important nutriment. Pris avec de la vitamine $B_{12}$, l'acide folique empêche l'apparition des plaques blanches et dépigmentées sur la peau des sujets affectés par le vitiligo. La même combinaison est efficace contre les poussées d'acné.

***Autres maladies.*** Un coup d'œil sur la recherche actuelle montre que l'acide folique (à dose de 6,4 mg par jour, avec un peu de vitamine $B_{12}$) est aussi efficace qu'un anti-inflammatoire non stéroïdien contre les douleurs de l'arthrite. Il semblerait également soulager les gens souffrant de fatigue chronique, du « syndrome des jambes sans repos » et les séropositifs. Utilisé comme rince-bouche, il lutte contre les parodontopathies.

## Suggestions de supplémentation

Si l'acide folique combat avec succès autant de problèmes de santé, c'est qu'on ne le retrouve pratiquement jamais en quantité optimale dans notre organisme. Seul 11 % de la population américaine puise sa ration quotidienne dans la nourriture, et encore, en des quantités qui atteignent à peine l'apport journalier recommandé. Les sources alimentaires sont nombreuses – foie, rognons, bœuf, brocoli, chou frisé, feuilles de navet, betterave et maïs –, mais la cuisson détruit jusqu'à 90 % de l'acide folique dans l'aliment. La consommation régulière d'alcool peut entraîner des carences, de même que de nombreux anticonvulsifs.

Les aliments « enrichis » d'un peu d'acide folique n'ont pas grand effet sur notre santé au quotidien. Par ailleurs, sous cette forme, le nutriment n'atteint pas aussi bien la circulation sanguine que les suppléments.

L'apport journalier d'acide folique, tel qu'on le recommande officiellement, ne me paraît pas suffisant. Tout le monde devrait prendre au minimum entre 3 et 8 mg par jour. Ceux dont les niveaux d'homocystéine sont élevés ou qui présentent un risque cardiaque important devraient en prendre 10 à 20 mg par jour. Contre le cancer, les symptômes de la ménopause, la dépression post-partum, les colites douloureuses ou toute autre affection mettant en cause l'acide folique, je prescris des doses de 20 à 60 mg par jour. Pour faciliter l'assimilation par l'organisme, prenez un supplément de bifidobactéries, qui ont le mérite de produire de l'acide folique dans le gros intestin.

## Vitamine $B_{12}$ (Cobalamine) : L'injection de vitalité

TOUS LES ANS, des millions de gens vont voir leur médecin pour se faire administrer des injections de vitamine $B_{12}$, et sortent du cabinet gonflé d'énergie. Bien que la majorité des praticiens acceptent sans discuter, ils sont nombreux à craindre les réactions de leurs collègues. Ils sont sans doute persuadés que la sensation de bien-être éprouvée par leurs patients est avant tout psychologique.

Leur inquiétude n'est pas sans fondement. Par le passé, de nombreux médecins ont perdu leur droit de pratique après avoir administré de la vitamine $B_{12}$. Pourquoi de telles réactions ? À une certaine époque, seuls les médecins étaient autorisés à prescrire des vitamines ou des nutriments. À une maladie donnée correspondait une cause officiellement reconnue, contre laquelle on ne pouvait offrir qu'un traitement sanctionné par la doctrine officielle. En principe, la vitamine $B_{12}$ ne servait ni plus ni moins qu'à traiter l'anémie pernicieuse. Si les examens du patient ne révélaient rien de tel, il était hors de question d'envisager de lui donner de la vitamine. On s'attendait, en tout cas, que les médecins s'abstiennent de le faire.

Ces règles sont encore trop souvent appliquées, même si la réalité scientifique est assez différente. Les recherches montrent que le rôle de la vitamine $B_{12}$ est déterminant sur notre santé pour de nombreuses raisons. En effet, la vitamine $B_{12}$ stimule le métabolisme des aliments, protège des accidents vasculaires cérébraux et des cardiopathies, prend soin de notre système nerveux et soulage les symptômes de l'asthme, des bursites, de la dépression, de l'hypotension, de la sclérose en plaques, ainsi que de nombreux troubles mentaux. Finalement, ces millions de gens qui, régulièrement, se font injecter de la vitamine $B_{12}$ ont raison. Cette sensation de mieux-être n'est pas qu'une impression : ils vont vraiment mieux.

## Une carence déguisée

La cobalamine – terme technique pour désigner la vitamine $B_{12}$ – provient exclusivement d'aliments d'origine animale (foies, reins, viandes, poissons, œufs et lait). Les « bonnes » bactéries (dites probiotiques) du tube digestif peuvent également en produire. Pourtant, la carence en cobalamine et ses conséquences sur la santé constituent une menace réelle. Les mesures standard de la vitamine $B_{12}$ sont parfois décevantes, et même une prise suffisante ne garantit pas son assimilation correcte par l'organisme. Les répercussions d'un apport inadéquat en vitamine $B_{12}$ sont assez sévères ; cela dit, même des niveaux plasmatiques légèrement inférieurs à la valeur optimale peuvent avoir des conséquences sérieuses sur le cerveau et le système nerveux.

Les végétariens et les gens plus âgés sont particulièrement sensibles aux carences en vitamine $B_{12}$, comme les fumeurs, les sidéens, et tous ceux qui souffrent de diarrhée depuis longtemps. Un pourcentage élevé de patients affectés de drépanocytose ou de thalassémie, deux maladies hémolytiques familiales, présentent un risque de carence. La grossesse aussi, qui accroît le besoin ; une femme enceinte qui mange peu de protéines animales risque d'exposer son bébé à des problèmes neurologiques associés à la vitamine $B_{12}$. Certains médicaments entravent l'action de la vitamine sur l'organisme.

L'assimilation dépend entièrement des réserves de « facteurs intrinsèques » dans l'intestin. Ces substances sont fabriquées dans l'estomac et vont capter la vitamine $B_{12}$ pour la conduire dans le sang. En vieillissant, nous produisons moins de facteurs intrinsèques et, après cinquante ans, nous sommes plus vulnérables à une carence en cobalamine. Une personne sur trois qui subit une intervention chirurgicale à l'estomac souffre de carence en vitamine $B_{12}$ en raison d'une insuffisance de facteurs intrinsèques. On sait par ailleurs que les médicaments couramment administrés contre l'ulcère de l'estomac entravent l'assimilation de cette vitamine. Cette affection est grave, mais elle peut aisément être surmontée avec de fortes doses de $B_{12}$ (au moins 1 000 $\mu$g par jour). Quant aux apports journaliers recommandés, ils ne suffisent pas.

Des doses trop modestes n'arriveront pas à juguler une anémie pernicieuse, la maladie de carence de la vitamine $B_{12}$. Cela dit, les injections de $B_{12}$ sont si efficaces que cette forme d'anémie ne mérite probablement plus d'être rangée parmi les carences. Mais une forme sous-clinique d'anémie observée avec des résultats sanguins frôlant la « normale » basse est tout aussi pernicieuse et autrement plus courante. On notera l'apparition des symptômes bien avant qu'une analyse de sang ne décèle une anémie liée à la vitamine $B_{12}$. On peut aisément passer à côté du diagnostic et, si rien n'est entrepris pour en définir la cause et proposer une solution, le cerveau et le système nerveux risquent de subir des dommages irréversibles.

Cela se traduit au début par une sensation de fatigue ou par quelques problèmes de digestion. Une femme souffrira d'aménorrhée. D'autres signes avant-coureurs peuvent également se manifester : une paresse intellectuelle, de la confusion, des pertes de mémoire et, éventuellement, la dépression. Comme la vitamine $B_{12}$ intervient dans la fabrication de la myéline, cette fine membrane qui couvre les nerfs, vous pourrez éprouver des sensations d'engourdissement ou de brûlure dans les pieds. On confondra souvent ces symptômes avec ceux de l'Alzheimer, de la sclérose en plaques, de la neuropathie périphérique ou de la maladie de Lou Gehrig (la sclérose latérale amyotrophique), alors qu'il s'agit en fait que d'une carence en vitamine $B_{12}$.

## La pertinence du diagnostic

Si, comme pour l'anémie, la médecine arrivait à clairement identifier les pathologies liées à la carence en vitamine $B_{12}$, bien des maladies seraient qualifiées de « pernicieuses », notamment les insomnies, les douleurs ou certaines formes d'asthme. En réalité, c'est la faillite du diagnostic qui est pernicieuse, alors que le lien avec la $B_{12}$ est très largement établi.

***Fonction mentale.*** Un vaste éventail de capacités émotionnelles et cognitives repose sur la présence optimale de vitamine $B_{12}$ dans l'organisme. Pour preuve, chez des personnes âgées soumises à des tests cognitifs, on observe les résultats les plus faibles chez ceux dont les niveaux de cobalamine dans le sang sont les plus bas. Certains sujets souffrant de dépression présentent des niveaux plasmatiques de cobalt très bas (on trouve un atome de cobalt au centre du noyau de la macromolécule $B_{12}$). En rétablissant des concentration plus saines dans le sang, on arrive à soulager les symptômes de la démence et de la confusion chez de nombreuses personnes âgées, et à ralentir la détérioration de l'état mental des patients souffrant du sida. Les porteurs du VIH manquent souvent de $B_{12}$ dans l'organisme.

***Cardiopathies.*** Avec l'acide folique et la vitamine $B_6$, la cobalamine fait partie de ce trio de nutriments qui lutte contre les risques cardiaques et vasculaires liés à des niveaux élevés d'homocystéine dans le sang.

***Sclérose en plaques.*** On constate souvent des niveaux d'homocystéine plus élevés que la moyenne chez les personnes souffrant de sclérose en plaques, car la détérioration de la myéline entrave l'assimilation de la vitamine $B_{12}$ et donc les rend plus vulnérables aux maladies nerveuses. Une supplémentation quotidienne de 60 mg de méthyl-cobalamine améliorera l'état de ces patients. Des gens affligés de la sclérose en plaques à qui on a administré la vitamine $B_{12}$ ont bénéficié d'une amélioration de 30 % de la vision et de l'ouïe, conclut l'étude, suite à cette expérience.

***Troubles du sommeil.*** La vitamine $B_{12}$ semble efficace contre l'insomnie. D'après une étude, une dose de 3 000 $\mu$g faciliterait l'endormissement et induirait de plus longues périodes de sommeil sans interruption. Notons que des doses plus importantes semblent voir un effet positif sur nos habitudes de sommeil et d'éveil. Ce nutriment intervient dans la fabrication de la mélatonine, une hormone responsable de l'ajustement du rythme biologique quand le corps doit s'adapter au décalage horaire ou à un changement de quart de travail. La mauvaise assimilation de la vitamine $B_{12}$ chez les personnes âgées est sans doute en partie responsable de la baisse de la sécrétion de mélatonine qui intervient lors du vieillissement.

***Asthme et allergies.*** Je ne suis pas le seul médecin à traiter l'asthme et les allergies avec de la vitamine $B_{12}$. Une étude a montré que des injections intramusculaires de 30 mg par jour pendant deux semaines avaient complètement fait disparaître les problèmes de respiration chez dix asthmatiques sur les douze participants. D'autres recherches soulignent l'effet positif de la vitamine sur l'urticaire et les dermatites chroniques.

***Névralgies.*** Il est maintenant clairement établi qu'une thérapie à fortes doses de cobalamine soulage des douleurs associées aux neuropathies diabétiques. Les sensations d'inconfort occasionnées par le zona ou une neuropathie périphérique diminuent après l'injection de vitamine $B_{12}$.

***Hypotension orthostatique.*** Avez-vous déjà éprouvé le vertige en vous levant brusquement ? Prenez de la vitamine $B_{12}$. Cela vous aidera à corriger la baisse de tension artérielle qui provoque ces légères pertes de conscience.

***Infections virales.*** Une carence en cobalamine diminue la capacité du système immunitaire à lutter contre les germes et autres microbes. On soigne depuis longtemps les hépatites virales avec ces suppléments. Des niveaux bas de $B_{12}$ plasmatique doublent la rapidité d'évolution de la maladie chez les patients atteints du sida.

*Troubles de l'audition.* Une prise insuffisante de vitamine $B_{12}$ peut conduire à un acouphène, ces bourdonnements ou ces sifflements persistants dans les oreilles. Dans une étude auprès de gens souffrant d'acouphènes chroniques et d'une diminution des facultés auditives provoquée par le bruit, 47 % des sujets participants présentaient une carence en $B_{12}$, contre 19 % dans le groupe ne présentant aucun trouble de l'audition.

*Infertilité.* La cobalamine est un des nombreux nutriments essentiels à la santé reproductive chez l'homme et la femme. Comme le démontre une étude, la vitamine $B_{12}$ peut à elle seule entraîner l'élévation d'une numération trop basse de spermatozoïdes.

*Cancer.* Avant qu'un cancer ne se développe, les cellules subissent des transformations prémalignes que l'on appelle dysplasie. Après une supplémentation de 750 $\mu$g de vitamine $B_{12}$ et de 10 à 20 mg d'acide folique, les modifications précancéreuses dépistées dans les cellules pulmonaires de fumeurs avaient complètement disparu.

## Suggestions de supplémentation

Nous avons sans doute tous besoin de plus de vitamine $B_{12}$. Il vaut mieux recourir à l'analyse de laboratoire pour en déterminer la quantité exacte. Le meilleur marqueur reste l'acide méthylmalonique, un composé toxique s'attaquant aux nerfs et responsable de nombreux cas d'Alzheimer mal diagnostiqués. L'élévation de l'acide méthylmalonique se traduit par une mauvaise absorption ou une mauvaise captation de la vitamine $B_{12}$. Au fur et à mesure que l'organisme reçoit et absorbe les quantités adéquates de $B_{12}$, les niveaux d'acide méthylmalonique diminuent.

Il y a plusieurs façons de prendre la vitamine $B_{12}$. Voici quelques conseils utiles :

***Posologie.*** Bien sûr, chaque cas est particulier, mais tout le monde se porterait mieux avec une dose d'au moins 100 $\mu$g par jour. Si vous avez plus de quarante ans, prenez-en 200 $\mu$g ; plus de soixante, 400 $\mu$g. Pour toute autre affection liée à une carence en vitamine $B_{12}$, il vous faudra au moins 1 mg (1 000 $\mu$g) par jour, dans le cadre d'un programme de supplémentation aux nutriments. En fait, il n'y a pas vraiment de limite. J'en prescris parfois 60 mg par jour à mes patients souffrant de sclérose en plaques et je n'ai jamais noté d'effets secondaires.

***Innocuité.*** Même à haute dose, ce nutriment est absolument inoffensif. On ne lui connaît pas de toxicité. Je recommande toutefois qu'on lui applique la règle de la famille B complexe : ne prenez pas de suppléments de $B_{12}$ seul. Adjoignez-leur toujours une quantité équilibrée des autres vitamines de la même famille, en particulier de l'acide folique car il travaille en tandem avec la cobalamine. Prenez-en toujours au moins 1 mg, quelle que soit la quantité de vitamine $B_{12}$.

***Injections ou comprimés ?*** Sous quelle forme faut-il la prendre ? Les praticiens de la médecine complémentaire ont une longue expérience des bénéfices inhérents aux injections et aux comprimés. Les deux sont efficaces. Les injections intramusculaires agissent plus rapidement : pour la vitamine, c'est le moyen le plus direct de pénétrer dans l'organisme. Pour les affections qui réclament un soulagement rapide – y compris l'asthme, diverses douleurs, les neuropathies diabétiques et une hépatite virale sévère –, demandez à votre médecin une ordonnance pour une injection de vitamine $B_{12}$.

Les injections compenseront une déficience en facteurs intrinsèques, comme le feront de fortes doses sous forme de comprimés. Une quantité supérieure à 1 mg surmontera le défaut d'absorption et sera particulièrement efficace contre les affections évoquées plus haut. Je recommande en général les comprimés à prendre par voie sublinguale. En les laissant fondre sous la langue, on contourne la voie digestive et le nutriment pénètre directement dans la circulation sanguine.

***D'autres alternatives.*** Les suppléments existent sous différentes formes. L'hydroxocobalamine et la cyanocobalamine conviennent parfaitement aux personnes qui sont en bonne santé et souhaitent un apport optimal. Tous deux corrigent les carences et combattent l'anémie pernicieuse. L'hydroxocobalamine a une plus longue durée d'action et entraîne une plus forte élévation des niveaux sanguins. Je la préfère à la cyanocobalamine. En revanche, la méthylcobalamine et l'adénosylcobalamine, deux coenzymes, présentent peut-être un avantage thérapeutique. Les aliments contiennent cette forme coenzyme de vitamine $B_{12}$ et la logique voudrait qu'elle réussisse là où d'autres ont échoué.

Je ne peux pas clore le débat sur la « vitamine rouge » sans rappeler les travaux du Dr H. L. Newbold, qui recommandait un régime riche en viande et des injections quotidienne de 1 à 10 mg d'hydroxocobalamine à ses patients souffrant de fatigue chronique, de dépression et de confusion. J'ai rencontré plusieurs de ses patients, et tous reconnaissent que ces mégadoses de vitamine $B_{12}$ ont changé leur vie. Je suis d'ailleurs presque convaincu qu'à fortes doses les effets de ce nutriment sur un ensemble d'affections sont encore plus remarquables.

## Choline et Lécithine (Phosphatidylcholine) : La santé des nerfs

AU NOM DE LA SANTÉ, il arrive parfois que nous prenions des décisions qui font plus de mal que de bien. Renoncer aux œufs, par exemple, risque de brouiller certaines cartes métaboliques de l'assimilation des acides gras et de nous priver de ces nutriments essentiels dans la lutte contre les maladies, y compris les cardiopathies.

Avec le soja, les œufs sont notre seule source alimentaire de phosphatidylcholine, mieux connue sous le nom de lécithine.

La phosphatidylcholine (PC) est un puissant protecteur de nos cellules, particulièrement celles du système nerveux. Elle est également la source principale de choline, elle-même essentielle à la formation de l'acétylcholine, un des neurotransmetteurs les plus importants. Inversement, sans la choline, notre organisme ne peut manufacturer sa propre lécithine. Ce qui nous est généralement vendu sous le nom de lécithine n'est pas de la phosphatidylcholine, mais un concentré naturel contenant de la phosphatidylcholine auquel on ajoute un mélange de composés similaires, appelés phospholipides. Comme les suppléments de choline, de phosphatidylcholine et de lécithine feront tous les trois augmenter les niveaux de choline dans le sang, nous les examinerons ensemble.

## La nourriture des nerfs

On trouve de la choline dans le lait maternel, ce qui tend à prouver qu'elle est indispensable à la santé. Sans choline, les nourrissons développeraient de graves anomalies neurales. En effet, ce nutriment intervient dans la production de la myéline, la gaine protectrice qui entoure les nerfs et les cellules du cerveau. En traitant des adultes, j'ai pu constater que des doses de 9 à 18 g par jour réduisaient les tremblements, les mouvements involontaires et les problèmes d'élocution liés à la dyskinésie tardive, une affection induite par la prise de médicaments antischizophréniques. La choline et la phosphatidylcholine semblent également atténuer les spasmes et les mouvements involontaires caractéristiques de la maladie de Huntington et du syndrome de Tourette.

***Maladie d'Alzheimer.*** Les études scientifiques ne s'accordent pas sur l'impact de ce nutriment sur cette maladie voleuse de mémoire. Il apparaît toutefois que des suppléments de choline stimulent davantage la mémoire des gens affligés de cette maladie que ceux qui ne le sont pas. Une étude a montré que 10 g de choline chlorure par jour avaient un remarquable pouvoir stimulant sur la mémoire à court terme d'adultes par ailleurs en bonne santé.

***Cardiopathies.*** Le trio choline/phosphatidylcholine/lécithine combat les maladies du cœur de plusieurs façons différentes, mais néanmoins complémentaires. Une étude sur ces mécanismes montre en quoi les régimes pauvres en lipides ont parfois des effets contraires à ceux qui sont recherchés pour la bonne santé cardiaque. Par exemple, même si la prise de phosphatidylcholine n'entraîne qu'une réduction modeste du cholestérol total, elle améliore le ratio entre le bon et le mauvais cholestérol. Le ratio est établi par la quantité de « bon » cholestérol HDL par rapport au cholestérol total. Dans presque tous les cas, lorsqu'un de mes patients cessait de prendre de la lécithine ou des suppléments de phosphatidylcholine, son ratio en souffrait. Quand ce même patient reprenait des suppléments de lécithine, le ratio retrouvait des valeurs positives. Pourquoi ? La lécithine fait baisser le taux de « mauvais » cholestérol LDL tout en ne faisant que modestement augmenter le HDL. Ce HDL supplémentaire finit par réduire le LDL. La lécithine est aussi un émulsifiant qui, pour faciliter la digestion, favorise la solubilisation des gras. Il contribue à maintenir le cholestérol et les triglycérides fluides, donc moins susceptibles de s'accumuler sur les parois artérielles. La phosphatidylcholine maintient les niveaux sanguins de carnitine, un des nutriments essentiels au cœur.

La choline a aussi son rôle à jouer dans la réduction de la tension artérielle en favorisant la décontraction des vaisseaux sanguins, ce qui facilite la circulation sanguine.

***Troubles hépatiques.*** Un apport insuffisant en choline entrave la capacité du foie à métaboliser les acides gras. Il s'ensuit une prise de poids, une autre conséquence paradoxale des régimes sans œufs et sans lipides. Dans le pire des cas, une carence entraîne une maladie hépatique, et parfois même un cancer du foie. Si la difficulté à assimiler les acides gras n'est pas surmontée, le cholestérol et les triglycérides s'accumulent dans le foie et cela peut conduire à une dégénérescence hépatique graisseuse qui, lorsqu'elle n'est pas traitée, est fatale.

Heureusement, les suppléments de choline font disparaître ces accumulations de gras et le foie réussit sans peine à surmonter la maladie. Une étude a montré qu'après une prise de 1 et 4 g de choline chlorure par jour pendant six semaines, les sujets souffrant de dégénérescence hépatique graisseuse ne présentaient plus, au scanner, de traces de cette affection.

***Troubles liés à l'œstrogène.*** La lécithine intervient dans un grand nombre de maladies féminines. Elle accroît l'efficacité des thérapies aux nutriments contre les fibromes utérins, les mastites sclérokystiques, l'endométriose et les cancers du sein et de l'endomètre. Le Dr Carlton Frederick m'a appris que la choline, avec l'inositol et la méthionine, devrait systématiquement faire partie du traitement contre ces affections. Ces trois nutriments sont les mieux désignés pour permettre au foie de transformer l'œstradiol – la plus active des trois hormones œstrogènes dans l'organisme, mais aussi la plus potentiellement cancérigène – en œstriol, une hormone plus sûre.

## Suggestions de supplémentation

Les œufs sont notre meilleure source alimentaire de phosphatidylcholine. Les abats, les feuilles de pissenlits, les noix, les graines et les fèves de soja sont d'autres bonnes sources de choline. Pour s'attaquer à un problème de santé, il est recommandé de prendre des suppléments. Pour ma part, je préfère la lécithine en granules. Dans les plats cuisinés, ces granules ajoutent une note tout à fait intéressante et dans les salades, elles sont du plus bel effet. Certaines personnes leur reprochent de devenir rances et de laisser un arrière-goût dans la bouche après avoir perdu leur bénéfice nutritionnel, mais c'est précisément pour cette raison que je les recommande. Comme toute chose, les suppléments s'oxydent et si on les avale sous forme de capsules, on a du mal à s'en rendre compte. Vos papilles gustatives vous indiqueront tout de suite si les granules sont périmés.

Les suppléments de phosphatidylcholine sont une autre bonne source de choline ; ils sont bien tolérés et les patients répondent bien à des doses aussi élevées que 35 g par jour. La lécithine concentrée se présente sous forme d'un épais liquide. Elle contient en général 55 % de phosphatidylcholine et libère lentement de la choline. Pour la formule concentrée, la dose préventive est de 1/4 de cuillère à thé par jour. En cas de problèmes neurologiques ou pour stimuler la mémoire, vous prendrez 1 à 4 cuillères à thé par jour.

La choline chlorure et la choline bitartrate sont aussi des formes acceptables, mais aux doses requises, il reste parfois une odeur de poisson désagréable, mais néanmoins inoffensive.

Une petite précaution : accompagnez systématiquement les doses élevées de lécithine ou de choline de vitamine C et de calcium. La vitamine C vous protégera des nitrosamines que peut générer le métabolisme de la choline, et le calcium est nécessaire à la capture du phosphore contenu dans la lécithine.

## Inositol : Un somnifère naturel

L'INOSITOL est l'un des premiers nutriments que j'ai utilisé pour remplacer un médicament pharmaceutique. Le Dr Carl Pfeiffer m'a fait découvrir les vertus relaxantes de cette vitamine du complexe B qui soulage les tensions nerveuses et induit un sommeil plus profond. J'ai soigné quelque dix mille patients à l'inositol et c'est un parfait exemple de la formidable capacité de certains vita-nutriments naturels de se substituer à toute une catégorie de médicaments potentiellement dangereux : les somnifères et les tranquillisants.

Mais avant de rêver à un monde sans médicaments, il convient d'en connaître davantage sur ces alternatives naturelles. Comme les effets, somme toute évidents, de l'inositol n'ont jamais été mis à l'épreuve d'une expérimentation scientifique officielle, seuls quelques médecins qui en connaissaient les vertus ont été en mesure d'en parler.

Les chercheurs commencent toutefois à se pencher sur les effets apaisants de l'inositol, mais de nombreuses études s'intéressent à des doses beaucoup plus élevées que celles que j'ai l'habitude de prescrire à mes patients souffrant de dépression grave, d'anxiété ou de troubles obsessionnels compulsifs.

### Le cerveau et plus encore

***La dépression.*** Les niveaux d'inositol sont souvent plus bas que la moyenne chez les patients hospitalisés pour une dépression. Le lithium – un des médicaments les plus souvent prescrits contre le trouble maniaco-dépressif – ne fait qu'aggraver cette carence puisqu'il a tendance à faire baisser la concentration d'inositol dans le cerveau. En réapprovisionnant l'organisme en nutriment naturel, l'humeur ne peut que mieux se porter. Deux études ont montré que des doses de 6 à 12 g par jour pendant quatre semaines soulageaient considérablement plusieurs symptômes de la dépression.

***Anxiété.*** Pour soulager l'anxiété profonde et les troubles phobiques, l'inositol se compare avantageusement à de nombreux psychotropes. L'inositol devrait faire partie du traitement de routine pour un patient qui éprouve des sensations de terreurs paralysantes dont les symptômes évoquent parfois la crise cardiaque. Ceux qui souffrent d'anxiété légère ou d'agoraphobie – la peur de la foule – répondent très bien au traitement. Les chercheurs ont noté quelques différences entre l'inositol – à doses de 6 à 12 g par jour – et les psychotropes : l'une d'entre elles était l'absence d'effets secondaires avec le nutriment. Contre les troubles obsessionnels compulsifs, une dose de 18 g d'inositol par jour s'est avérée efficace et parfaitement tolérée.

***Maladie d'Alzheimer.*** Nous avons observé un groupe de patients atteints de la maladie d'Alzheimer qui prenaient 6 g d'inositol par jour et avons constaté une amélioration du langage et de l'orientation. Une étude à long terme devrait arriver à prouver la valeur de ce nutriment.

***Neuropathie diabétique.*** Pour d'autres problèmes de santé, l'usage de l'inositol est mieux documenté. On sait par exemple que l'inositol s'échappe plus facilement des cellules nerveuses des diabétiques. Les chercheurs sont d'avis que cette perte est au moins en partie responsable de la neuropathie diabétique, cette douloureuse atteinte des nerfs des bras et des jambes qui survient après des années de mauvais contrôle de la glycémie. L'inositol fait systématiquement partie du traitement que je propose à mes patients diabétiques. Une étude conduite auprès de gens souffrant de neuropathie montre en effet qu'une dose quotidienne de 1 g d'inositol soulage la douleur et améliore les fonctions nerveuses. Il est important d'y ajouter de la vitamine C, car elle peut parer la perte d'inositol.

***Obésité.*** L'inositol, la choline et la méthionine sont toutes trois impliquées dans le métabolisme des graisses par le foie, ce qui leur vaut le surnom scientifique de nutriments « lipotropiques », ou, si l'on veut, qui brûlent les graisses. Pour un grand nombre de gens souffrant de surpondération et dont un métabolisme lent est l'obstacle majeur à la perte de poids, une bonne supplémentation de ce trio lipotropique encouragera l'organisme à brûler ses excès de gras. Notez également que ces trois nutriments diminuent les effets pervers de l'œstrogène, comme il en a été question plus haut.

***Santé infantile.*** Le lait maternel est l'une des plus importantes sources naturelles d'inositol. Lisez bien la liste des ingrédients sur la notice si vous n'allaitez pas votre nourrisson, car le lait maternisé donné au biberon devrait toujours en contenir.

Les nouveau-nés ne sauraient se passer d'inositol pour une croissance saine. Chez les prématurés, elle augmente les chances de survie et prévient la perte de vision liée à la rétinopathie et la détresse respiratoire.

## Suggestions de supplémentation

Quand le menu comprend beaucoup de produits frais, de grains entiers, de viande et des produits laitiers, nous avons de bonnes chances de tirer 1 g d'inositol par jour de la nourriture. Par contre, une partie substantielle du nutriment se trouve sous forme de fibre et n'est donc pas très bien absorbée. Il est donc recommandé de prendre des suppléments au quotidien. De 500 à 1 500 mg avant d'aller se coucher vous assureront un sommeil sans insomnie. En cas d'anxiété, je suggère des doses de 1 à 2 mg par jour. La dépression clinique et les troubles paniques ou obsessionnels compulsifs nécessitent des doses plus élevées, de 6 à 18 g par jour, comme le suggère l'étude évoquée plus haut. Notez que l'inositol est un isomère chimique du glucose (sa structure moléculaire diffère légèrement) ; par conséquent, ces doses élevées pourraient ralentir, voire empêcher une perte de poids.

## Panthétine / Acide Pantothénique : mieux qu'un anticholestérol

LES GLANDES SURRÉNALES ont besoin d'acide pantothénique dans la formation de certaines hormones anti-inflammatoires. En appliquant ce principe de base en nutrition, j'ai découvert très rapidement qu'un nutriment pouvait fort bien se substituer à un médicament. L'acide pantothénique est un puissant traitement naturel pour des affections aussi diverses que l'arthrite, les colites, les allergies et les cardiopathies.

Si ce nutriment du complexe B est si essentiel aux hormones surrénales, une bonne supplémentation d'acide pantothénique doit certainement permettre au cortex surrénal de sécréter plus de glucocorticoïde, une de ses principales hormones, et peut-être même en quantité suffisante pour soulager les symptômes de l'arthrite, de la colite ou d'autres maladies inflammatoires. Contre ces affections, on a l'habitude de prescrire de la prednisone, un médicament dont la rétention d'eau, la congestion, la prise de poids, l'ostéoporose, le diabète et l'affaiblissement du système immunitaire ne sont que quelques-uns des effets secondaires indésirables notoires. J'ai bon espoir d'arriver à convaincre tous ceux qui ont recours à la prednisone de réduire leurs doses pour éventuellement les remplacer par ce précieux nutriment.

Au fil de ma pratique, l'impact de l'acide pantothénique a dépassé de loin mes attentes ainsi que celles de mes patients. Non seulement ces derniers ont pu réduire leurs doses de prednisone, mais ils ont souvent réussi à s'affranchir des médicaments anti-inflammatoires. Par ailleurs, et c'est un des effets secondaires surprenants de l'acide pantothénique, il réduit l'hypercholestérolémie !

### La naissance d'un supplément

Nous avons fini par comprendre ce qui se cachait derrière les succès remportés par l'acide pantothénique. Dans l'organisme, il forme une substance qu'on appelle la pantéthine, qui à son tour se transforme en une enzyme très importante, la « coenzyme A ». Celle-ci est l'une des quelques substances directement impliquées dans le métabolisme des trois principaux composés nutritionnels : les protéines, les lipides et les glucides. Elle est également la base de notre production d'hémoglobine, de bile, de stéroïdes sexuels, de stéroïdes du cortex surrénal, de cholestérol et de certaines molécules chimiques du cerveau. Une supplémentation d'acide pantothénique ne fabriquera pas de coenzyme A, mais la pantéthine, elle, en générera au moins deux fois plus.

Pour la réduction du cholestérol, la pantéthine est plus efficace que tout autre médicament, sans les effets secondaires indésirables. Des dizaines d'études conduites en France et au Japon confirment son efficacité et son innocuité. Ces milliers de gens qui en prennent sont là pour le prouver. Elle est cependant le vita-nutriment le plus sous-estimé de tous ceux dont je vous entretiens dans cet ouvrage.

## Pantéthine : haute performance

Les effets de la pantéthine sont spectaculaires. J'y recours avec l'acide pantothénique et ce sont les deux nutriments que je recommande le plus souvent dans ma pratique. La coenzyme A étant en grande partie responsable de l'action thérapeutique de ce traitement couplé, la pantéthine est sans doute la plus importante des deux. L'acide pantothénique joue néanmoins un rôle essentiel dans certaines affections. Essayons de voir comment elles agissent séparément.

***Maladies auto-immunes.*** Tous ceux qui souffrent d'allergies, d'asthme, de lupus ou de psoriasis et qui prennent des médicaments comme de la prednisone ou un stéroïde pour soulager leurs symptômes gagneraient à recourir à la pantéthine. Votre médecin commencera sans doute par réduire la posologie, et peut-être arriverez-vous à vous débarrasser complètement de ces médicaments – c'est ce qui arrive très souvent avec mes patients. Plus la dose est petite, moins vous souffrirez des effets secondaires pernicieux de ces médicaments.

Vos glandes surrénales généreront plus de cortisone et la pantéthine contribuera à accroître la quantité d'acides gras oméga-3 dans le corps (EPA, DHA et les autres graisses essentielles). Ces acides gras oméga-3 sont un puissant stimulant du processus anti-inflammatoire. Pour couronner le tout, ses effets secondaires sont bénéfiques puisque la pantéthine réduit le risque de maladies cardiaques et artérielles.

***Maladies cardio-vasculaires.*** L'élévation des triglycérides et de la lipoprotéine de basse densité, ces deux dangereux composés lipidiques du sang, s'arrête net lorsque la pantéthine se met de la partie. Un article confirme les résultats que nous avons obtenus avec 900 mg de pantéthine par jour : une baisse de 32 % des niveaux de triglycérides, de 19 % du taux total de cholestérol et de 21 % de la lipoprotéine de basse densité (LDL). Parallèlement, le « bon » cholestérol, la lipoprotéine de haute densité (HDL), s'élevait de 23 %.

Ces résultats sont très bien documentés dans la littérature médicale. Tous font état d'une nette amélioration des taux de lipoprotéine dans le sang chez ceux qui prennent des suppléments de pantéthine, même quand les niveaux anormaux sont associés à d'autres maladies. Toutes les études montrent des réductions, et pas une ne relève d'effets secondaires indésirables. Songez à tous ces médicaments anti-cholestérol dont on connaît maintenant les effets néfastes sur l'espérance de vie. Chez les patients traités par la statine, cet anti-cholestérol controversé, on a constaté une baisse des niveaux de coenzyme $Q_{10}$, ce nutriment vital pour le cœur. Quant aux autres médicaments, ils sont associés à des taux de mortalité pour causes non cardiaques plus élevés chez les patients qui en prennent que dans le groupe contrôle. À tous égards, la pantéthine est plus performante que ces deux alternatives pharmaceutiques.

Curieusement, l'efficacité de la pantéthine contre le cholestérol semble avoir rendu mes patients incrédules quand je leur annonce qu'ils peuvent manger du bifteck, des œufs et du beurre, à condition de ne pas toucher aux glucides et de prendre la pantéthine et les autres nutriments qui font partie de leur traitement. Mais j'ai plus de vingt mille cas à mon actif dont le profil lipidique s'est considérablement amélioré, surtout avec le LDL et les triglycérides. Sachez que les résultats sont positifs dans 90 % des cas.

La pantéthine a plus d'un tour dans son sac pour protéger le cœur et les artères. Elle encourage la production d'enzymes qui favorisent le métabolisme des graisses dans le sang et stimule l'action de la vitamine E contre l'accumulation de cholestérol. La pantéthine est l'un des rares nutriments qui élèvent les niveaux d'acides gras oméga-3 anti-caillots et réduisent les graisses nuisibles dans les membranes cellulaires. En générant plus de coenzyme A, elle active les différents métabolismes dans le muscle du cœur, renforce ses contractions et ralentit le rythme des pulsations cardiaques. Elle peut dans certains cas améliorer une certaine forme de cardiomyopathie dilatée et soulager l'angine de poitrine. En résumé, la pantéthine est un véritable ami du cœur et nul patient souffrant de problèmes cardiaques ne saurait s'en passer.

***Colites et maladie de Crohn.*** Une concentration moyenne d'acide pantothénique dans le sang n'élèvera pas la coenzyme A en quantité suffisante dans le corps pour soulager les souffrances éprouvées par les gens affectés de colites ou de la maladie de Crohn, deux pathologies inflammatoires touchant le gros intestin. Une étude auprès de patients souffrant de colites a montré qu'avec une concentration « normale » de ce nutriment, l'enzyme n'arrivait pas à se fixer là où il le fallait, c'est-à-dire sur les membranes muqueuses qui tapissent le côlon.

Le problème a pu être surmonté avec de la pantéthine. Une dose de 900 mg par jour, combinée avec autant d'acide pantothénique a considérablement amélioré l'état de presque tous mes patients atteints de colites ou de la maladie de Crohn – après une semaine seulement, ce que je n'avais jamais eu l'occasion d'observer auparavant. En favorisant la croissance des bactéries probiotiques dans l'intestin, la pantéthine arrive à contrôler les infections à levures dont souffrent la majorité de mes patients affligés de colites.

***Sensibilité aux levures et aux produits chimiques.*** Les candidoses affectent un grand nombre de personnes, y compris celles qui ne souffrent pas de colites. La pantéthine, un détoxifiant naturel, aide l'organisme à se débarrasser des levures et autres substances toxiques, tel le formaldéhyde. Elle épaule le foie dans le métabolisme des sous-produits chimiques comme l'acétaldéhyde. La consommation d'alcool et les infections à levures génèrent ce genre de toxine responsable du « brouillard dans le cerveau » associé aux candidoses. Certaines études montrent que la pantéthine agirait également contre le désir de boire de l'alcool.

Tous les enfants allaités reçoivent leurs premières doses de pantéthine par le lait maternel. Lorsque le nutriment arrive dans les intestins, il stimule la formation des bifidobactéries, des *Lactobacillus bulgaricus*, et d'autres flores bactériennes essentielles. En maintenant un bon équilibre intestinal avec ces bactéries probiotiques, nous sommes moins susceptibles de succomber aux attaques microbiennes. Les antibiotiques menacent cet équilibre parce qu'ils détruisent sans discrimination les bonnes et les mauvaises bactéries. Ces médicaments sont un mal nécessaire pour lutter contre certaines pathologies, mais une étude récente a montré que la pantéthine réduisait considérablement les risques associés à ces traitements.

## Acide pantothénique : nous en avons besoin

N'allez surtout pas croire que l'acide pantothénique se contente de jouer un rôle de second violon dans ce duo de virtuoses. Ce cousin de la pantéthine est un véritable soutien thérapeutique, notamment pour les problèmes dermatologiques. Des doses particulièrement élevées (jusqu'à 10 g par jour) soulagent l'acné, mais il faut parfois attendre plus de six mois avant que ces mégadoses portent leurs fruits. Lorsque le teint commence à s'éclaircir, la dose de soutien peut baisser jusqu'à aussi peu que 1 à 5 mg par jour. En plus de faire disparaître les boutons, une crème contenant 20 % d'un concentré d'acide pantothénique favorisera la réduction des pores dilatés et adoucira la peau du visage. Ce nutriment du complexe B semble avoir des effets bénéfiques sur la santé de la peau en général. Une étude a montré que 900 mg d'acide pantothénique par jour facilitaient la cicatrisation des plaies et la récupération après une intervention chirurgicale.

***La goutte.*** Cela fait des années qu'on a recours au calcium pantothénate contre la goutte. Dans presque tous les cas, 200 mg de calcium pantothénate quatre fois par jour ont réussi à réduire l'excès d'acide urique responsable des douleurs à la jambe, inhérentes à cette affection.

***Inflammation.*** Des suppléments d'acide pantothénique soulagent les symptômes de ce qu'il est convenu d'appeler le « syndrome des pieds brûlants », ainsi que les sensations de brûlure provoquées par un ulcère. L'acide pantothénique devrait s'ajouter à la liste des alternatives naturelles au soulagement des douleurs d'arthrite. Les médicaments anti-inflammatoires non stéroïdiens présentent un risque réel de formation d'ulcères.

***Obésité.*** Pour perdre du poids, mon régime pauvre en glucides est si efficace que je n'ai pas vraiment approfondi les résultats de ces études relativement récentes montrant que des doses importantes d'acide pantothénique (10 g par jour répartis en plusieurs prises) ont des effets notables en termes de perte de poids. Comme la production de coenzyme A chute quand on suit un régime, ceci m'apparaît tout à fait vraisemblable. Une telle chose ne doit pas se produire, parce que la coenzyme A, si elle se trouve en quantité suffisante dans l'organisme, réduit l'appétit, brûle les acides gras à chaîne longue et rétablit l'énergie.

Je ne puis certes cautionner l'usage systématique des médicaments quand il faut perdre du poids – ou encore soulager les douleurs causées par l'inflammation ou un ulcère, ou contrôler le cholestérol. Pour se maintenir en bonne santé, je recommande une prise quotidienne de 100 à 200 mg d'acide pantothénique ou de pantéthine. Pour stabiliser le cholestérol et les triglycérides ou pour traiter une inflammation, des allergies ou une affection auto-immune, vous aurez besoin de 600 à 900 mg par jour de pantéthine et d'acide pantothénique.

## Paba (Acide para-aminobenzoïque) : Tonique, combat la raideur

QUE VOUS SOUFFRIEZ DE SYMPTÔMES de ménopause ou d'une maladie beaucoup plus grave comme la sclérodermie, le PABA pourrait s'avérer d'un grand secours. Sans le savoir, les amateurs de soleil absorbent ce nutriment tous les étés. En effet, parce que le PABA absorbe les rayons ultraviolets et protège des radiations solaires, il entre dans la composition de plusieurs crèmes solaires. Peu de gens savent qu'un supplément de 1 à 2 g par voie orale avant d'aller au soleil protège la peau de manière aussi efficace qu'un écran solaire. En prime, vous vous sentirez sans doute moins fatigué. Ce nutriment fait partie de ceux que je recommande pour lutter contre la fatigue, bien que son efficacité varie d'une personne à l'autre.

L'acide para-aminobenzoïque (le nom scientifique du PABA) ne fait pas officiellement partie du complexe B, mais on l'accepte dans cette famille vitaminique parce qu'il stimule la synthèse de l'acide folique dans les intestins. Cela explique sans doute en partie l'efficacité du PABA contre les bouffées de chaleur, l'irritabilité et d'autres malaises associés à la ménopause. N'oubliez pas que l'acide folique est fondamental dans le maintien d'un bon équilibre hormonal chez la femme.

## Peaux à problèmes

Lorsqu'il est utilisé comme médicament, le PABA est l'un des quelques nutriments capables d'entraver le cours de deux maladies par ailleurs extrêmement difficiles à traiter, ainsi que d'autres affections touchant l'épiderme, autrement plus graves qu'un simple coup de soleil.

***La sclérodermie.*** Cette maladie du système immunitaire se caractérise par une atteinte de la peau et des tissus sous-cutanés. La peau devient plus dure et sclérotique et, quand les vaisseaux sont obstrués, la circulation du sang vers les organes internes ne se fait plus. À plus ou moins long terme, cette maladie est fatale. Le PABA semble ouvrir de nouvelles voies thérapeutiques. Une étude a montré que 76,6 % des sujets traités au PABA avaient vécu plus de dix ans après le diagnostic, c'est-à-dire à peu près le double de l'espérance de vie normale pour ce genre de pathologie. Presque tous les patients souffrant de cette maladie et qui prennent du PABA profiteront au moins d'un soulagement de leurs symptômes et verront leur peau s'adoucir.

***La maladie de La Peyronie.*** Les urologues gagneraient à se renseigner sur la médecine nutritionnelle avant de prescrire du Potaba, la version pharmaceutique du PABA, pour traiter cette affection caractérisée par le développement d'une plaque fibreuse à l'intérieur du pénis. Cette maladie est gênante, mais rarement grave, si ce n'est qu'en raison du durcissement de la peau, les tissus perdent une partie de leur élasticité. La verge ne peut se détendre suffisamment et finit par prendre une étrange courbure, parfois douloureuse, au moment de l'érection. À fortes doses, le PABA est la meilleure alternative à la chirurgie.

***Problèmes d'articulation.*** Contre les contractures post-traumatiques et la maladie de Dupuytren, deux affections causées par le développement de tissus fibreux, cela vaut certainement le coup de tenter une thérapie au PABA. Dans le cas des contractures, des tissus cicatriciels se forment et durcissent à l'endroit d'un traumatisme et limitent les mouvements de l'articulation. Pour ce qui est de la maladie de Dupuytren, un tendon (généralement le quatrième fléchisseur) se raidit dans la paume de la main et l'extension du doigt affecté devient difficile. Au cours de ma pratique, j'ai pu noter l'efficacité du PABA pour soulager grand nombre de problèmes des tissus connectifs, y compris l'arthrite.

***Décoloration de la peau.*** Il y a plus de cinquante ans, on traitait le vitiligo avec du PABA. Cette maladie auto-immune entraîne une dépigmentation de la peau qui se manifeste par l'apparition de taches claires sur le visage, les pieds, les mains, les articulations ou encore les parties génitales. Même à petites doses, le PABA semble avoir un effet bénéfique, et les progrès sont notables après six mois de supplémentation régulière.

***Autres affections.*** Sans doute parce qu'il agit sur l'inflammation, le PABA peut avoir des effets positifs sur d'autres troubles auto-immuns, y compris les thyroïdites. Des recherches récentes suggèrent qu'il pourrait être efficace dans le traitement d'intoxications chimiques et d'altérations oxydatives dues à une exposition à l'ozone. Pour ceux qui sont allergiques au gluten et à ses protéines associées, que l'on retrouve dans l'avoine, le blé, l'orge et le seigle, les suppléments de PABA peuvent soulager les douleurs intestinales et d'autres symptômes inflammatoires, caractéristiques de cette intolérance.

On attribue au PABA le pouvoir de rétablir la couleur des cheveux grisonnants. Je n'ai jamais eu le bonheur de le constater chez mes patients et il ne semble pas y avoir d'articles scientifiques sur le sujet.

### Suggestions de supplémentation

À moins d'être atteint d'un problème particulier qui réponde au PABA ou si vous vous préparez à passer beaucoup de temps au soleil, vous n'avez pas besoin d'une supplémentation quotidienne. La nourriture nous donne à peu près tout ce dont nous avons besoin, avec l'aide des bactéries probiotiques qui se trouvent dans nos intestins, là où le nutriment est créé.

Pour ceux qui souffrent de vitiligo, 400 mg par jour suffisent. Les affections plus sérieuses exigent des doses plus élevées sous la supervision d'un médecin. Par exemple, dans le cas de la maladie de la Peyronie, il en faut de 6 à 12 g par jour, parfois jusqu'à 20 g (avec le Potoba, sur ordonnance seulement, la meilleure façon d'obtenir des doses aussi élevées). Mais 1 g réparti en plusieurs doses au cours de la journée peut s'avérer très efficace dans le traitement des intolérances au gluten. Votre estomac ne supportera pas des doses élevées de PABA sous la forme disponible sans ordonnance. En dehors de petits malaises intestinaux, ce nutriment n'a aucun effet secondaire indésirable à des doses inférieures à 15 g par jour. Les problèmes de foie signalés au cours d'une étude sur des doses très élevées sont assez rares. Je ne les ai jamais rencontrés au cours de ma pratique.

Certaines personnes ont une réaction allergique au PABA en application cutanée. Si c'est votre cas, n'allez pas croire que vous ne pouvez pas en prendre par voie orale. Les suppléments ne devraient pas causer de problèmes.

## Biotine : l'aide au diabète

COMME LA VITAMINE $B_2$, la biotine est un bon second, et les bons seconds sont trop souvent laissés pour compte au profit d'une mode passagère. La biotine a pourtant tout ce qu'il faut pour être une vedette du complexe B, pour peu que les chercheurs se donnent la peine d'en exploiter le filon. À doses cent fois supérieures à celles qu'on a l'habitude de donner, elle peut inverser les effets pervers du diabète.

La capsule de B complexe contient en général aussi peu que 100 ou 200 $\mu$g de biotine. Pourquoi ? D'une part parce que ce nutriment est assez coûteux. D'autre part, les carences en biotine sont assez rares étant donné que l'organisme fabrique ses propres réserves grâce aux bactéries probiotiques de l'intestin. Quand il y a carence, c'est, le plus souvent, chez les tout-petits, parce que le tube digestif des nouveau-nés ne possède pas toujours suffisamment de bactéries probiotiques. Les personnes trop longtemps alimentées par voie intraveineuse ou celles qui prennent des antibiotiques pendant une période prolongée risquent de manquer de biotine. C'est vrai aussi de tous ceux qui boivent de l'alcool de façon régulière ou qui prennent des anticonvulsifs.

## Restauration des nerfs

Une dose standard de biotine maintient la santé de la peau et des cheveux, mais, multipliée par cent, elle peut avoir des effets thérapeutiques remarquables. De nouvelles études pourraient confirmer les résultats obtenus auprès de gens souffrant de diabètes de type 1 et 2. Des expériences conduites en laboratoire ont montré qu'avec des doses supérieures à 15 mg par jour, la biotine pouvait contrôler les taux de sucre dans le sang en stimulant l'efficacité des enzymes impliquées dans la transformation du glucose.

Dans une autre étude, des mégadoses ont réussi à arrêter, et même à inverser, une neuropathie diabétique, cette atteinte des nerfs périphériques causée par l'élévation des niveaux de sucre. Les sujets ont d'abord reçu 10 mg de biotine par injection intramusculaire, trois fois par semaine pendant six semaines, puis 5 mg par jour par voie orale. Après quatre à huit semaines, les symptômes de neuropathie avaient considérablement diminué. Les crampes musculaires dans les jambes étaient moins pénibles et les symptômes associés au « syndrome des jambes sans repos », ces douleurs insoutenables éprouvées dans les membres que seul le mouvement arrive à soulager, avaient tout simplement disparu. Après une année de thérapie à la biotine, tous les patients arrivaient à parcourir trois cents mètres sans aide, un exploit considérable pour une personne affligée de neuropathie, et tous étaient beaucoup plus mobiles qu'au début du traitement. Notons également que ces doses massives n'avaient entraîné aucun effet secondaire indésirable.

Mais le succès de cette thérapie expérimentale, quoique très encourageant, soulève plus de questions qu'il ne propose de réponses. La biotine peut-elle, par exemple, agir sur des troubles liés au diabète comme l'obésité ou l'hypoglycémie ? Peut-elle accroître l'effet du chrome ou du zinc ? Pour répondre à quelques-unes de ces questions, j'ai commencé à prescrire de fortes doses de biotine à certains de mes patients atteints de diabète, entre 5 et 15 mg par jour, et tous se portent beaucoup mieux. Il est toutefois difficile de déterminer le rôle exact de la biotine puisque leur traitement comprend d'autres nutriments.

***Problèmes de peau.*** Administrée avec suppléments de bactéries probiotiques, la biotine se révèle très efficace dans le traitement des croûtes de lait chez les nourrissons et de la dermatite séborrhéïque. Pour les adultes, il convient d'avoir une approche plus systématique et d'inclure les autres vitamines du complexe B, ainsi que des acides gras essentiels et des minéraux comme le zinc. À fortes doses, la biotine peut au moins partiellement réparer des ongles fragiles et cassants. Une étude a montré qu'une dose quotidienne de 2,5 mg pouvait faire toute la différence.

***Problèmes de cheveux.*** La biotine optimise l'exploitation des acides gras par l'organisme et rend le cuir chevelu moins gras. C'est dire l'influence qu'elle peut avoir sur la texture et l'apparence des cheveux. Bien qu'aucun article ne vienne étayer la thèse de son influence sur la pousse des cheveux, je la prescris régulièrement à mes patients, à des doses équivalentes à celles que je recommande aux diabétiques. Des suppléments peuvent certainement arrêter la chute des cheveux causée par une carence en biotine, mais pour ce qui est de la calvitie liée à un problème hormonal chez l'homme, c'est une autre histoire. À en juger par les résultats obtenus avec des suppléments de biotine, mes patients chauves n'ont pas de quoi se plaindre.

### Suggestions de supplémentation

Une supplémentation quotidienne de biotine n'est pas nécessaire. Si vous manquez de biotine, assurez-vous de manger de bonnes portions d'aliments qui en contiennent, comme du fromage, de la viande, des noix, du jaune d'œuf, des graines de soja, de la gelée royale et de la levure de bière. Prenez aussi un supplément de bifidobactéries. Si vous souffrez de diabète, ou si vous êtes curieux de savoir si elle peut au moins ralentir la perte des cheveux, vous compléterez votre programme vita-nutriments avec une dose totale de 5 à 15 mg de biotine par jour, répartie en plusieurs prises à prendre durant les repas.

## Vitamine C : le nutriment à tout faire

LA VITAMINE C est si fondamentale pour notre santé que je ne saurais trouver une affection qu'elle ne soulage d'une manière ou d'une autre. En préparant cette partie du livre, je me suis posé cette question : « Quelle utilité de la vitamine C vois-je régulièrement dans mes consultations ? » Presque tous les troubles qui me sont venus à l'esprit, qu'il s'agisse de rhumes, cancer, hypertension ou asthme sont minimisés par la vitamine C.

En conséquence, vous remarquerez l'aspect encyclopédique de cette section. J'espère qu'à la lecture des faits exposés qu'attestent une pléthore de travaux scientifiques, chacun absorbera quotidiennement une dose correcte de ce nutriment.

Et nous touchons là au cœur du problème : quelle est la dose correcte ? Voici une indication : ce n'est pas la DQR (dose quotidienne recommandée), ni le double, ni même le quadruple. La DQR a été fixée il y a longtemps à 60 mg, mais les connaissances scientifiques ont nettement progressé depuis. Depuis, il a été maintes fois démontré que nous avons besoin de 1 g (soit dix-sept fois la DQR) pour prévenir les maladies, et bien davantage pour les traiter.

Du jour où les pionniers de la nutrition ont découvert que l'acide ascorbique guérissait le scorbut, ce saignement des gencives remarqué pour la première fois par nos ancêtres explorateurs des mers, ils ont rapidement fixé la dose quotidienne aux quelques milligrammes nécessaires pour empêcher ses symptômes de reparaître. Cette dose minimum choisie comme base de départ, les théoriciens de la nutrition se sont accordés à penser que 300 mg était probablement la fourchette haute de la posologie pour une expérimentation sans risques. Leurs conclusions se fondaient peut-être sur l'hypothèse qu'il devait y avoir une dose toxique par rapport à ce minimum. Du coup, les dosages plus élevés ont rarement été étudiés. Cependant, cette hypothèse était fausse.

Par la suite, de nombreux expérimentateurs n'ont pas tenu compte de cette contrainte arbitraire qui, avec le temps, a pratiquement acquis force de loi grâce aux autorités médicales. Et tandis que des électrons libres de la recherche continuaient de démontrer que des doses supérieures à 1 g présentaient de nombreux bénéfices de santé, les forces politiques des comités de consensus médical continuaient de préconiser la même DQR. Cependant, ces vingt dernières années, les électrons libres en question sont devenus majoritaires dans la recherche médicale et la dose de 1 g est désormais le point de départ reconnu et « politiquement correct ». Mais la vieille garde chargée de la régulation s'entête à observer le statu quo.

Nonobstant ces débats dans l'industrie, les études actuelles indiquent des succès, les unes après les autres, et font de la vitamine C la vedette des nutriments. Une simple expérimentation de physiologie comparative (étude des autres espèces) démontre que nos véritables besoins en vitamine C sont bien plus élevés que ne le reconnaît la médecine officielle.

Les humains, comme les autres primates, les cochons d'Inde et quelques autres espèces, sont les seuls à ne pas synthétiser la vitamine C. La plupart des animaux en fabriquent environ 30 mg par kilo de masse corporelle. Pour un individu de 68 kg, par exemple, cela représenterait environ 2 g par jour. Rats, souris et lapins en fabriquent sept fois plus dans les situations de stress. Des paléontologues ont calculé que, même avant que l'évolution ne renonce au mécanisme de synthèse de l'ascorbate, les humains primitifs en consommaient entre 400 mg et 2 g par jour. Si jamais la science parvient à prouver que 2 g sont plus efficaces pour la santé que 60 mg, vous verrez la logique de l'ensemble.

Des recherches plus spécifiques, en particulier celles effectuées par le Dr Mark Levine, des National Institutes of Health, ont fourni la première mesure précise de la performance de l'ascorbate in vivo. Sa conclusion est que notre métabolisme a besoin d'au moins trois fois plus de vitamine C que la DQR préconisée.

La surconsommation est le cadet de nos soucis, même mesurée à l'aune d'une DQR passée de mode ; 25 % de la population américaine en absorbent moins de 39 mg par jour. Peu d'individus, notamment les enfants, consomment suffisamment de fruits et légumes, notre principale source alimentaire de vitamine C. Chaleur, stockage, cuisine et processus biochimiques détruisent tous une grande partie de la vitamine C que nous nous procurons. Dans l'organisme, ce qui en reste est anéanti par le stress, la cigarette et d'autres causes de dommages cellulaires comme l'exposition à la pollution. Des médicaments d'usage courant, comme l'aspirine et les contraceptifs oraux, achèvent de détruire le peu de vitamine C que nous parvenons à assimiler.

Nous avons cependant une autre leçon à tirer des débuts de la recherche sur la vitamine C. Albert von Szent-Gÿorgyi, le médecin qui en fit la découverte, avait en réalité mis au jour tout un complexe nutritionnel dans les aliments contenant de l'ascorbate. À dose égale, au milligramme près, cette vitamine C « naturelle » se révélait plus efficace que la source que nous utilisons de nos jours, et qu'il faut pourtant créditer des impressionnants exploits thérapeutiques que je vais vous exposer sous peu.

Le succès de l'action du complexe C, notamment contre le scorbut, peut être attribué au fait que les sources naturelles contiennent des composants synergiques comme la rutine et d'autres bioflavonoïdes, une enzyme à cuivre (la tyrosinase) et d'autres facteurs. Aucune de ces substances n'est présente dans la vitamine C standard synthétisée depuis 1934. Si un complexe C était disponible à un coût raisonnable, la dose quotidienne pourrait être considérablement réduite.

## Action tous azimuts

L'ascorbate est l'un des principaux nutriments antioxydants, qui détruit les molécules des radicaux libres et les envahisseurs microbiens, tout en prolongeant la vie des autres antioxydants, dont la vitamine E et le glutathion. Bien que cette substance agisse dans d'autres domaines, résumons ainsi pour simplifier : les consommateurs de vitamine C vivent plus longtemps que ceux qui en prennent moins. Voici à présent ses différents domaines d'action :

***Infections.*** Tout le monde sait que la vitamine C terrasse rhumes et autres infections. Bien qu'elle tue effectivement les bactéries et contribue à neutraliser leurs toxines, la vitamine C est efficace parce qu'elle renforce nos défenses naturelles. Presque toutes les cellules du système immunitaire reçoivent un apport nutritionnel, mais les plus grands bénéficiaires sont l'interféron, les anticorps et les lymphocytes, qui perdent de la vitamine C durant la maladie. Une bonne illustration de l'action de la vitamine est le traitement nutritionnel de la furonculose récidivante, une infection disgracieuse qui provoque l'éruption de nombreux boutons. Lors d'une étude, 1 g de vitamine C a été administré à douze personnes souffrant de furonculose et présentant une défaillance fonctionnelle des neutrophiles, la principale espèce de lymphocytes. Dix des douze patients ont guéri totalement, mais ceux dont les neutrophiles fonctionnaient normalement n'ont connu aucune amélioration. Au Centre Atkins, et chez une majorité de médecins nutritionnistes du monde entier, la vitamine C est le pilier des traitements antiviraux. Son utilisation s'est répandue bien plus grâce au bouche-à-oreille qu'aux consignes de la médecine traditionnelle, qui renonce à traiter des maladies infectieuses comme l'asthénie chronique, l'hépatite récidivante, les différentes variantes de l'herpès ou même le sida. Je ne suis qu'un médecin parmi des milliers à utiliser la vitamine C dans la lutte contre ces affections.

La réussite du traitement repose souvent sur la quantité de vitamine C que l'organisme peut supporter. La plupart des nutritionnistes s'appuient sur le système de « tolérance intestinale » développé par le Dr Robert Cathcart. Grosso modo, il s'agit d'en prendre jusqu'à ce que les intestins ne le supportent plus. Lorsque l'organisme est en excédent de vitamine C, il provoque une diarrhée temporaire. Cathcart a découvert que plus la maladie est grave, plus l'organisme tolère l'ascorbate, ce qui indique bien un besoin accru. Dans certains cas graves de mononucléose, d'hépatite ou de sida, les patients peuvent en absorber plus de 50 g dans la journée sans connaître de diarrhée.

Lorsqu'un médecin prescrit une telle quantité de vitamine C, elle est généralement administrée par voie intraveineuse. Cela épargne les intestins, tout en saturant totalement l'organisme de ce nutriment majeur.

L'administration intraveineuse à haute dose apporte un soulagement particulièrement bienvenu aux malades du sida. Grâce à ce traitement, ils développent rarement ces désagréables infections opportunistes si répandues. Les injections sont sans risque, fiables, et peut-être dotées d'un effet thérapeutique que nous ne comprenons pas encore pleinement. Bien que n'étant aucunement un traitement du sida, la vitamine C inhibe la reproduction du virus en culture in vitro et neutralise un facteur suppressif qui affaiblit encore davantage le système immunitaire. En application locale, elle contribue à traiter les lésions du Kaposi, fréquentes chez les malades du sida. Des doses de 100 g ou plus ont renforcé le système immunitaire de nombreux patients sidéens. Les doses plus faibles sont moins efficaces.

Cette même réaction immunitaire nous aide à vaincre les infections bactériennes, et c'est une chance pour nous, au premier stade d'une pneumonie ou d'une bronchite. Si le système immunitaire fonctionne parfaitement lorsqu'une infection aiguë se déclare, il peut la vaincre.

C'est la stratégie que nous devons adapter au premier signe de toute affection, qu'il s'agisse en fin de compte d'un simple rhume ou d'une infection. À leurs débuts, les deux sont sensibles à une thérapie agressive à la vitamine C, en association avec du zinc, de la vitamine A et des bioflavonoïdes.

Et nous voici revenus à la question de départ : la vitamine C soigne-t-elle le rhume ? Les partisans des médecines alternatives ne sont pas tous d'accord, mais plus de vingt études tendent à prouver que ce nutriment diminue la gravité des symptômes. L'emploi de l'ascorbate évite également les complications respiratoires comme la bronchite et la pneumonie. Les marathoniens sujets aux infections des voies respiratoires supérieures après les compétitions peuvent éviter ces épisodes avec 1 g d'ascorbate par jour.

Un simple gramme quotidien a fait diminuer de 20 % la durée d'un rhume. Des quantités allant jusqu'à 6 g ont été utilisées régulièrement ces dernières années, et les doses les plus élevées s'avèrent plus efficaces pour diminuer la gravité et la durée des symptômes.

***Asthme et allergies.*** La vitamine C combat les allergies très efficacement. Avec un supplément d'au moins 1 g par jour, elle agit comme un antihistaminique. Il faut cependant parfois attendre plusieurs semaines pour constater les bénéfices, car la concentration dans l'organisme doit d'abord atteindre un niveau suffisant.

L'asthme est le meilleur exemple. Le risque de cette inflammation des tissus pulmonaires augmente lorsque la consommation de vitamine C est basse. Au moins sept études démontrent qu'une dose quotidienne de 1 à 2 g de vitamine C améliore la fonction pulmonaire et réduit les risques de crise d'asthme. Selon des études en double aveugle, la même quantité protège les bronches et les poumons du froid, du rhume des foins et de la pollution. Enfin, chez près de la moitié d'un groupe d'enfants et de jeunes adultes, 2 g quotidiens de vitamine C ont éliminé l'asthme d'effort, cette forme d'affection bronchique provoquée par l'exercice physique intense.

## Lutter contre le cancer et les maladies cardiaques

La nouvelle génération de scientifiques teste les limites de l'action thérapeutique de la vitamine C en tentant d'utiliser son pouvoir antioxydant pour soulager les maladies cardiaques et un certain nombre de cancers. C'est une démarche logique. Objet de nombreuses recherches, la vitamine C est la première ligne de notre système de défense antioxydants contre le cancer et elle est considérée comme le nutriment anticarcinogénique connu le plus puissant.

La vitamine C a notamment gagné sa réputation en inhibant la formation de nitrosamine, une substance carcinogène. La nitrosamine se forme dans l'organisme à partir des nitrates, qui proviennent des viandes séchées et fumées, du tabac et même de sécrétions gastriques naturelles.

Les recherches laissent fortement à penser que 1 g ou plus d'ascorbate par jour réduit les risques de cancer et de lésions précancéreuses de l'estomac. Consommée en quantité optimale tout au long de la vie, la vitamine C peut prévenir le cancer du sein, du col de l'utérus et les altérations cellulaires précancéreuses appelées « lésions dysplasiques » du col utérin. Une supplémentation optimale réduit le risque de cancer du pancréas.

La recherche fournit les preuves du rôle préventif de la vitamine C contre les cancers du côlon, de la vessie, de l'endomètre et de l'œsophage. Quatre-vingt-huit études épidémiologiques ont démontré cette action protectrice.

Pourquoi les médecins nutritionnistes utilisent-ils la vitamine C pour traiter un cancer déclaré ? Pour une simple raison : nous constatons qu'elle agit bien chez nos patients. Par exemple, cent cancéreux au stade terminal ont connu une durée de survie quatre fois supérieure au pronostic en prenant 10 g par jour de ce nutriment. Après seulement cinq jours de supplémentation, ils déclaraient une amélioration de leur force physique et de leur vigilance, et leur appétit avait augmenté.

D'autres études confirment que des doses de plusieurs grammes peuvent prolonger la survie et améliorer la qualité de vie. Selon certains chercheurs, le nutriment contrôle la croissance de la tumeur en l'enveloppant de tissu cicatriciel, tout en renforçant suffisamment le collagène pour limiter la prolifération.

Si elle n'est pas un remède, la vitamine C aide l'organisme à maîtriser la maladie et à mieux supporter les effets secondaires des thérapies conventionnelles du cancer. Chirurgie, radiothérapie et chimiothérapie diminuent considérablement le taux de vitamine C dans l'organisme. Certaines recherches nouvelles témoignent que la vitamine peut optimiser l'efficacité de la chimiothérapie et qu'à 40 g par jour elle peut prévenir la chute de cheveux presque inévitable provoquée par le traitement. D'après mon expérience, elle renforce également les thérapies naturelles non toxiques que j'emploie comme première ligne de défense contre la maladie.

Bien que tout cancéreux tire bénéfice de l'ascorbate, il est certainement plus efficace pour les patients qui n'ont pas reçu de chimiothérapie. Ces médicaments attaquent non seulement la tumeur, mais aussi le système immunitaire. Cela explique les faibles bénéfices nutritionnels constatés dans certaines études, notamment une expérimentation de la Mayo Clinic qui semblait conçue tout exprès pour démontrer l'inefficacité du nutriment.

Presque tous les patients de cette étude avaient été soumis à une chimiothérapie avant de commencer une supplémentation à l'ascorbate. Leur décès a probablement été précipité par le brusque sevrage des fortes doses de vitamine C qui leur étaient administrées. Un sevrage aussi brutal provoque un « rebond de scorbut », qui peut avoir des effets délétères.

***Cardiopathies.*** De nombreux chercheurs s'accordent désormais à penser qu'une faible concentration tissulaire de vitamine C doit être considérée comme un véritable facteur de risque de maladie cardiaque. La performance exceptionnelle du nutriment, qui empêche les lipides sanguins de se transformer en plaque athéroscléreuse, en fait l'une de nos meilleures armes contre ce qui est encore la cause de mortalité première aux États-Unis.

L'ascorbate empêche l'oxydation des lipoprotéines de basse densité, processus dangereux dans lequel le « mauvais » cholestérol se dépose sur la paroi intérieure des artères. Une étude contrôlée sur des fumeurs qui prenaient 1 g de vitamine C par jour a montré une réduction significative de l'oxydation du LDL. Une autre étude a démontré que l'épaisseur de la paroi des artères carotides du cou, autre mesure de l'athérosclérose, était plus élevée chez les sujets qui consommaient le moins de vitamine C et E et de caroténoïdes. Ces deux partenaires sont indubitablement capitaux pour le système de défense antioxydants de l'organisme. Mais alors que la vitamine E et le bêta-carotène ralentissent l'oxydation du LDL lorsqu'elle a commencé, seule la vitamine C – présente en quantité suffisante – peut l'empêcher totalement.

Un gramme de vitamine C a une action antioxydante deux fois plus élevée qu'un verre de vin rouge, substance unanimement proclamée comme antioxydant du LDL. Contrairement à l'alcool, la vitamine C n'a pas pour conséquence de diminuer les réserves en minéraux ni d'agresser le foie.

La vitamine C est indispensable pour le cœur. Une forte dose augmente le HDL dans l'organisme. En présence de vitamine C, une moindre quantité de cholestérol alimentaire est absorbée et, avec une dose de 2 g par jour, les cardiaques présentent une diminution des spasmes ou de constrictions anormales des artères. Le Dr Mathias Rath a émis la théorie que l'aptitude de la vitamine C à former le collagène empêchait le sang cardiaque d'attirer les particules agglutinantes. Des centaines d'études de cas attestent du succès de ce protocole thérapeutique.

Mais est-il réel ? Pour répondre à cette question, des cardiologues japonais ont administré à cent dix-neuf patients ayant subi une angioplastie une dose quotidienne de 500 mg de vitamine C. Normalement, en raison du blocage récurrent des artères, un patient sur trois aurait dû subir de nouveau une angioplastie. Seuls 14 % des patients qui avaient reçu cette faible dose de vitamine C ont dû subir une seconde fois l'opération. La vitamine C est efficace.

La principale conséquence du diabète de type 2 (non insulinodépendant) est l'athérosclérose. Là, la vitamine C est presque aussi importante que le contrôle de la glycémie. Outre le fait qu'elle contribue à éviter l'accumulation de cholestérol, elle protège l'organisme des dégâts causés par l'hyperglycémie. Plus un diabétique absorbe de vitamine C, plus il réduit la glycation, nom donné au processus dans lequel les glucides sanguins endommagent les tissus. Ce qui ne veut pas dire que la vitamine C n'aide pas à faire baisser le taux de glucose sanguin chez les diabétiques : une étude suivant une posologie de 2 g par jour a démontré l'inverse.

L'hypertension, autre facteur majeur de maladie cardiaque, semble également dépendre en partie du taux de vitamine C dans l'organisme. Sur les soixante-neuf adultes participant à une étude, ceux dont le taux sanguin de vitamine C était le plus élevé présentaient la tension la plus basse. Une dose quotidienne de 1 g a abaissé efficacement la tension artérielle. Selon une autre étude, la tension diastolique, valeur minimale de la mesure de la tension artérielle, était plus élevée chez les sujets dont le taux de vitamine C était le plus faible.

***Stress.*** Une gestion efficace de la charge émotionnelle et physique du stress peut dépendre de la vitamine C plus que de tout autre nutriment. Les glandes surrénales, qui secrètent les hormones dont nous avons besoin pour gérer les situations de stress, contiennent plus d'ascorbate que tout autre organe. La vitamine C soutient à la fois la synthèse de ces hormones du stress et protège l'organisme des toxines produites lors de leur métabolisation. La schizophrénie et bon nombre d'autres troubles mentaux peuvent être en partie causés par ces sous-produits toxiques du stress.

***Obésité.*** Perdre du poids sans diminuer les calories ? C'est certainement possible avec le régime Atkins, mais une recherche semble montrer que c'est tout aussi faisable avec une supplémentation quotidienne de 1 à 3 g de vitamine C. Si je ne suis pas convaincu que le nutriment contribue à la perte de poids, je confirme qu'il rend le régime plus sain en débarrassant l'organisme des composés toxiques produits par le métabolisme des graisses. Enfin, la vitamine C aide le foie à supporter l'augmentation des radicaux libres qu'impose la perte de poids.

***Goutte.*** Les suppléments soulagent les douleurs de la goutte, mais là encore, tout réside dans la posologie. Seule une dose quotidienne de plus de 8 g diminue efficacement l'acide urique, selon des tests en laboratoire. Cependant, les goutteux ne doivent pas commencer immédiatement avec une dose aussi élevée, mais débuter par 1 g et l'augmenter progressivement.

***Calculs biliaires.*** Il a été prouvé qu'à raison de 2 g par jour, la vitamine C retarde le processus de formation des calculs. On peut donc en déduire en toute logique que les individus souffrant de calculs biliaires tirent un bénéfice d'une supplémentation prolongée de vitamine C.

***Troubles de la vision.*** Comme certains caroténoïdes, la vitamine C baigne les yeux dans une protection antioxydante qui, selon le Human Research Center du ministère de l'Agriculture américain, peut prévenir les cataractes et ralentir leur propagation. Un minimum de 800 mg par jour est nécessaire, en association avec de la vitamine E et des bêta-carotènes. L'ascorbate soulage également la pression interne de l'œil et réduit ainsi le risque de glaucome. Une dose quotidienne de 500 mg suffit, selon certaines recherches. Une dose plus élevée, administrée en intraveineuse, fait également baisser plus rapidement la pression intraoculaire.

***Addictions.*** En association avec un régime hyperprotéiné et une supplémentation du complexe B, de fortes doses de vitamines

C (jusqu'à 50 g par jour) ont éliminé les symptômes de sevrage de l'héroïne chez des patients en désintoxication. Des doses plus faibles peuvent empêcher la sensation de manque. À cet égard, la vitamine C s'est révélée plus sûre et plus efficace que la thérapie à la méthadone, qui se contente souvent de remplacer une addiction par une autre.

## Suggestions de supplémentation

Pour une hygiène générale, nous devons tous consommer au moins 500 mg d'ascorbate par jour, accompagnés d'une quantité égale de bioflavonoïdes, nutriments qui se trouvent dans les sources naturelles de vitamine C et qui renforcent son efficacité. À dose égale, au milligramme près, un complexe naturel de vitamine C est plus puissant que les versions courantes de synthèse.

Cependant, les suppléments de bioflavonoïdes vous aideront à compenser. Ajoutez au moins 1 g de bioflavonoïdes lorsque votre dose d'ascorbate est supérieure au gramme. Pour vous assurer que vous absorbez les facteurs du complexe C, faites en sorte qu'au moins 75 mg de votre dose quotidienne totale provienne de l'alimentation. Il y a un compromis à régler ici, car presque toutes les sources alimentaires, notamment les fruits, ont une teneur élevée en glucides et en hydrates de carbone : vous devrez donc les choisir avec discernement si vous souffrez de diabète. Les légumes verts, le jus de citron, le poivron rouge et la tomate sont un choix judicieux, ainsi que les choux, les brocolis, les agrumes, les fraises, le melon, le paprika, la moutarde et le raifort. Même lorsque la teneur en ascorbate est négligeable, les aliments apportent des cofacteurs C qui renforcent l'efficacité de votre supplémentation.

Prendre des doses très élevées de vitamine C est absolument sans danger. Cela fait longtemps que ce fait est avéré. Même des doses de 10 g par jour (que beaucoup de partisans de la nutrition prennent couramment) n'augmentent pas le risque de calculs rénaux ou de destruction des réserves de vitamine $B_{12}$, comme certains l'ont prétendu.

Ces questions de dosage mises à part, vous pouvez suivre plusieurs autres suggestions pour bien saturer toutes vos cellules de ce précieux antioxydant.

• Répartissez la dose. Il est bien de consommer une grosse quantité, mais l'organisme utilise la vitamine C très vite après son absorption. Vous devez maintenir une concentration élevée en permanence, ce qui est très facile en répartissant votre dose quotidienne en plusieurs prises au cours de la journée. Les formules à libération progressive ont cet effet et certaines recherches avancent qu'elles permettent au final un taux sanguin plus élevé.

• Réglez le dosage. Ne bouleversez pas votre organisme en lui apportant brutalement une dose élevée de vitamine C et n'arrêtez pas brusquement une supplémentation régulière. Commencez avec seulement 1 g par jour et augmentez progressivement sur une semaine. En cas de posologie élevée, lorsque vous arrivez au terme de la thérapie, diminuez progressivement la dose quotidienne. Un brusque arrêt de la supplémentation peut aggraver la maladie pour laquelle vous l'avez entreprise et provoquer un « rebond de scorbut ».

• Associez-lui des enzymes. Les enzymes digestives contribuent également à une meilleure concentration sanguine de vitamine C et c'est pourquoi ce nutriment doit être pris durant les repas. Une supplémentation en enzymes digestives vous y aidera.

• Associez-lui des minéraux. Pour une bonne santé générale et un soutien nutritionnel contre les maladies, la vitamine C sous la forme commune d'acide ascorbique convient très bien. Cependant, les ascorbates minéraux sont plus facilement biodisponibles et donc préférables. D'après mon expérience clinique, l'ascorbate de magnésium permet une assimilation maximale. Ce minéral cible également bon nombre des problèmes pour lesquels la vitamine C est indiquée. Malgré ce que prétendent certains, l'ascorbate de calcium ne présente aucun avantage par rapport à d'autres formes, y compris le traditionnel acide ascorbique.

## Bioflavonoïdes : la première famille d'antioxydants

Alors que la science apprenait son B-A BA nutritionnel dans les années 1930, nous avons eu brièvement une vitamine P. Cependant, une fois qu'elle a été reclassée dans les substances non essentielles, l'alphabet diététique a perdu un membre qui en faisait partie intégrante.

La vitamine P était un nom générique donné aux bioflavonoïdes, un groupe de quelque quatre mille de ces pigments qui colorent de nombreuses fleurs et plantes. Leur mise à l'écart de la diététique était prématurée et irréfléchie. Ils sont pourtant destinés à devenir un composant courant des traitements du cancer, des maladies cardiaques et des inflammations.

## Plus qu'un partenaire pour la vitamine C

Dans les formules de suppléments, les bioflavonoïdes accompagnent souvent la vitamine C, cela pour une bonne raison. La nature les a associés avec cette vitamine dans notre alimentation pour former une famille de nutriments du complexe C qui évoque un peu celle du complexe des vitamines B. L'ascorbate permet aux bioflavonoïdes d'agir en empêchant leur destruction. En échange, ils dotent la vitamine C de capacités thérapeutiques qu'elle ne pourrait avoir autrement. Séparément, comme le démontre une petite étude, la vitamine C et l'hespéridine (flavonoïde des agrumes) n'ont eu aucun effet sur les troubles de la ménopause. Cependant, ensemble, ils ont éliminé les bouffées de chaleur de la majorité des quatre-vingt-quatorze participantes de l'étude.

Les agrumes contiennent seulement certains des bioflavonoïdes. D'autres plantes en contiennent d'autres, chacun avec des propriétés thérapeutiques spécifiques. Les bioflavonoïdes du *Gingko biloba*, par exemple, apportent au cerveau oxygène et énergie, tandis que ceux de l'aubépine soutiennent le cœur. Ceux de la myrtille améliorent la vision nocturne. Le Genistein®, produit le plus souvent cité par les chercheurs pour expliquer le lien d'un régime à forte teneur en soja dans la protection contre le cancer, est un flavonoïde, comme tous les ingrédients responsables des propriétés anti-tumeurs du thé vert. Le vin rouge, lui aussi, doit une bonne partie de sa réputation de tonique cardiaque aux flavonoïdes. Ensemble ou séparément, les composants du complexe C protègent également des allergies, soulagent les bronches des asthmatiques, apaisent les inflammations et renforcent le collagène et les tissus conjonctifs.

La science confirme le bien-fondé de l'utilisation de nombreux bioflavonoïdes, dont la catéchine, l'épicatéchine, le resvératrol et les anthocyanosides. Certains étant plus connus sous le nom de la plante dont ils sont extraits, comme le *Gingko biloba* ou la myrtille, je les aborderai plus loin, dans le chapitre consacré aux plantes. Mais deux bioflavonoïdes ont gagné à eux seuls leur réputation.

## Quercétine

En raison de son double rôle préventif et curatif, la quercétine mérite le titre de reine des flavonoïdes. Au Centre Atkins, en association avec la vitamine C, la pantéthine et les huiles essentielles, elle est la souveraine de notre traitement « Big Four » contre l'allergie, mais nous l'utilisons également dans le traitement des maladies cardiaques et du cancer.

***Allergies et inflammations.*** Vous auriez du mal à trouver un meilleur anti-histaminique que la quercétine. Je la prescris depuis des années avec les bioflavonoïdes des agrumes, pour soulager le rhume des foins et d'autres allergies. La quercétine inhibe également les substances inflammatoires provoquant des douleurs, qui sont produites dans l'organisme lors d'affections diverses comme l'arthrite rhumatoïde ou la colite. Les dernières recherches effectuées à Cornell, université où j'ai fait mes études, indiquent que la quercétine pourrait calmer les éternuements et les inflammations des tissus. Cette étude a démontré que les flavonoïdes du jus de pamplemousse combattaient une enzyme qui neutralise la cortisone, un anti-inflammatoire naturellement produit par le mécanisme analgésique de l'organisme.

***Maladies cardiaques.*** Les flavonoïdes en général, et la quercétine en particulier, sont peut-être plus puissants que la vitamine E pour diminuer le risque cardiaque du cholestérol. Une forte absorption de ce nutriment correspond à une baisse significative de risques de maladies cardio-vasculaires et d'infarctus, selon plusieurs études à grande échelle (dont une sur des personnes âgées dans sept pays). Antioxydant le plus efficace des flavonoïdes, la quercétine empêche l'oxydation du cholestérol LDL et son dépôt sur les parois artérielles. Ce bouclier protège les vaisseaux sanguins et les cellules de tout l'organisme. La quercétine empêche également le sang de s'épaissir et de former plus facilement des caillots.

*Cancer.* Nutriment préventif et curatif, la quercétine peut permettre à la médecine d'accomplir des progrès significatifs dans la lutte contre le cancer. Outre qu'elle renforce le système immunitaire, elle accélère la production de certaines enzymes naturelles détoxifiantes qui débarrassent l'organisme de carcinogènes potentiels. En soulageant l'inflammation, elle agit contre un autre processus qui peut contribuer à la formation de tumeurs malignes.

Selon des études sur l'animal, une thérapie à doses élevées de quercétine ralentit la progression de nombreux types de cancers. Chez l'être humain, elle inhibe la croissance des cellules leucémiques et empêche le développement des cellules du cancer du sein. D'autres travaux suggèrent qu'elle pourrait aussi se montrer utile dans la prévention ou le traitement des cancers du côlon, des ovaires et de l'endomètre, entre autres.

## Suggestions de supplémentation

Pour absorber de la quercétine, vous pouvez augmenter votre consommation de thé vert non fermenté ou de vin rouge. Pommes, oignons, poivrons verts, tomates et brocolis en sont de bonnes sources alimentaires. Cependant, étant donné la forte quantité nécessaire, la meilleure solution reste la supplémentation.

Pour combattre allergies, arthrite et autres maladies inflammatoires, je prescris habituellement à mes patients entre 600 et 1 200 mg répartis au cours de la journée. Pour prévenir maladies cardiaques et cancer, 300 à 600 mg par jour conviendront. Dans le cadre d'un traitement de choc du cancer, le minimum thérapeutique commence à 1,5 g par jour.

## Pycnogénol et extrait de pépins de raisin

J'ai une tendresse particulière pour ces deux antioxydants et anti-inflammatoires car je les ai recommandés avant que mes collègues aient eu la possibilité de confirmer leur potentiel thérapeutique. Leurs bioflavonoïdes actifs, appelés proanthocyanidines (PCO), neutralisent un éventail encore plus large de radicaux libres que la vitamine E. Cela ne signifie aucunement qu'ils peuvent remplacer la vitamine E, mais il est évident que leur présence renforce l'efficacité générale de tout programme antioxydants.

Un nombre considérable de recherches attestent de la contribution des proanthocyanidines au renforcement des capillaires, ce qui les rend particulièrement utiles pour les troubles circulatoires de toutes sortes, y compris varices, durcissement des artères et mauvaise irrigation sanguine du cerveau. Les PCO semblent être les bioflavonoïdes les plus efficaces pour accélérer la cicatrisation des gencives, protéger la peau des individus sujets aux ecchymoses et diminuer l'hyperménorrhée.

Dans les pays scandinaves, les médecins prescrivent souvent comme traitement de l'allergie du pycnogénol, un extrait d'écorce de pin. Peu de publications médicales attestent de cette utilisation, mais ce n'est pas nécessaire : les médecins nutritionnistes et leurs patients peuvent constater de visu les résultats.

Le pycnogénol a été le premier supplément de PCO aux États-Unis et sa concentration de 86 % en bioflavonoïdes est devenue la norme pour les autres suppléments de PCO. Nous avons cependant découvert par la suite que l'extrait de pépins de raisin est un peu plus concentré (entre 92 et 95 %). Comme il contient en outre des flavonoïdes qui ne se trouvent pas dans l'écorce de pin, l'extrait de pépins de raisin a probablement désormais un léger avantage qualitatif. Il est aussi généralement moins cher.

## Suggestions de supplémentation

Quelles que soient les utilisations, les différences sont légères et les posologies demeurent identiques pour le pycnogénol ou l'extrait de pépins de raisin. Pour les allergies et la plupart des autres affections, je prescris d'ordinaire entre 50 et 300 mg par jour. Les problèmes circulatoires et capillaires exigent davantage. Pour diminuer une hyperménorrhée ou arrêter des saignements de gencives, je conseille à mon patient une dose de 1 g trois fois par jour. À cette dose, une amélioration peut se constater en seulement un mois. Par exemple, le temps qu'arrive son cycle suivant, une femme habituée à des règles abondantes sept jours durant peut les voir diminuer à trois ou quatre.

# Vitamine D : la bienfaitrice du squelette

La vitamine D est unique à bien des égards. C'est la seule substance nécessaire qui fonctionne en fait comme une hormone. Cependant, ce n'est pas une substance *nutritionnelle* nécessaire, puisque la peau la secrète en présence de lumière.

Quelle que soit notre alimentation, notre peau synthétise de la vitamine D (à partir du cholestérol, d'ailleurs) lors d'une exposition directe à la lumière solaire. S'asseoir derrière une fenêtre fermée ne sert à rien, car le verre filtre les ultraviolets nécessaires pour déclencher le processus. Dans l'hémisphère Nord, durant l'automne et l'hiver, les personnes âgées qui sortent peu perdent une grande partie de leur masse osseuse, conséquence la plus notable de carence en vitamine D. Toute personne qui travaille la nuit, qui est alitée en permanence ou souffre d'une maladie chronique court un grave danger en raison du manque d'exposition au soleil.

Les individus à la peau sombre font aussi partie des populations qui doivent surveiller leur taux de vitamine D, car, leur peau étant plus sombre, elle produit moins de vitamine D en réaction à l'exposition. Les végétariens et les individus suivant un régime pauvre en lipides partagent le même risque, car ce nutriment a besoin de la présence de matières grasses alimentaires pour être assimilé. En outre, la phénytoïne (Dilantin®, médicament anticonvulsivant) est connue pour détruire les réserves de vitamine D.

Les problèmes du squelette, en particulier l'ostéoporose, sont les répercussions les plus notables d'une carence en vitamine D, mais ce ne sont pas les seules. La vitalité du système immunitaire se mesure en proportion du taux de vitamine D dans l'organisme. Un dosage de vitamine D est pour les médecins l'un des indicateurs de l'espérance de vie d'un malade du sida.

## Faire de l'os

Les chercheurs ont classé ce supplément solaire dans la catégorie des vitamines après avoir découvert qu'elle prévenait le rachitisme, cette anomalie de croissance du squelette observée chez l'enfant. Cependant, c'est seulement récemment que nous avons appris que ce nutriment, une fois converti dans l'organisme sous sa forme active, la vitamine $D_3$, mobilise les minéraux de l'organisme et les dirige vers le squelette. Notre bonne utilisation du magnésium, du zinc, du fer et d'autres minéraux dépend également de ce nutriment/hormone tout comme notre sensibilité au cancer et aux affections dermatologiques et cardiaques.

***Maladies osseuses.*** Les feux des projecteurs se concentrant sur la thérapie de substitution hormonale, l'énorme action de la vitamine D sur l'amincissement des os et l'ostéoporose est restée dans l'ombre. À mesure que nous vieillissons, notre peau perd sa faculté de synthétiser la vitamine $D_3$ à partir de la lumière solaire. Les intestins sont également de moins en moins capables d'assimiler ce nutriment. Les suppléments deviennent donc impératifs. Selon une étude, lorsqu'un groupe de personnes âgées a commencé à prendre quotidiennement 800 UI de vitamine $D_3$ accompagnée de calcium, le nombre de fractures de la hanche a été réduit de 43 %. Selon une autre étude, des femmes ont perdu moins de masse osseuse durant l'hiver en prenant 500 UI de vitamine et 37 mg de calcium.

***Psoriasis.*** Des études cliniques confirment ce que de nombreux praticiens savent depuis un certain temps : une crème à la vitamine $D_3$ naturelle élimine la desquamation. Bien que les laboratoires pharmaceutiques aient synthétisé un dérivé de la vitamine $D_3$ vendu comme remède au psoriasis, le composé naturel – 1,25 – dihydroxy – vitamine D – agit tout aussi efficacement.

***Troubles intestinaux.*** Une carence en vitamine D est l'une des plus fréquentes chez les individus souffrant de la maladie de Crohn et de rectocolite hémorragique. La supplémentation contribue à éliminer certains des désagréables symptômes causés par ces maladies intestinales.

***Sclérose multiple.*** Les femmes souffrant de cette maladie dégénérative du système nerveux présentent fréquemment une faible concentration de vitamine D. La supplémentation renforce l'efficacité générale du traitement de la sclérose multiple, bien que nous n'en connaissions pas la raison avec certitude. Certains experts en nutrition pensent qu'une meilleure assimilation du calcium et du magnésium favorise la reconstruction des membranes protectrices des nerfs.

***Diabète.*** Il est bien prouvé que la vitamine D régule la tolérance glucidique chez l'animal. Une étude hollandaise a conclu que des hommes âgés avec le taux le plus bas de vitamine $D_6$ étaient le plus sujets à une insuffisance du métabolisme des glucides et de l'insuline. Des études sont en cours pour vérifier qu'une supplémentation de vitamine D peut soulager le diabète.

***Hypertension.*** Un niveau correct de vitamine $D_3$ active correspond à une tension normale. Selon une étude, l'incidence de l'hypertension due à la grossesse, appelée prééclampsie, a chuté de plus de 40 % chez les six cent soixante-six participantes ayant reçu des suppléments de vitamines D et de calcium.

***Arthrite.*** L'ostéoarthrite évolutive, notamment dans les genoux, pourrait être partiellement due à une carence en vitamine D. Cette relation expliquerait le succès de la vitamine dans une petite étude sur cinq patients dont les douleurs n'étaient pas soulagées par tout un arsenal de médicaments. Ils étaient cependant carencés en vitamine D et leurs douleurs ont disparu après une supplémentation.

***Cancer.*** Les cancérologues nutritionnistes ne remettent en question l'efficacité de la vitamine D que dans le cas des tumeurs du côlon. Ailleurs, les propriétés anti-cancéreuses du nutriment ont été rigoureusement étudiées et confirmées :

- Le taux de cancer du sein diminue chez les femmes qui consomment plus de vitamine D ou s'exposent davantage au soleil. Une corrélation similaire existe avec l'incidence du cancer des ovaires. La prise de suppléments de calcium renforce la modeste action protectrice de la vitamine contre ces deux maladies.
- Les cellules du cancer de la prostate sont sensibles à la vitamine $D_3$, ce qui fait du nutriment un bon traitement préventif et curatif. Son seul inconvénient en l'occurrence est la quantité

élevée nécessaire, qui peut augmenter précipitamment le taux de calcium de l'organisme.

- La vitamine empêche les tumeurs de proliférer, selon des expériences en laboratoire, et réduit leur croissance de plus de 50 %.
- En culture in vitro, la vitamine D inhibe la croissance du glioblastome, type le plus commun de tumeur cérébrale. Elle diminue également la croissance des cellules leucémiques.

## Suggestions de supplémentation

Comme avec toute autre hormone, la vitamine D exige un dosage optimal. En cas d'excès, des problèmes surviennent. Sachant que la $D_3$ élève le taux sanguin de calcium, il est logique de déduire que son excès conduit à une concentration excessive de calcium. Auquel cas le minéral peut s'infiltrer dans les parois des vaisseaux sanguins et d'autres tissus mous, ce qui peut accélérer la formation de plaque bloquant les artères.

C'est notamment ainsi que nous semons les graines de maladies cardiaques, surtout lorsque le taux de magnésium est faible. La plaque peut commencer à s'accumuler dans les artères, même durant l'enfance. Plutôt que de redouter d'utiliser la vitamine D, je préfère traiter la carence en magnésium, risque sanitaire plus répandu et solution de tout un ensemble de troubles liés à l'alimentation.

En tout cas, je ne suis pas partisan d'une thérapie de vitamine D à haute dose, bien que la consommation de plusieurs fois la DQR de 400 UI ne représente aucun danger, du moins à court terme. Exposer visage et bras au soleil direct vingt minutes par jour pendant quatre mois de l'année devrait suffire à répondre aux besoins de tout individu. La photothérapie n'étant cependant pas toujours une solution possible ou pratique, d'autres sources sont à envisager. Mais, contrairement aux croyances populaires, le lait n'est pas une bonne solution. Pour commencer, les différentes formes de lait contiennent généralement trop de sucres simples qui peuvent augmenter la glycémie. Par ailleurs, le lait n'est pas toujours à la hauteur de sa réputation comme source de ce nutriment (selon une analyse, environ 20 % des produits laitiers qui prétendent apporter de la vitamine D n'en contiennent en réalité aucune). Enfin, le lait est très riche en phosphore, qui interfère avec le métabolisme de la vitamine $D_3$ et du calcium. Et, en tout état de cause, les « colas » et boissons du même type présentent un taux de phosphore et un risque encore plus élevés.

Les personnes âgées, les femmes, les travailleurs de nuit, les personnes suivant un régime pauvre en lipides, les végétariens, les individus à la peau sombre, les épileptiques, les buveurs de boissons gazeuses, les sédentaires : tous ceux qui risquent une carence en vitamine D ou des problèmes de santé liés à la vitamine D devraient se protéger en prenant entre 400 et 800 UI de vitamine $D_3$ par jour. Si vous évitez intentionnellement le soleil ou que vous vous recouvrez intégralement d'écran total, vous avez probablement besoin de supplémentation.

## Vitamine E : la reine des antioxydants

LA VITAMINE E S'ATTAQUE au tueur numéro un du monde occidental, l'insuffisance coronarienne. Un ensemble de recherches récentes a conclu qu'outre son action sur la circulation et les muscles et sur la reproduction cette vitamine agit également sur l'inflammation des tissus, la ménopause, les cataractes, le cancer et les maladies des bronches. Lorsqu'une recherche de 1997 a démontré l'action de la vitamine sur la maladie d'Alzheimer, le diabète et le système immunitaire, les derniers doutes auraient dû être balayés.

### Le cœur du problème

Supposons que votre médecin vous annonce que les résultats de vos analyses de cholestérol ne sont pas très bons. Que faites-vous ? Suivant les recommandations traditionnelles, vous pouvez cesser de manger œufs et steaks pour vous gaver de riz, pâtes, lait écrémé et bananes. Après quelques mois, une nouvelle série d'analyses montrera, selon toute probabilité, que vos efforts de régime sont inopérants et le médecin vous convaincra de prendre un médicament contre le cholestérol. Une fois que ce traitement aura agi, votre risque de mourir d'un infarctus aura diminué de

0 à 10 % tout au plus, selon les analyses mêmes de la médecine. En revanche, si vous aviez pris chaque jour une gélule de 400 UI de vitamine E, le risque aurait diminué de plus de 40 %.

La stupéfiante supériorité du traitement à la vitamine E sur les médicaments a été démontrée de manière très convaincante par le corps médical traditionnel lui-même, d'après les découvertes de deux études d'Harvard : l'une portant sur 40 000 médecins, l'autre sur 100 000 infirmières. Des dizaines d'autres études le confirment : plus on consomme de vitamine E, plus le taux de maladies cardio-vasculaires est bas. Une autre étude portant sur 2 002 patients atteints de maladies cardiaques a montré que ce nutriment, à une dose de 400 et 800 UI par jour, réduisait l'occurrence de crises cardiaques de 77 % et le taux de mortalité des suites d'infarctus de 47 %.

Plusieurs phénomènes surviennent lorsque vous prenez régulièrement de la vitamine E. Le plus important provient du bouclier antioxydant du nutriment qui empêche le cholestérol LDL de se déposer sur les parois artérielles et, une fois en quantité excessive, de bloquer la circulation. En même temps, la vitamine E réduit la quantité de cholestérol LDL dans le sang, élimine les triglycérides (un autre lipide sanguin dangereux) et augmente la quantité de cholestérol HDL qui nettoie les artères. En outre, il diminue l'insulinémie et épargne au cœur les dégâts causés par une carence en magnésium ou en oxygène. La vitamine E fait régresser considérablement les modifications biochimiques causées par le stress chez les patients souffrant d'insuffisance cardiaque congestive.

Aider le sang à se débarrasser des lipides dangereux améliore la circulation dans tout l'organisme, mais en plus la vitamine E fluidifie le sang. Ce terme est en fait mal choisi : en réalité, le sang a tendance à former des caillots par le biais du processus d'agrégation des plaquettes. Un caillot qui se loge dans une artère peut empêcher la circulation sanguine, provoquant un infarctus ou, si le cerveau est atteint, un ictus cérébral. Lorsque des volontaires d'une étude de 1996 ont pris quotidiennement 400 UI de vitamine E accompagnée d'aspirine, ils ont souffert d'un nombre bien moindre d'accès ischémiques transitoires cérébraux. Ces ischémies transitoires interrompent la circulation cérébrale durant un très court laps de temps, mais augurent souvent d'un accident plus grave. Par rapport à la Coumadine® et aux autres fluidifiants sanguins pharmaceutiques du même type, la vitamine E est une solution bien plus sûre et valable.

*Diabète*. Les diabétiques sont particulièrement prédisposés aux caillots. Les analyses en laboratoire montrent que leurs plaquettes contiennent moins de vitamine E que celles de patients non diabétiques. L'action anti-coagulante n'est que l'un des bénéfices de la vitamine E sur les diabétiques. Lorsque son taux est bas, le risque de développer un diabète de type 2 quadruple presque. Outre qu'elle améliore le métabolisme des glucides, une supplémentation quotidienne diminue la gravité de plusieurs complications du diabète. Dans une étude récente, 100 UI quotidiennes de vitamine E à des diabétiques de type 1 pendant trois mois ont pu réduire de manière significative les dégâts causés aux tissus par l'hyperglycémie, processus appelé « glycation », ainsi que l'accumulation de triglycérides, facteur de risque de maladie cardiaque lié au diabète.

## L'action de la vitamine E dans d'autres domaines

La vitamine E doit une grande partie de ses performances dans le domaine cardio-vasculaire à ses propriétés d'antioxydant liposoluble. En protégeant nos cellules des radicaux libres, elle nous épargne bien d'autres maux.

*Cancer*. Des centaines d'études ont examiné la relation entre la vitamine E et différentes sortes de cancers, et bon nombre d'entre elles parviennent à la même conclusion presque inévitable : plus élevée est la prise de ce nutriment, plus basse est la probabilité de cancer. L'inverse est également vrai. Comme l'illustre une étude de huit ans menée sur plus de trente-six mille adultes, les sujets ayant le taux le plus bas de vitamine E ont un plus grand risque de développer des cancers de tous types. Des scientifiques ont découvert des corrélations spécifiques avec le cancer du côlon, les lésions dysplasiques du col utérin, le cancer du col de l'utérus, du sein, du poumon et de l'oropharynx.

Cependant ces conclusions ne sont pas unanimes. Et les raisons touchent à la nature même de la nutrition antioxydante. Le rôle de la vitamine E est préventif. Elle ne peut faire régresser une affection installée. Dans certaines des recherches concluant à l'inefficacité de la vitamine E dans le cancer, les participants avaient fumé pendant des années ou n'avaient prêté aucune attention à leur alimentation. Aucun médicament ou nutriment n'est capable de réparer des tissus détruits par des dizaines d'années de pratiques nuisibles à la santé. Par exemple, une dose quotidienne de 400 UI de vitamine E peut empêcher les nitrites (substances isolées dans les aliments fumés ou conservés dans le vinaigre) de se transformer en nitrosamines carcinogènes. Cependant, elle ne peut inverser la réaction et transformer à nouveau ces nitrosamines en nitrites.

En outre, la présence d'autres nutriments antioxydants étaie le pouvoir de la vitamine E. La vitamine C, les caroténoïdes et le sélénium sont des partenaires remarquables qui renforcent le bouclier anti-cancer. Les études donnant des résultats décevants testent souvent la vitamine E seule. Enfin, pour revenir à l'un de mes refrains habituels, tout repose sur la dose. La quantité de vitamine E provenant de l'alimentation ne protège pas de la destruction des cellules due au tabagisme, pas plus que les 30 UI habituellement présentes dans les suppléments multivitamines. Les recherches démontrent unanimement que les doses protectrices commencent à 400 UI.

***Troubles neurologiques.*** Le rôle de la vitamine E dans la protection de la santé et du fonctionnement du système nerveux en fait une prescription courante du Centre Atkins pour les patients susceptibles de troubles neurologiques. À une dose quotidienne de 3 200 UI, en associations avec 3 g de vitamine C, elle ralentit la progression de la maladie de Parkinson. Cet antioxydant est également utile pour les parkinsoniens en luttant contre les radicaux libres produits par la L-dopa, principal traitement médicamenteux de la maladie. Elle joue également un rôle vital dans le traitement des dyskinésies tardives, un effet secondaire neurologique de la prise de médicaments anti-schizophréniques. L'action de la vitamine E sur la maladie d'Alzheimer, jusqu'ici impossible à traiter, a été publiée dans le prestigieux *New England Journal of Medicine* et largement reprise dans les médias. À raison de 2 000 UI par jour, la vitamine a empêché la détérioration de manière significative, et aussi efficacement que la novo-sélégiline, molécule vedette du traitement de cette affection.

*Affections pulmonaires.* Chez un large groupe de patients âgés souffrant de problèmes respiratoires, la fonction pulmonaire s'est améliorée proportionnellement à la dose de vitamine E présente dans leur alimentation quotidienne.

*Arthrite.* Les douleurs articulaires sont nettement soulagées chez les arthritiques qui prennent une supplémentation de vitamine E. 81 % des participants d'une étude ont remarqué une très nette amélioration de leur souplesse articulatoire en prenant 2 500 UI par jour.

*Troubles de la vision.* Bien que d'autres antioxydants puissent produire des résultats plus impressionnants, tous contribuent à lutter contre les dégâts causés dans certaines affections oculaires par les radicaux libres. Un faible taux de vitamine E est associé à un risque plus élevé de cataractes, tandis qu'un taux sanguin correct coïncide avec un risque plus faible de dégénérescence maculaire, l'une des principales causes de cécité.

*Troubles de la ménopause.* Des doses quotidiennes de 400 à 1 200 UI peuvent déclencher la libération d'une faible quantité d'œstrogènes dans les adipocytes, agissant ainsi comme un équivalent naturel de la thérapie de substitution hormonale. La vitamine E peut également soulager les bouffées de chaleur.

*Maladies du sang.* Privés de vitamine E en quantité suffisante, les globules rouges ont une durée de vie plus courte, provoquant une anémie par carence vitaminique et une considérable diminution de l'énergie.

*Déficiences immunitaires.* Selon une petite étude sur trente-deux hommes et femmes âgés de plus de soixante ans, des suppléments de 1 200 UI par jour relèvent certains indicateurs de bonne santé immunitaire. La capacité à résister aux infections et aux maladies diminue avec l'âge, rendant ce nutriment d'autant plus important à mesure que nous vieillissons. Une autre étude récente et très médiatisée a démontré que les bénéfices sur le système immunitaire pourraient être optimaux pour les personnes âgées à une dose de seulement 200 UI. Elle a produit une réponse anticorps six fois plus élevée et une remarquable augmentation des résultats des analyses dermiques. Les doses supérieure (800 UI) et inférieure (60 UI) étaient moins efficaces.

## Suggestions de supplémentation

Pour bénéficier de l'action de la vitamine E, la prise de suppléments est obligatoire. La plupart des individus ne consomment même pas la DQR, pourtant extrêmement insuffisante, probablement parce que très peu d'aliments contiennent ce nutriment. Les meilleures sources en sont les huiles et matières grasses végétales. Cependant, consommer ces huiles en plus grande quantité est contreproductif, car elles élèvent le taux auquel l'organisme métabolise ce nutriment. En conséquence, plus nous consommons de matières grasses végétales, plus nous avons besoin de vitamine E. La quantité quotidienne nécessaire pour diminuer le risque de décès par maladie cardiaque est impossible à absorber dans l'alimentation seule.

Je vois rarement un patient à qui je recommanderais moins de 400 à 1 200 UI par jour, à prendre au cours d'un repas contenant un peu de matière grasse pour en faciliter l'assimilation. Pour les cas de maladie cardiaque grave, je prescris d'ordinaire plus de 1 200 UI. Les fumeurs exigent une posologie encore plus élevée, tout comme les sportifs (les activités aérobiques intenses stimulent l'oxydation des radicaux libres). Il en faudra également davantage si votre programme de supplémentation comprend des doses élevées de vitamine A et d'huiles de poisson.

Des doses allant jusqu'à 3 200 UI par jour sont absolument sans risque. Malgré de nombreuses déclarations prétendant le contraire, les effets indésirables sont rares. Cependant, il arrive que le nutriment provoque une légère hausse de la tension artérielle chez les sujets hypertendus, notamment s'ils ne prennent pas la précaution d'augmenter progressivement leur posologie. Ma seule autre mise en garde n'est que l'expression du bon sens : en raison de son action anticoagulante, ne prenez pas de vitamine E avant une opération chirurgicale.

La vitamine E existe sous plusieurs formes. En général, la forme naturelle, d-alpha-tocophérol, est plus puissante que son équivalent synthétique, l'acétate de tocophéryle. Le tocophérol est plus efficacement absorbé que le tocophéryle et stimule mieux le système immunitaire. Ne rejetez cependant pas trop vite la version synthétique. Certaines études avancent que, parmi toutes les formes disponibles, c'est le succinate de vitamine E qui possède le meilleur potentiel anticarcinogène.

Les mélanges de tocophérols naturels (comprenant alpha-tocophérol, bêta-tocophérol, gamma-tocophérol et delta-tocophérol) sont ceux qui reproduisent au mieux la forme sous laquelle la vitamine E est naturellement présente. Selon des recherches, prendre de l'alpha-tocophérol à l'exclusion de toute autre augmente le besoin en gamma-tocophérol. Les fumeurs et toute personne exposée à la fumée ont plus que tous les autres besoin de la protection du gamma-tocophérol.

Les préparations hydrosolubles ou les suspensions colloïdales de vitamine E sont facilement assimilées et ne nécessitent pas la présence de lipides. Cette forme est excellente pour les inflammations articulaires et les infections aiguës, en particulier si elles sont prises avec une suspension colloïdale de vitamine A.

## Tocotrienols : les antioxydants délaissés

CES MEMBRES DE LA GRANDE FAMILLE de la vitamine E étaient naguère considérés de peu d'importance pour la santé. Nous aurions dû nous montrer plus sages et ne pas sous-estimer l'ingéniosité de la nature. Les quatre tocotriénols, qui commencent désormais à attirer l'attention des scientifiques, bouleversent la recherche sur les attaques cérébrales et les maladies cardiaques.

### Le meilleur antioxydant

Ces nouveaux venus réduisent eux aussi le risque d'inflammation et de cancer et leur action antioxydante pourrait être jusqu'à quarante ou soixante fois plus élevée que la vitamine E. Si des recherches ultérieures confirment les résultats d'une unique expérimentation clinique, les tocotriénols pourraient créer la sensation en faisant régresser des affections bien au-delà de nos plus grands espoirs. Voilà qui serait surprenant : des nutriments qui ne sont pas classés comme vitamines et qui sont pourtant plus efficaces que les vitamines qu'ils imitent.

L'étude qui envisage cette possibilité a concerné cinquante patients souffrant de plaque dans l'artère principale irriguant le cerveau. Cette affection, appelée « rétrécissement atérioscléreux de l'artère carotide » peut annoncer une attaque cérébrale. Chaque patient a reçu de l'alpha-tocotriénol et du gamma-tocotriénol à raison de 40 mg chaque jour. Au bout de dix-huit mois, quinze des vingt-cinq patients sous tocotriénols semblaient tirer des bénéfices de cette supplémentation. Pour sept d'entre eux, l'accumulation de cholestérol a diminué, rouvrant l'artère et rétablissant une meilleure circulation, diminuant ainsi le risque d'attaque.

Je n'ai observé aucun autre traitement – qu'il s'agisse de médicament, nutriment ou de thérapie particulière – qui fonctionne aussi bien. Si une telle action était démontrée chez d'autres patients, une diminution aussi remarquable du risque d'accident pourrait bouleverser notre manière de prescrire les nutriments.

Dans une autre recherche prometteuse, la prise de 200 mg de gamma-tocotriénol sur un mois a diminué de 30 % le taux de cholestérol. Le taux de thromboxane, composant du sang qui favorise la coagulation et l'inflammation, a également diminué de plus de 20 %.

## Suggestions de supplémentation

La théorie de la nutrition traditionnelle nous prive des tocotriénols de deux manières : d'abord en détruisant l'une de nos meilleures sources alimentaires, et ensuite en nous conseillant de l'éviter. L'huile de palme, matière grasse saturée, contient des tocotriénols en abondance, ainsi que de la vitamine E, des caroténoïdes et quelques autres nutriments. Dans les populations où l'huile de palme est un élément courant de l'alimentation, l'incidence des maladies cardiaques est faible. Dans notre société industrialisée, l'huile est raffinée et hydrogénée, ce qui la prive de ses nutriments et la transforme en une matière grasse parfaitement malsaine. Les diététiciens qui recommandent d'éviter l'huile de palme partiellement ou totalement hydrogénée ont absolument raison, mais pour un motif totalement faux : ils invoquent sa classification dans les matières grasses saturées.

Le son d'orge ou de riz sont de bonnes sources alimentaires de tocotriénols, mais aucun aliment n'en fournit la quantité suffisante pour agir sur la santé. Ceux qui peuvent se permettre ce nutriment très coûteux devraient donc prendre de 100 à 300 mg de ce supplément dérivé de l'huile de palme. Assurez-vous que le produit choisi contient les quatre tocotriénols et pas seulement du gamma-tocotriénol. Même si la recherche démontre jusqu'à présent que le gamma-tocotriénol présente plus de propriétés bienfaisantes pour la santé que les trois autres, nous avons besoin du quatuor au complet.

## Vitamine K : la clé d'une bonne santé du squelette

FAISANT PARTIE DES NUTRIMENTS les moins connus, la vitamine K n'apparaît jamais ou très rarement sur les étiquettes. Elle figure très peu dans le stock des magasins diététiques ordinaires et même les personnes qui s'intéressent de près à la nutrition la connaissent assez mal.

Or la carence de ce nutriment – résultant très souvent, mais pas toujours, d'un traitement anticoagulant – est très répandue et représente probablement la cause la moins souvent envisagée d'ostéoporose. Une femme sur trois en est carencée sans le savoir.

### Sus à l'ostéoporose

Le « K » vient de « koagulation », équivalent danois de notre terme français. Bien que les bactéries intestinales puissent synthétiser pour nous la vitamine K, ce nutriment liposoluble a été classé comme essentiel lorsqu'il a été découvert en 1929. Notre consommation, principalement par le biais des légumes verts, varie largement, et le nombre peu élevé de troubles de la coagulation constaté par les médecins ne correspond pas à un faible taux de carences. Bon nombre d'entre nous peuvent se passer de la quantité normale, mais les individus soucieux de la santé de leur squelette doivent s'y intéresser davantage.

En l'absence d'une quantité suffisante de vitamine K, nous ne pouvons fabriquer d'ostéocalcine, charpente interne de l'os sur laquelle se cristallise le calcium. Le minéral est dès lors éliminé par l'organisme, généralement dans l'urine, et le risque de fractures augmente en proportion de la carence. Les femmes souffrant d'ostéoporose ont en moyenne seulement 25 % de la quantité de vitamine K présente chez une patiente saine.

Rétablir un taux normal améliore considérablement le pronostic. La synthèse d'ostéocalcine reprend, l'élimination de calcium diminue et les os recommencent à se former. Une étude sur des femmes ménopausées a démontré que la supplémentation élève un marqueur mesurant la quantité d'os fabriquée par l'organisme.

Les recherches sur les autres fonctions de ce nutriment ont été très insuffisantes, mais quelques études avancent qu'il pourrait contribuer à la prévention du cancer. Il pourrait tuer les cellules cancéreuses de manière sélective. Des expériences en laboratoire montrent que les suppléments, en association avec la vitamine C, peuvent inhiber la croissance des cellules cancéreuses dans le sein et l'endomètre. Une autre étude a démontré qu'une dose quotidienne de 5 mg, sous une forme appelée ménadione, peut, là encore en association avec la vitamine C, soulager les nausées et vomissements lors de la grossesse. Les femmes enceintes peuvent également recourir à la vitamine K pour prévenir une affection du nourrisson connue sous le nom d'hémorragie du nouveau-né.

## Les voleurs de santé embusqués

Un apport insuffisant explique seulement en partie pourquoi des patients peuvent souffrir facilement d'avitaminose K. L'un des pires responsables est le flacon de médicaments anticoagulants présent dans la pharmacie de nombreux cardiaques. La médecine traditionnelle recourt souvent en cardiologie à la warfarine (Coumadine®) et à des médicaments fluidifiants qui détruisent toute la vitamine K circulant dans l'organisme.

Les cardiaques sont-ils prévenus que le mécanisme naturel de coagulation présente un danger bien plus grand qu'une carence en vitamine K ? Seriez-vous prêt à échanger un mal contre un autre ? L'ironie de la situation, c'est que ce déplaisant dilemme n'a pas lieu d'être, car les deux ne sont pas mutuellement exclusifs. L'approche médicamenteuse, chargée d'effets secondaires, n'est peut-être pas la meilleure réponse. Une poignée quotidienne de certains nutriments – huiles de poisson, vitamine E et bromélaïne, entre autres –, en empêchant les plaquettes de s'agréger, peut sans danger prévenir les caillots sans risquer d'avitaminose K. Et les autres actions de ces nutriments constituent un bénéfice supplémentaire.

La chimiothérapie peut également produire une carence, tout comme l'utilisation d'antibiotiques et de la plupart des médicaments anticonvulsivants. Les affections gastro-intestinales peuvent également en être responsables. Étant donné que la majeure partie de ce nutriment provient des bactéries intestinales amies, les carences surviennent souvent chez les patients souffrant de diarrhée chronique, maladie de Crohn ou colite.

## Suggestions de supplémentation

Malgré les risques présentés par une carence, si vous êtes sous traitement fluidifiant, ne commencez pas une prise de suppléments de vitamine K et n'augmentez pas dans votre alimentation la quantité d'aliments riches en ce nutriment. Les suppléments auront un effet contraire au traitement et accroîtront les risques de développer ce même caillot sanguin que votre médecin cherche à éviter. Parlez-en à votre praticien et expliquez-lui que vous préférez abandonner le traitement médicamenteux pour une approche plus naturelle et moins dangereuse.

En dehors de ce cas précis, presque tout le monde devrait consommer davantage de chou frisé, persil et autres légumes verts. Les œufs contiennent également de la vitamine K. Même les individus qui sont carencés en vitamine K présentent une coagulation normale et n'ont donc pas besoin de suppléments, sauf s'ils font partie des groupes à haut risque d'ostéoporose. Certains chercheurs avancent que les femmes, notamment, devraient se supplémenter à raison de 100 µg par jour (à condition bien entendu qu'elles ne soient pas sous traitement anticoagulant). La relation avec la résistance osseuse semble également exiger une modification de la DQR actuelle, qui n'est que de 65 µg pour les femmes et 80 µg pour les hommes. Une dose de 500 µg par jour est parfaitement sans danger.

CHAPITRE 4

# Les minéraux

## Calcium : l'architecte du squelette

APRÈS LES PROTÉINES, les lipides et les hydrates de carbone, le calcium est le nutriment le plus abondamment stocké par l'organisme. Comparativement aux autres, c'est celui dont la dose quotidienne recommandée (DQR) est la plus élevée. Sans calcium, nous serions littéralement de la bouillie, car nous n'aurions ni os ni dents. Cependant, il est rare que les complexes multivitamines et minéraux nous apportent la dose quotidienne recommandée (qui se mesure en grammes et non plus en milligrammes). Il ne s'agit pas là d'une erreur de posologie, mais de facilité d'utilisation. Il reste cependant une solution. Le calcium étant présent dans bien plus d'aliments qu'on ne le pense généralement est un nutriment idéal dont nous devons rechercher les sources dans notre régime alimentaire.

### Le lait est-il la seule réponse ?

Dans sa version simplifiée de la diététique, l'industrie laitière a érigé la supplémentation en calcium en dogme intouchable. Des décennies d'endoctrinement ont convaincu les populations que le calcium était la clé d'une santé parfaite pour les femmes et les enfants en croissance. Ce faisant, malgré leurs bonnes intentions, ces consommateurs de lait passent à côté d'un grand nombre des bienfaits du calcium, car ce minéral ne donne ses meilleurs résultats qu'en présence d'autres nutriments. Mais le véritable secret du calcium se situe bien au-delà de nos os, dents et ongles. En réalité, il est capital pour traiter une légion d'affections, dans des domaines aussi variés que l'obstétrique, la cardiologie et l'oncologie.

## Dans notre squelette

Il n'a aucunement été démontré qu'une prise prolongée de doses élevées de calcium puisse prévenir l'ostéoporose. Nous savons cependant avec certitude qu'en consommer moins de 500 mg par jour multiplie considérablement les risques de décalcification. Bien que certaines études concluent que le simple fait d'absorber des cachets de calcium (la dose la plus fréquemment indiquée est de 1500 mg par jour) contribue à renforcer le squelette et à prévenir le risque de perte osseuse post-ménopausique (selon un spécialiste, elle serait ralentie de 30 à 50 %), d'autres recherches faisant autorité affirment que la supplémentation en calcium ne renforce la densité osseuse que s'il est associé à des exercices de mise en charge réguliers.

Aucune de ces conclusions n'est cependant juste en elle-même, car la solidité du squelette dépend d'un apport suffisant d'autres nutriments – vitamine D, magnésium, cuivre, zinc, manganèse, bore et vitamine C. Comme les universitaires répugnent à expérimenter les thérapies combinées (elles rendent plus difficile l'identification d'une substance précise), le programme idéal n'a jamais été formellement testé. Cependant, une étude a conclu au bénéfice spectaculaire d'un régime quotidien comprenant 1 g de calcium et de petites quantités de zinc, manganèse et cuivre.

Selon moi, ajouter du bore, du magnésium, de l'acide folique et de la vitamine D devrait prouver une efficacité dans la prévention de l'ostéoporose.

Parmi tous les facteurs de renforcement du squelette, c'est le rapport calcium/magnésium qui est essentiel. Lorsque le taux sanguin de magnésium décroît, les reins rétablissent l'équilibre en réabsorbant moins le calcium. Lorsque la concentration en magnésium s'élève, les reins excrètent moins de calcium. Comme le niveau sanguin de magnésium réagit mieux à la supplémentation, plus nous absorbons de magnésium, plus notre organisme retient automatiquement de calcium.

Ce que nous mangeons détermine également l'étendue de la détérioration du squelette. À cet égard, les habitudes alimentaires américaines ne pourraient être pires. Un régime chargé en glucides, céréales et hydrates de carbone affaiblit le squelette. Par exemple, lorsque des femmes de dix-neuf à vingt et un ans commencent à absorber des aliments à haute teneur en hydrates de carbone, elles perdent en densité osseuse. Pourquoi ? Le sucre acidifie le sang et force l'organisme à évacuer le calcium. Le phosphore présent dans les céréales et les boissons sucrées contribue à en évacuer également. C'est à cause du lactose (le sucre qu'il contient) que le lait n'est pas la source idéale de calcium, contrairement au fromage, dont tout le lactose a disparu lors de la fermentation.

Enfin, pour abattre un dernier mythe médical, un régime hyperprotéiné ne contribue ni à l'ostéoporose ni à la décalcification. Cette idée reçue provient d'expérimentations à court terme démontrant qu'une forte consommation de protéines augmente la quantité de calcium dans les urines. Des études plus récentes ont infirmé ces conclusions en montrant que cette augmentation de l'élimination du calcium ne perdurait pas sur le long terme.

## Les autres vertus du calcium

Le calcium est indispensable pour d'autres parties de l'organisme que le squelette. En tant que nutriment thérapeutique, ce minéral a bénéficié de toute l'attention des scientifiques.

***Hypertension.*** Cardiologues et obstétriciens s'intéressent à l'influence du calcium sur la tension artérielle. Sur vingt-cinq essais cliniques sur des hypertendus, douze ont démontré que le calcium pouvait diminuer le risque d'hypertension. Le risque de prééclampsie – hypertension liée à la grossesse – était réduit dans les mêmes proportions. Cependant, une étude plus étendue de la littérature médicale montre que l'effet bénéfique sur la tension artérielle est en réalité marginal. J'évite d'incorporer du calcium dans le programme du Centre Atkins pour réduire la tension artérielle, simplement parce que j'estime que le magnésium est plus efficace en pareil cas. Selon moi, l'effet du magnésium détermine la proportion dans laquelle le calcium influence la pression artérielle.

***Taux élevé de cholestérol.*** Les suppléments peuvent également contribuer à une bonne condition cardiaque en faisant baisser le taux de cholestérol et de triglycérides. Selon une étude portant sur plus de dix mille personnes, un taux sanguin élevé de calcium correspondait à un taux élevé de « bon » cholestérol HDL. Malheureusement, la quantité totale de cholestérol était également importante, ce qui impliquait un taux de « mauvais » cholestérol LDL tout aussi élevé.

***Complications de grossesse.*** Les femmes sont moins sujettes à des naissances avant terme, et les nouveau-nés, à des insuffisances pondérales, lorsqu'elles absorbent quotidiennement 1 200 mg de calcium. Malgré tout, en l'occurrence, la supplémentation peut se révéler à double tranchant car des doses supérieures à 1 500 mg peuvent compromettre l'assimilation par l'organisme du zinc, du fer et du magnésium.

***Cancer.*** Enfin, la supplémentation peut prévenir les cancers de l'endomètre, du pancréas et du côlon. Avec une dose quotidienne de 1 250 mg de carbonate de calcium, la prolifération des cellules épithéliales coliques diminue. Une autre étude portant sur mille neuf cents hommes a démontré que 1 200 mg quotidiens réduisaient de 75 % le risque d'apparition du cancer du côlon.

***Insomnie.*** L'une des raisons les plus fréquentes pour lesquelles je prescris du calcium est son puissant effet soporifique. C'est pourquoi il est devenu l'un des principaux éléments de ma thérapie nutritionnelle de l'insomnie et que l'absorption de ce supplément au moment du coucher favorise également un meilleur sommeil.

## Suggestions de supplémentation

Nombre de mes patients s'inquiètent lorsque leur programme de supplémentation personnalisé comprend une dose de calcium inférieure à la DQR. Cela arrive parce qu'une quantité suffisante de calcium diminue d'autant les autres nutriments dans une formule multiple et parce que tous les appareils digestifs ne peuvent pas tolérer des cachets de calcium absorbés seuls. Heureusement, je peux également compter sur le fait que, pour la plupart, nous consommons, en dehors du lait, de nombreux aliments qui peuvent nous apporter plus de calcium qu'il ne s'en trouve dans un cachet.

En dehors des produits laitiers, certaines sources abondantes de calcium sont les sardines, le sésame, le saumon rose avec arêtes, les amandes, les noix du Brésil, le chou, la bette, l'épinard cuit, le bok choy, les pousses de moutarde et le pinto. Le produit laitier contenant le plus de calcium et le moins d'hydrates de carbone est le fromage. Votre alimentation quotidienne, sauf en cas de régime, devrait donc vous en fournir la quantité nécessaire.

Dans certaines circonstances, les suppléments se révèlent nécessaires. Prenez-en tout particulièrement si :

- vous souffrez d'ostéoporose ou d'une autre affection osseuse, ou si vous présentez un terrain favorable,
- vous courez le risque d'un cancer du côlon ou d'une autre affection pour laquelle le calcium est recommandé,
- vous désirez un apport minéral garanti et pouvez absorber sans problème des cachets.

J'ai remarqué que l'hydroxyapatite de calcium et le citrate de calcium sont les formes les plus facilement assimilées, même si l'orotate de calcium, que l'on se procure difficilement, est censé avoir une affinité particulière pour le tissu osseux, comme le prétendent les spécialistes européens.

Quel que soit votre choix, assurez-vous que votre cachet de calcium est suffisamment peu dense pour se dissoudre facilement. Pour le vérifier, il suffit de le plonger dans 15 cl de vinaigre. Il devrait s'y dissoudre en fines particules, en une demi-heure. Selon leurs objectifs de santé, hommes et femmes doivent absorber entre 800 et 1 500 mg de calcium par jour.

# Magnésium : le plus important pour le cœur

LE MAGNÉSIUM EST SCIENTIFIQUEMENT reconnu comme l'élément le plus important pour le cœur. Alors que plus de trois cents enzymes différentes de notre organisme dépendent de lui, 80 % de la population américaine n'en consomme pas en quantité suffisante. Pire encore, rares sont les cardiologues qui se donnent la peine de le prescrire systématiquement. Voilà qui explique la prévalence des cardiopathies.

## Médecine élémentaire

Nous sommes menacés de tous côtés par les risques de carence en magnésium. Ce minéral est totalement absent des aliments industriels sucrés qui constituent désormais plus de 35 % du régime alimentaire de l'individu moyen. Les céréales sont cultivées dans une terre de plus en plus pauvre en magnésium. L'organisme tire sur ses maigres réserves pour se nettoyer des polluants atmosphériques, pesticides et autres nombreuses toxines. La transpiration et le stress épuisent le reste, tout comme les diurétiques et d'autres médicaments. Pour la plupart d'entre nous, une carence en magnésium semble inévitable. Et cela empire avec l'âge. En vieillissant, nous assimilons moins de nutriments contenus dans l'alimentation, magnésium compris. À cause de problèmes dentaires, nous évitons les fruits secs et d'autres sources naturelles qui en sont riches, et nous prenons de plus en plus de médicaments qui en réduisent les réserves.

Le magnésium influence presque tous les aspects de notre santé, mais comme son absence ou sa présence sont la clé des problèmes cardiaques, commençons donc par le cœur.

***Troubles cardio-vasculaires.*** En tant que cardiologue, je reçois plus de patients souffrant de problèmes cardiaques que d'autres affections. J'estime à 98 % le nombre d'entre eux qui ont une carence en magnésium et qui tirent des bienfaits de cette supplémentation. Pourtant, rares sont ceux auxquels leurs médecins en ont prescrit. La liste des bénéfices que l'on peut en tirer exauce le vœu le plus cher de tout cardiaque :

- l'arythmie cardiaque se stabilise,
- la tension artérielle s'améliore,
- l'organisme rééquilibre son taux de potassium, un autre minéral capital pour le système cardio-vasculaire,
- le cœur pompe un plus grand volume sanguin sans nécessiter d'apport supplémentaire en oxygène,
- les vaisseaux contractés se dilatent, permettant une meilleure circulation sanguine,
- les douleurs provoquées par l'angine de poitrine sont moins fortes,
- en empêchant les plaquettes de s'agglomérer, le sang risque moins de former des caillots,
- le taux de cholestérol HDL augmente, tandis que le taux de cholestérol LDL diminue.

***Infarctus aigu.*** En milieu hospitalier, les cardiologues s'intéressent de près aux effets du magnésium sur un patient admis aux urgences, car une demi-douzaine d'études ont démontré qu'il prévient efficacement les complications. L'étude plus vaste qui s'est ensuivie n'est pas parvenue à confirmer ce bénéfice. Selon le Dr Mildred Seelig, spécialiste du magnésium, les bienfaits de ce minéral pourraient être pérennisés grâce à l'individualisation du traitement et un système de posologie souple. Le magnésium, administré en intraveineuse comme dans ces études, peut stabiliser ou déstabiliser le cœur.

***Affections glycémiques.*** La faculté de l'organisme à métaboliser les glucides est étroitement liée au magnésium, ce qui en fait un minéral indispensable pour les diabétiques insulinorésistants. En soi, les perturbations de la glycémie augmentent le risque de carence en magnésium, laquelle compromet à son tour le métabolisme des glucides. Les suppléments permettent aux diabétiques de type 2 de réguler plus facilement leur glycémie. En conséquence, leurs besoins en médicaments antidiabétiques oraux diminuent et peuvent aller jusqu'à disparaître. Les individus sujets à l'hypoglycémie peuvent également stabiliser les irrégularités de leur métabolisme. Bien que ce minéral n'agisse pas de manière aussi spectaculaire sur le diabète de type 1, il n'en demeure pas moins un nutriment bénéfique à ne pas négliger.

***Hypertension artérielle.*** En suivant notre approche nutritionnelle, environ 80 % des patients hypertendus du Centre Atkins réduisent ou éliminent leurs besoins en diurétiques et autres médicaments contre l'hypertension. Tous les ingrédients que nous utilisons contribuent à cette réussite, mais c'est le magnésium qui en est le plus largement responsable. Un hypertendu souffre typiquement d'une carence en magnésium par rapport à un individu bénéficiant d'une meilleure tension. Les suppléments agissent comme un inhibiteur naturel du calcium, remède habituel de l'hypertension, mais sans effets négatifs. Excès d'insuline, faible taux sanguin de potassium (hypokaliémie), vasoconstriction : ce nutriment traite simultanément toutes les causes primaires de l'affection.

***Complications de grossesse.*** La supplémentation en magnésium peut fréquemment remédier aux graves problèmes de tension que peuvent connaître les femmes enceintes et leur bébé. Comme le savent les médecins depuis plus de cinquante ans, ce minéral est le traitement le mieux adapté pour la prééclampsie, complication relativement répandue dans les dernières semaines de grossesse, qui se caractérise entre autres par une élévation de la tension artérielle et une rétention d'eau, entre autres problèmes. Dans les cas extrêmes, la patiente peut souffrir de convulsions ou se trouver plongée dans le coma. Là encore, le magnésium est un traitement très efficace. Selon les chercheurs, environ 60 % de ces complications liées à l'hypertension pourraient être évitées si les femmes enceintes prenaient des suppléments.

En administrant du magnésium au lieu de médicaments, les médecins pourraient également sauver des bébés dont la vie est compromise par l'hypertension. Comme le rapporte un article d'une publication médicale, des médecins ont administré du magnésium à sept nouveau-nés après avoir épuisé toutes les autres solutions thérapeutiques. En diminuant leur tension, l'injection de sulfate de magnésium a sauvé la vie de ces bébés.

***Prolapsus de la valve mitrale.*** Cette affection, due à une faiblesse d'une valve du cœur, augmente l'élimination du magnésium. Réalimenter l'organisme en magnésium permet de corriger la glycémie, l'un des principaux problèmes liés au prolapsus de la valve mitrale, et de diminuer la fatigue qui en constitue probablement l'un des symptômes les plus fréquents.

***Asthme.*** Le magnésium fait partie de mon programme d'amélioration du confort de respiration, conçu pour la bronchite, l'emphysème et autres affections bronchiques chroniques. Administré en intraveineuse, il arrête net la moindre crise d'asthme. Sans danger et totalement efficace, c'est également un excellent traitement d'urgence pour les crises d'allergie soudaine.

***Migraines.*** Dans la plupart des cas, il prévient toute rechute sur une période de plus de vingt-quatre heures. Comme on peut s'y attendre, ce sont les individus souffrant de carence en magnésium qui bénéficient du soulagement le plus durable. Pour remédier à leurs maux, les migraineux chroniques n'ont plus à passer leur temps chez le médecin : une prise orale de magnésium constitue un bon traitement préventif.

***Fibromyalgie.*** Pour tous ceux qui souffrent des douleurs musculaires et articulaires liées à cette affection rhumatismale, le magnésium est un élément important d'un traitement efficace. Je l'utilise également à des doses de 300 à 600 mg pour une affection qui y est liée, le syndrome de fatigue chronique. Il est particulièrement efficace en association avec 1 à 2 g d'acide malique.

***Affections neurologiques.*** Le taux de magnésium est nettement plus bas que la moyenne chez les individus affectés de sclérose multiple, maladie de Parkinson, Alzheimer et autres types de démence. Un grand nombre d'entre eux souffrent également d'un excès d'aluminium dans le tissu cervical, élément connu pour interférer avec le magnésium. Les patients internés en psychiatrie souffrent également de carence en magnésium. Selon certaines études, une déficience complète peut aggraver les symptômes psychiatriques et provoquer un vieillissement prématuré du cerveau.

*Ostéoporose.* Pour prévenir et peut-être faire régresser l'ostéoporose, le magnésium pourrait être plus important que le calcium. Bien qu'il ne constitue qu'une fraction du tissu osseux, ce minéral joue un rôle capital en équilibrant le taux de calcium et en empêchant l'organisme de l'éliminer. Certains scientifiques vont jusqu'à déclarer que le pronostic de la densité osseuse se mesure plus précisément à la quantité de magnésium absorbée qu'à la quantité de calcium. Une carence en magnésium et en éléments traces fait que le calcium absorbé ne se dépose pas dans le tissu osseux, mais ailleurs, peut-être sur les parois artérielles.

*Entraînement sportif.* La croissance et la force musculaire, notamment dans le cadre d'un entraînement sportif aux haltères, repose sur le magnésium. Les suppléments ont particulièrement intéressé les sportifs lors des jeux Olympiques de 1988, surtout dans le domaine de l'aviron, de l'haltérophilie et d'autres sports de puissance.

*Tension prémenstruelle.* Les suppléments ont diminué le nombre de sautes d'humeur qui peuvent survenir à l'approche des règles. Elles apaisent également les migraines prémenstruelles et les infections à levures.

*Cancer.* Les études scientifiques n'ont pas directement porté sur des êtres humains pour déterminer l'existence d'un lien entre cancer et magnésium, mais d'autres indices suggèrent une forte corrélation. Par exemple, des tumeurs peuvent se développer chez des animaux soumis à un régime pauvre en magnésium et une plus forte prévalence de cancers survient lorsque l'eau et le sol en contiennent une plus faible concentration. En outre, les médicaments anti-cancéreux et traitements radiologiques détruisent les réserves de l'organisme en magnésium.

*Autres affections.* Le magnésium devrait être inclus dans tout régime destiné à améliorer le sommeil. En outre, il lutte contre le bruxisme (grincement involontaire des dents durant le sommeil). Il est également efficace dans les cas de sensibilité aux produits chimiques, infections virales ou bactériennes, calculs rénaux et claudication intermittente due à l'artérite des membres inférieurs par rétrécissement de la lumière des artères, provoquant des crampes à la marche.

## Suggestions de supplémentation

Donner aux cellules de l'organisme la quantité optimale de magnésium ne se résume pas à absorber un ou deux suppléments quotidiens. La quantité en soi n'est aucunement une garantie et un surdosage peut être dangereux. Des doses trop élevées de magnésium, notamment sous forme d'oxyde, causent des diarrhées, ce qui en fait un excellent remède à court terme contre la constipation chronique, mais la diarrhée n'est pas une conséquence bénigne. Le surdosage est dangereux, particulièrement dans le cas d'un taux sanguin déjà élevé, ce qui peut se produire lorsque des problèmes rénaux diminuent l'élimination du minéral. Aucun sujet affecté d'une grave insuffisance rénale ne doit absorber de suppléments magnésiques sans surveillance médicale.

Une analyse sanguine est le meilleur moyen de déterminer vos besoins réels et de contrôler l'efficacité de la supplémentation. Ne vous fiez pas aux mesures standard du sérum sanguin. Elles peuvent vous induire en erreur et détectent rarement une carence. La meilleure mesure est la concentration du minéral dans les globules rouges. J'ai découvert que la posologie optimale, dans le cas d'affection liées au magnésium, donnait une valeur légèrement supérieure à la normale dans les globules rouges. Pour la plupart des gens, cela se traduit par une dose quotidienne située entre 400 et 1 000 mg.

Pour atteindre la valeur idéale, certaines formulations fonctionnent mieux que d'autres. L'oxyde de magnésium, forme la plus répandue dans les suppléments, élève facilement le niveau dans le sérum, mais d'autres formes apportent plus directement le nutriment dans les cellules. Je privilégie l'orotate de magnésium, que l'on trouve maintenant plus facilement dans les magasins spécialisés. Le magnésium est également efficace sous forme de taurate, chlorure, glycinate et aspartate.

Les bains de pieds – ou du corps entier – restent une bonne solution. Les sels d'Epsom, constitués de sulfate de magnésium, sont absorbés par voie cutanée en quantité suffisante. En ajouter dans l'eau vous offrira un bain aussi relaxant que nourrissant.

# Potassium : notre plus précieux électrolyte

LE POTASSIUM, MINÉRAL ESSENTIEL, est vital pour le fonctionnement des cellules vivantes. Comprendre son rôle est capital dans la pratique de la médecine. Le potassium, le sodium, le chlorure et les bicarbonates sont appelés des électrolytes. Ils sont responsables de l'équilibre acide-base et de la pression osmotique de l'organisme. Un niveau trop élevé ou trop bas est dangereux. Dans le cas du potassium, des niveaux anormaux sont plus généralement causés par un problème médical que par une carence alimentaire.

Le rôle principal du potassium est de maintenir le fonctionnement de la paroi cellulaire, en association avec le sodium. Le potassium demeure dans les cellules, tandis que le sodium reste à l'extérieur. Sa seconde fonction consiste à soutenir la concentration et l'action du magnésium, nutriment essentiel du cœur : si le niveau de l'un est insuffisant, celui de l'autre a de fortes probabilités de suivre.

Rétablir l'équilibre cellulaire par supplémentation de potassium est l'une des stratégies les plus importantes que nous puissions adopter contre les problèmes cardiaques et le cancer. En cas d'hypertension, il est plus important d'absorber assez de potassium que de diminuer l'apport en sel. Le potassium est également la clé d'une énergie optimale, de la santé du système nerveux, de la contraction musculaire, des performances sportives et d'autres nombreuses fonctions.

## Les médicaments qui menacent le potassium

Je n'ai jamais rencontré de cas d'hypokaliémie (carence en potassium) causée par une alimentation déséquilibrée. C'est la maladie qui est plus souvent en cause. Les vomissements, la diarrhée et la transpiration peuvent, si elles sont sévères ou fréquentes, éliminer suffisamment de potassium pour provoquer une baisse dangereuse. Les traumatismes peuvent également causer une baisse soudaine (entre 50 et 68 % des victimes de blessures souffrent de niveaux insuffisants). Mais la principale cause de la prévalence croissante de l'hypokaliémie est l'utilisation de plus en plus répandue de diurétiques, généralement prescrits contre l'hypertension ou l'insuffisance cardiaque. Environ 20 % des individus qui prennent des diurétiques sont hypokaliémiques. Deux autres types de médicaments, les IEC (inhibiteurs de l'enzyme de conversion de l'angiotensine) et les bêtabloquants, diminuent également le niveau de potassium. Cela va précisément à l'encontre des besoins des patients souffrant d'hypertension ou de cardiopathie.

Un régime pauvre en potassium peut accroître le problème en ne compensant pas cette carence. Les procédés industriels et agricoles actuels peuvent priver les aliments de ce minéral. Fabricants exacerbent le problème en ajoutant du sodium à leurs produits et un excès de sodium conduit à une diminution du potassium. Plus d'un tiers de l'énergie de l'organisme est en réalité consacrée au maintien de l'équilibre sodium-potassium dans les cellules. Dans les pays où les produits alimentaires sont plus naturels et plus riches en potassium, le nombre d'accidents cardiaques et de cancer est nettement plus faible, et leurs populations ont souvent un rapport sodium-potassium dans leur alimentation cent fois meilleur que la plupart des Américains.

Il n'est pas nécessaire d'être un malade cardiaque pour courir un risque de carence en potassium, mais ce problème l'augmente indubitablement. Une bonne santé cardio-vasculaire dépend étroitement de ce minéral, et c'est donc par ce domaine que nous commencerons la liste de ses utilisations thérapeutiques.

***Cardiopathies.*** L'interdépendance avec le magnésium est probablement l'une des principales raisons de l'importance du potassium dans le domaine cardio-vasculaire. Lorsque le taux de potassium est bas, le risque d'affections potentiellement mortelles augmente : arythmies, insuffisance cardiaque et infarctus. La corrélation est si étroite que la mesure du taux de potassium peut être utilisée avec une grande précision pour pronostiquer les risques d'arythmie chez un patient. Selon une étude, une unique portion quotidienne d'aliments riches en potassium peut diminuer presque de moitié le risque de décès par infarctus. Pourtant, les cardiologues préfèrent recourir à des traitements à haut risque pour soigner ces affections. Même lorsque l'objectif est d'aider l'organisme à stocker potassium et magnésium, les cardiologues tendent à utiliser des médicaments plutôt que la solution la plus sûre : corriger une carence en minéraux par l'administration de doses thérapeutiques.

***Tension artérielle.*** Je suis surpris que la médecine traditionnelle privilégie autant le sodium dans le cadre de l'équilibre sodium-potassium pour le traitement de l'hypertension. La littérature médicale démontre que le potassium peut être plus important, dans le traitement comme dans la prévention. Ce que j'ai constaté dans ma pratique quotidienne m'ayant convaincu que ce minéral est nettement plus important, je ne me préoccupe guère du sel. Bien entendu, une absorption anormalement élevée est déconseillée à quiconque souffre d'insuffisance cardiaque ou d'œdème tissulaire. Mais la majorité d'entre nous peut satisfaire son goût pour le sel dans des limites raisonnables sans le moindre risque d'hypertension. Selon de nombreuses études de population, absorber des doses élevées de potassium est plus efficace pour prévenir l'infarctus.

Les recherches mesurant l'ampleur réelle de l'impact du sel ont démontré que diminuer son absorption réduisait la tension artérielle de seulement deux ou trois points en moyenne. En revanche, une alimentation à forte teneur en potassium se révèle très efficace, notamment en association avec un régime sans sucre supplémenté en magnésium et taurine. Même un substitut de sel à base de potassium et magnésium a été jugé efficace. Cependant, l'action antihypertensive du potassium diminue selon la durée du traitement. Plus de trente études contrôlées attestent de l'efficacité du potassium comme régulateur de la tension.

Supprimer à mes patients les diurétiques qui les privent de potassium est l'un de mes principaux objectifs. Les médicaments ne résolvent rien : non seulement leur utilisation contribue au risque d'hypertension en privant leur organisme de potassium et magnésium (jusqu'à des niveaux dangereux), mais en plus ils forcent leur organisme à produire une plus grande quantité de biomolécules qui augmentent la tension artérielle.

***Faiblesse musculaire et asthénie.*** La faiblesse ou l'asthénie sont sans doute les indicateurs les plus communs d'un manque de potassium. Les crampes des membres inférieurs, notamment lorsqu'elles sont insomniantes, peuvent également être dues à une carence de ce minéral (ainsi que de calcium et de magnésium). J'ai observé bien des patients qui, en raison de la faible concentration sanguine de cet électrolyte, étaient incapables de monter un escalier sans fatigue. Les adeptes des régimes basses calories et ceux qui pratiquent des sports exigeants sont particulièrement sujets à la perte d'énergie liée au potassium. Tout comme les personnes âgées. Une quantité insuffisante de potassium et de magnésium peut contribuer à l'apparition d'un syndrome de fatigue chronique.

Contrebalancer la carence avec des doses de 250 à 500 mg d'aspartate de potassium et d'aspartate de magnésium peut souvent rétablir le tonus musculaire, le niveau d'énergie et les facultés d'endurance. Le processus prend généralement une semaine. Si ce duo de nutriments ne suffit pas seul, il constitue cependant une adjonction précieuse à tout traitement d'autres types de fatigue.

## Suggestions de supplémentation

La meilleure source de potassium est l'alimentation, et non les suppléments. Les aliments entiers, non raffinés et issus de l'agriculture biologique en contiennent de plus grandes quantité que les produits traités. Je privilégie le persil et les graines de tournesol. Les amandes et autres fruits secs constituent une autre source de bonne qualité, ainsi que certaines viandes et poissons, particulièrement le flétan, la morue, la dinde, le blanc de poulet et le faux-filet. Mentionnons également certains légumes, dont les champignons, les bettes et les épinards ainsi que quelques fruits tels que le melon et l'avocat.

Eh oui, ce régime ne comprend pas de bananes. Bien que recommandées régulièrement par de nombreux médecins, sans doute mal informés, les bananes contiennent peu de potassium. Tout comme le jus d'orange. Tous deux sont malheureusement riches en glucides, qui peuvent déséquilibrer la glycémie.

La meilleure manière d'absorber du potassium est d'acheter en supermarché un substitut de sel à base de chlorure de potassium et d'en saupoudrer généreusement vos plats. Ne perdez pas votre temps à chercher des gélules de potassium en magasin spécialisé. D'après la réglementation de la FDA, les gélules vendues sans ordonnance ne peuvent en contenir plus de 99 mg, ce qui représente une quantité fort peu significative : il faut en absorber quinze pour obtenir l'équivalent de deux cachets délivrés sur ordonnance. En outre, certaines peuvent provoquer des irritations de l'estomac. Si vous connaissez réellement une carence en potassium, il y a certainement une raison médicale : vous devrez donc consulter et il vous faudra des doses sur ordonnance de 3 600 mg ou plus, qui ne doivent être prises que sous surveillance médicale. Presque tous les médecins sont familiers de la prescription de ce minéral et devraient pouvoir déterminer les causes de votre carence.

## Fer : L'arme à double tranchant

LE FER EST LE REMÈDE traditionnel à l'anémie et il est essentiel à l'hémoglobine qui transporte l'oxygène à toutes les cellules de l'organisme. Un grand nombre des toniques de ce siècle ont probablement dû leur efficacité à leur teneur en fer, et ce minéral peut également expliquer l'efficacité de deux autres traitements obsolètes : la saignée et la pose de sangsues. En diététique, le fer est une arme à double tranchant : l'un des côtés est rouillé et toxique. Il peut contribuer au durcissement des artères, aux maladies cardiaques et au cancer. Il convient donc de manier cette arme avec précision.

La prise de suppléments de fer devrait être l'une de vos décisions nutritionnelles les plus mûrement réfléchies. Les carences sont d'évidence une menace immédiate pour la santé : l'anémie est un problème planétaire, notamment dans le tiers-monde. La plupart des individus peuvent absorber la DQR en se contentant de manger de la viande rouge. Le commerce très répandu de gélules et toniques de fer, surtout ceux à base de formes surdosées du minéral, a conduit les autorités médicales à ignorer le coût de tels excès.

## Dangers de la carence

L'anémie est la conséquence la plus connue d'une carence en fer, mais ce n'est pas la seule. Même une faible carence peut conduire à des déficiences d'apprentissage, à l'asthénie, un affaiblissement du système immunitaire et à une diminution des sécrétions d'hormones thyroïdiennes. Le cancer de l'estomac est également associé à une carence en fer. Chez les femmes, l'impossibilité chronique à perdre du poids est un indice, conséquence des faibles sécrétions de la thyroïde. Dans une étude, des femmes absorbant des suppléments de fer ont réagi par une augmentation de la fonction thyroïdienne. Et un groupe d'adolescentes prenant des suppléments pour corriger une légère carence anémique a vu ses capacités d'apprentissage augmenter, comme l'ont prouvé leurs meilleurs résultats à des tests d'apprentissage et de mémoire.

Les enfants, les femmes non ménopausées et les personnes âgées connaissent la plus grande probabilité de carence en fer. Les exigences de croissance de la grossesse, de l'enfance et de l'adolescence augmentent les besoins de l'organisme et, à mesure que nous vieillissons, notre capacité à absorber ce minéral diminue. La moindre perte de sang présente également un risque. Par exemple, durant la période des règles, une femme perd en moyenne 30 mg de fer.

Un régime sans viande riche en hydrates de carbones ou en fibres contribue à la carence en fer. Boire du thé ou du café réduit également son absorption, tout comme le mélange d'aliments riches en calcium et en fer au cours du même repas. Les femmes absorbent environ 30 à 50 % de fer en plus dans un repas si son taux de calcium est bas.

Enfin, prendre de l'aspirine ou d'autres anti-inflammatoires non stéroïdiens peut provoquer une perte de fer ou y contribuer en causant des saignements internes qui passent souvent inaperçus. Selon une étude, 52 % d'individus souffrant d'arthrite rhumatoïde sont carencés en fer. D'après moi, cette carence provient davantage de leur traitement que de la maladie elle-même.

## Excès de fer : aucune issue possible

Comme nous le savons tous, tous les excès sont nuisibles. Le fait est qu'une fois le fer assimilé par l'organisme, il ne peut en ressortir. Une grande partie est recyclée, mais pas éliminée ni consommée. En dehors des périodes de croissance, grossesse, menstruation ou d'autres circonstances où nous perdons du sang, nous n'en éliminons qu'une infime quantité, principalement dans les urines, la transpiration, dans le cas de certaines maladies et lors du renouvellement des cellules du derme.

Vous vous rappelez peut-être d'après vos cours de chimie que le fer (comme le cuivre) passe facilement de la forme ferreuse (deux électrons) à la forme ferrique (trois électrons). Cela en fait un agent dans les réactions d'oxydation/réduction, qui contribuent à transmettre l'oxygène par le biais des cellules sanguines, mais lui donne également le rôle d'un radical libre qui oxyde les tissus et les endommage.

En d'autres termes, toute quantité de ce minéral qui n'est pas utilisée par l'hémoglobine ou d'autres protéines se promène dans l'organisme sous forme de « fer libre », sujet au processus d'oxydation en radical libre. Une fois transformées en radicaux libres, les molécules de fer oxydées causent le même type de dégât aux cellules avec lesquelles elles entrent en contact. Le chercheur en cardiologie finlandais Jukka Salonen a fait voler en éclats les fondements de la cardiologie en révélant l'impact véritable du cholestérol et du fer sur le durcissement des artères. Ses recherches ont conclu que le cholestérol LDL ne devient dangereux pour les artères que lorsqu'il s'oxyde et que les hommes souffrant d'une forte concentration de fer (ou de cuivre) courent tout particulièrement ce risque.

Il se trouve donc que c'est le fer, et non les œstrogènes, qui explique le risque de maladies coronaires chez les femmes non ménopausées et pourquoi ce risque augmente après la ménopause ou une hystérectomie. La preuve irréfutable en est que même lorsque les ovaires ne sont pas enlevés après une simple hystérectomie et continuent à produire des œstrogènes, le risque de maladie cardiaque de la femme commence à augmenter – dans les mêmes proportions que chez les femmes ayant subi une ablation des ovaires. Les pertes de sang régulières des femmes maintiennent leur taux de fer à un niveau peu élevé, voire déficient.

Les œstrogènes contribuent surtout à la protection cardiovasculaire dans la mesure où ils permettent l'ovulation et les règles. Cet unique fait infirme l'une des raisons habituellement invoquées pour la thérapie hormonale de substitution.

Les excès de fer sont impliqués dans d'autres maladies. Il pourrait s'accumuler jusqu'à des quantités toxiques dans nos organes et tissus, y compris les articulations, le foie, les gonades et le cœur. Il pourrait également alimenter le développement de bactéries dangereuses et de cellules de tumeurs malignes, ainsi que stimuler l'activité de radicaux libres favorisant l'apparition de cancers. L'une des raisons pour lesquelles les fibres nous protègent du cancer du côlon pourrait être qu'elles se lient au fer, empêchant le minéral de causer des dommages dus à l'oxydation. En brûlant les excès de fer, les activités sportives peuvent agir de la même manière. Mais n'oubliez pas cependant qu'une carence en fer peut conduire également au cancer. Je le répète : conserver un équilibre optimal est difficile.

De grandes quantités de fer ont été découvertes dans le cerveau de patients atteints de la maladie de Parkinson et il pourrait perturber suffisamment le système nerveux central pour aggraver, sinon causer des maladies mentales. Lors d'une petite étude, sept patients en psychiatrie traités pour excès de fer ont vu leur comportement s'améliorer de manière significative. Durant les mois suivant le traitement, leurs symptômes ne sont pas revenus.

## En résumé

Si carence et excès de fer sont dangereux l'un et l'autre, lequel est le pire ? Eh bien, d'après un sondage réalisé en 1997 par le gouvernement américain sur près de quatre mille personnes âgées, lorsque l'être humain atteint soixante-dix ans, mieux vaut un excès. Les hommes et les femmes ayant les plus hautes concentration sanguines présentaient un taux de mortalité générale inférieur de respectivement 38 et 28 %.

## Le bon et le mauvais fer

Croyez-le ou non, notre organisme est conçu pour contourner le dilemme du fer. La médecine orthodoxe et les pratiques nutritionnelles les plus répandues semblent en revanche conçues pour circonvenir la nature. Il existe deux formes de fer. Savoir laquelle utiliser et où elles se trouvent est fondamental pour protéger l'organisme de leurs dangers potentiels.

1. Fer hémique. La forme naturelle, organique et disponible biologiquement ne peut pas produire d'excédents et n'est pas sensible à l'oxydation en radical libre. L'organisme ne pouvant absorber au cours d'un seul repas que 2 mg de fer hémique, qui se trouve dans la viande rouge, le poulet et le poisson, aucun surplus ne s'accumule.

2. Fer non hémique. C'est cette forme synthétique et non organique que nous devons éviter, mais c'est celle qui se trouve dans la plupart des suppléments et aliments enrichis, y compris ceux à base de farine « enrichie ». Il apparaît généralement sur les étiquettes sous les termes de gluconate, fumarate ou sulfate ferreux. L'organisme peut absorber jusqu'à 20 mg de fer non hémique en une seule fois, ce qui peut conduire à un haut niveau d'accumulation et, par conséquent, augmenter les risques de cancer et de maladies cardiaques.

En Belgique, en France, en Italie, en Allemagne et aux Pays-Bas, l'industrie alimentaire a interdiction d'ajouter du fer aux farines. Des recherches suédoises confirment que la farine enrichie en fer peut jusqu'à tripler l'incidence de cancer primitif du foie et jusqu'à décupler celle d'hémochromatose, affection où les intestins absorbent plus de fer que l'organisme n'en requiert. Ironie du sort, la farine enrichie en fer non organique est la pierre angulaire du régime prôné par le gouvernement américain, qui recommande que nous en consommions au moins six portions par jour.

## Suggestions de supplémentation

La plupart d'entre nous a besoin de supplémentation en fer, mais, avec le dilemme entre bon et mauvais fer, il est difficile de généraliser. Globalement, les femmes qui connaissent un flux menstruel abondant et prolongé auraient besoin de supplémentation, tout comme les individus pratiquant des activités physiques intenses. Ceux qui ne devraient pas se supplémenter en fer sont :

• les personnes âgées ne souffrant pas d'anémie. Le risque de cancer augmentant avec l'âge, elles doivent éviter les suppléments de fer et les aliments enrichis en fer,

• les personnes souffrant d'infection gastro-intestinale. Les suppléments de fer doivent être évités durant l'infection, car les micro-organismes, causes de la maladie, peuplant le tube digestif se nourrissent de ce minéral,

• les enfants nourris au sein. Contrairement aux conclusions des premières études pédiatriques, le fer contenu dans le lait maternel est bien assimilé et n'alimente pas les bactéries gastro-intestinales. Une supplémentation en fer peut souvent causer ou empirer les infections gastro-intestinales de l'enfant.

Pour plus de sécurité, ne prenez jamais aucun supplément de fer sous forme de cachet ou tonique sans analyse sanguine sous contrôle médical. Mais attention, pas n'importe quelle analyse. La numération ordinaire d'hémoglobine et d'hématocrites vous permettra de savoir si vous êtes anémique, mais non pas de mesurer précisément une carence en fer. Les analyses du plasma sont également assez peu significatives.

La meilleure solution est une recherche de ferritine dans le sérum, qui permet de mesurer la quantité de fer stockée par l'organisme. Elle sera basse si vous souffrez de carence, élevée en cas d'excès. Le taux de fer sérique sera également bas en cas de carence, tandis que le taux de transferrine (molécule chargée de transporter le fer) sera élevé ou normal. Le taux maximum « normal » de ferritine est d'environ 250 µg/l chez les femmes et de 450 µg/l chez les hommes. Si votre taux de ferritine est supérieur à 750 µg/l, demandez à votre médecin de procéder à un dépistage d'hématochromatose. Un excès de fer est plus commun que ne l'admettent les médecins au quotidien, et ils en envisagent rarement l'éventualité.

Si les analyses révèlent une carence, la meilleure thérapie est à la fois simple et délicieuse : augmentez d'au moins un kilo par semaine les portions de viande rouge. Le poulet et le poisson conviennent également. Comme je l'ai dit, la viande animale contient du fer hémique qui, contrairement aux suppléments de synthèse, ne s'accumule pas dans l'organisme. Pas plus qu'il ne provoque d'élévation des radicaux libres, processus lié au cancer du côlon.

Si vous ne souhaitez pas augmenter votre ration de viande, achetez des suppléments de fer hémique en boutique diététique. Disponible depuis quelques années, il se présente sous la forme de gélules de ferritine. Leur seul inconvénient est leur prix. La dose par gélule est limitée à 5 mg et combattre l'anémie exige au moins dix gélules par jour. L'extrait liquide de foie constitue une autre source de fer naturel sans danger. Mais surtout, évitez les suppléments de synthèse au fer non hémique, sauf si l'anémie exige un traitement immédiat.

Pour renforcer l'absorption de fer, songez à prendre des vitamines A (environ 20 000 UI) et C. La vitamine A peut contribuer à élever le taux de fer dans le sang, ce qui peut être utile pour un individu souffrant d'insuffisance thyroïdienne, problème affectant la capacité à convertir le bêtacarotène en vitamine A. Les individus souffrant de cette affection, testés pour déceler une carence en fer, doivent s'assurer par la même occasion que l'analyse sanguine mesure également leur taux de vitamine A.

La vitamine C, qu'elle provienne des fruits et légumes ou de suppléments ordinaires de 500 mg, permet à l'organisme d'assimiler de plus grandes quantité de fer hémique dans les aliments. Des doses élevées n'exposent pas au risque d'excès d'absorption de fer.

## Zinc : le dopant du système immunitaire et le guérisseur des blessures

LE ZINC EST CAPITAL pour le fonctionnement correct de toutes les cellules de l'organisme. Sa consommation insuffisante dans toute la population mondiale menace de provoquer une véritable crise sanitaire. À mesure que nous appauvrissons en zinc les terres cultivables et que nous consommons moins de protéines animales, certains experts estiment qu'une supplémentation à large échelle ou un enrichissement des aliments deviendra nécessaire.

L'apport des quantités nécessaires de zinc à l'organisme a révolutionné la médecine nutritionnelle en lui permettant de maîtriser un éventail exceptionnellement large d'affections liées à sa carence – parmi lesquelles schizophrénie et autres maladies mentales, diabète, hypertrophie de la prostate, cataractes, maladies cardiaques, dégradation du cerveau et du système nerveux, dysfonctionnements immunitaires, problèmes digestifs, ulcères, allergies alimentaires, accumulation de métaux toxiques, cicatrisation difficile, rhumes, ostéoporose, problèmes dermatologiques, asthénie, manque d'appétit, difficultés d'audition, anorexie et boulimie, ainsi que nombre de symptômes de déséquilibre de la glycémie.

Bien que le taux de zinc d'un individu soit un important indicateur de son état de santé, jusqu'à une période récente, la médecine nutritionnelle n'avait jamais eu les moyens de le mesurer adéquatement dans les cellules. Les analyses sanguines classiques n'ont jamais donné de valeur juste. Mais un simple test de goût très facilement réalisable chez soi peut se révéler crucial pour déterminer si l'individu est suffisamment alimenté en zinc.

Ce test fonctionne parce que le sens du goût dépend de ce minéral. Prenez simplement une gorgée de sulfate heptahydrate de zinc, supplément liquide très facile à se procurer, et faites-la tourner dans votre bouche. Si vous remarquez immédiatement son goût amer, vous ne souffrez pas de carence. En revanche, si vous ne sentez rien ou s'il vous faut un peu de temps pour reconnaître cette amertume, vous avez besoin d'une supplémentation en zinc.

Il est probable que vous n'en sentiez pas instantanément le goût. Les suppléments de calcium et régimes riches en calcium peuvent réduire l'absorption de zinc de près de 50 %. Ce minéral est rapidement éliminé de l'organisme par le stress (qu'il soit physique, émotionnel ou chimique), ainsi que par l'exposition aux métaux toxiques, polluants et pesticides. Le vieillissement nous défavorise naturellement, car notre estomac ne secrète plus la quantité d'acide nécessaire à son absorption. En regard de l'incidence élevée de carences en zinc chez les malades du troisième âge, nous devrions sans doute considérer la supplémentation en zinc comme une obligation pour tous les adultes.

***Maladies neurologiques.*** En m'initiant à la médecine nutritionnelle, le Dr Carl Pfeiffer m'a enseigné que le zinc (ainsi que son minéral allié, le manganèse) est le traitement essentiel pour des troubles psychiatriques graves tels que la schizophrénie et la dépression clinique. Il considère la schizophrénie comme un « syndrome de dysperception » causé par des déséquilibres biochimiques. Entendre des voix, par exemple, est simplement un défaut de perception pouvant souvent être éliminé par l'administration de zinc, manganèse et vitamines B.

Une carence en zinc peut être un facteur contributeur dans un grand nombre d'affections neurologiques et neuropsychiatriques – épilepsie, sclérose multiple, maladie de Huntington, dyslexie, psychose aiguë, démence, anorexie nerveuse, déficit d'attention et dépression.

La supplémentation en zinc peut contribuer à prévenir la maladie d'Alzheimer. La présence d'hormone du thymus dépendante au zinc, la thymuline, est presque indétectable chez les sujets atteints d'Alzheimer, ce qui indique qu'une carence en zinc joue un rôle dans l'apparition de la maladie.

***Renforcement du système immunitaire.*** Comme la vitamine C, le zinc terrasse les virus responsables des rhumes, à condition de réagir tôt. Mieux vaut sucer des pastilles de zinc qu'avaler des antibiotiques. Une étude de la clinique de Cleveland a conclu que l'utilisation de pastilles de zinc réduisait les symptômes de rhumes d'une moyenne de sept à quatre jours.

Les malades du sida souffrent presque tous d'une carence en zinc, qui contribue de manière significative à l'affaiblissement soutenu d'un système immunitaire déjà endommagé. Le rétablissement d'un taux normal, à des doses quotidiennes d'environ 100 mg, s'est révélé l'une des plus importantes stratégies pour stabiliser leur fonction immunitaire et réduire les complications de la maladie.

L'apparition de cancers est favorisée par un taux de zinc bas. Les individus affectés d'une tumeur maligne voient diminuer radicalement leur élimination du minéral, ce qui indique, selon des chercheurs tchèques, que l'organisme a utilisé ses réserves en zinc lors des premiers stades inflammatoires du développement du cancer. La supplémentation stimule la genèse de globules blancs, l'un des composants du système immunitaire chargé de combattre les tumeurs, et plus généralement soutient les activités de nos neutrophiles, lymphocytes T et autres cellules tueuses de tumeurs (NK). Elle est également nécessaire à la production de thymuline, la principale hormone du thymus.

***Diabète.*** Sur le long terme, la plus précieuse contribution médicale du zinc est peut-être sa capacité à rééquilibrer le taux de glucides dans le sang. Ce minéral soutient le pancréas dans la fabrication d'insuline et peut protéger les sites récepteurs de toutes les membranes cellulaires permettant à l'hormone d'y pénétrer. Chez les individus diabétiques, le zinc permet également de faire baisser le cholestérol.

***Dermatologie.*** Presque toutes les affections dermatologiques s'améliorent grâce au rétablissement du taux de zinc. À des doses d'au moins 100 mg, il est particulièrement utile pour le traitement de l'acné, considérée par certains chercheurs comme une affection résultant d'une carence en zinc et en acides gras. La supplémentation ne donne pas de résultats immédiats : des semaines, voire des mois, peuvent passer avant que vous n'en constatiez les résultats sur votre peau.

***Affections génitales.*** Bien qu'il ait la réputation d'un nutriment masculin, le zinc est fondamental pour la santé de l'appareil génital et reproducteur des deux sexes. Nous en avons tous besoin pour assurer notre fertilité et je le recommande généralement lorsque la libido d'un ou une patiente a besoin d'un petit coup de pouce. Il est également parfait pour d'autres problèmes spécifiques à chaque sexe :

• Hommes. L'hypertrophie bénigne de la prostate, qui atteint désormais des proportions presque épidémiques chez les hommes de plus de cinquante ans, est fortement corrélée à une carence chronique en zinc. Le besoin fréquent d'uriner et d'autres symptômes de l'hypertrophie diminuent très nettement avec la prise de zinc, surtout si elle est associée à de l'extrait de palmier nain (*Serenoa repens*), des acides gras essentiels et plusieurs acides aminés dont la glycine, l'alanine et l'acide glutamique. Une carence en zinc peut également altérer la spermatogenèse et la production de testostérone, alors que l'administration de suppléments de glutamate de zinc à un groupe d'hommes sexagénaires a *doublé* leur taux de testostérone sérique.

• Femmes. La carence en zinc peut conduire à une série de problèmes liés à la grossesse, dont l'avortement spontané, la toxémie, le retard de croissance et un accouchement difficile. Même un modeste supplément quotidien de 22 mg administré dans une étude a permis à des femmes de donner naissance à des bébés bénéficiant d'un poids plus élevé à la naissance. La femme enceinte peut prendre sans aucun risque des doses quotidiennes de 10 à 60 mg.

Le taux de zinc est généralement plus bas chez les femmes souffrant de tension prémenstruelle. Une carence peut diminuer la production de progestérone, qui à son tour peut provoquer des envies d'aliments sucrés ou salés.

***Cicatrisation.*** L'un des premiers soins traditionnels pour toute blessure superficielle ou irritation de la peau est la pommade à la calamine. Ses pouvoirs cicatrisants proviennent de sa forte concentration en zinc qui favorise la synthèse de protéines. C'est pourquoi je conseille à mes patients de prendre des suppléments en zinc avant et après toute opération chirurgicale.

Appliquée directement, une pommade d'oxyde de zinc améliore de 83 % la cicatrisation des ulcères de la jambe. Les individus qui en sont affectés souffrent généralement d'une carence en zinc. Le zinc liquide est également un traitement local efficace pour les ulcères creusants. La supplémentation en zinc est un « must », avant et après toute procédure chirurgicale.

***Ulcères gastro-intestinaux.*** Si vous prenez un traitement anti-inflammatoire ou des antihistaminiques, vous aurez besoin de zinc pour aider à la cicatrisation des ulcères qui peuvent en résulter. Si vous prenez un traitement anti-acide, vous courez un risque de carence, car l'assimilation du zinc dépend de l'acide chlorhydrique sécrété par l'estomac.

***Troubles du comportement alimentaire.*** Tous les patients que j'ai traités pour anorexie, boulimie, ou tout autre désordre alimentaire, ont été considérablement aidés par une supplémentation liquide de sulfate heptahydrate de zinc. C'est une préparation remarquable.

Les mauvaises habitudes alimentaires prédisposent déjà les adolescents à de nombreuses carences, et un taux trop bas de zinc est associé à l'anorexie et à la boulimie. La supplémentation les aide très efficacement à rétablir leur équilibre pondéral. Seize jeunes femmes anorexiques participant à une étude contrôlée et recevant une supplémentation en zinc ont repris deux fois plus de poids que celles du groupe recevant un placebo.

***Affections oculaires.*** Les antioxydants jouent un rôle capital dans l'entretien de la vision et la protection de nos délicats tissus oculaires. Mais ils ne travaillent pas seuls. Une carence en zinc peut contribuer à l'une des plus fréquentes causes de cécité, la dégénérescence maculaire. La prise de suppléments à des doses de 100 à 200 mg peut ralentir la dégradation progressive de la rétine provoquant cette affection. Le zinc est également utile pour le traitement et la prévention de la cataracte.

***Problèmes gastro-intestinaux.*** Quarante pour cent des individus souffrant de la maladie de Crohn présentent une carence en zinc, et la rééquilibration de leur taux de zinc est capitale pour vaincre cette maladie du système digestif. Dans les pays en voie de développement, la supplémentation en zinc des enfants carencés diminue le nombre de cas de dysenterie et de diarrhées.

***Arthrite rhumatoïde.*** Les individus affligés de cette inflammation articulaire sont généralement très carencés en zinc. Si vous avez l'intention de vous supplémenter en zinc, assurez-vous également de prendre du cuivre, traitement extrêmement efficace. Le ratio zinc/cuivre est idéalement d'environ huit pour un.

***Autres utilisations.*** Nous sommes de plus en plus vulnérables aux agressions toxiques de la pollution lorsque notre taux de zinc diminue. Dans une étude portant sur deux cents personnes choisies au hasard et qui présentaient une sensibilité chimique, 54 % souffraient d'une carence en zinc.

***Drépanocytose.*** Cette maladie du sang augmente le risque de carence en zinc, rendant d'autant plus importante la supplémentation.

## Suggestions de supplémentation

À titre préventif, la plupart d'entre nous peuvent se satisfaire d'une dose quotidienne de 15 à 25 mg de zinc. Utilisez le test de goût comme guide. Si vous avez du mal à percevoir l'amertume, augmentez la dose jusqu'à la sentir, à concurrence maximale de 150 mg. Le sulfate heptahydrate de zinc liquide est en soi facilement assimilé et constitue une excellente forme de supplémentation. Sous forme de gélules, je préfère prescrire le zinc monométhionine, bien que le picolinate, l'aspartate, l'orotate et le chélate de zinc soient très efficaces. Le sulfate de zinc utilisé en jardinage l'est également.

La prise de zinc ne présente aucun risque, à condition de respecter certaines précautions. Le zinc entre en concurrence avec d'autres minéraux dans le processus d'assimilation, notamment le cuivre, le manganèse et le fer. Une dose quotidienne supérieure à 200 mg peut entraîner une carence de ces autres minéraux ou même des formes associées d'anémie. Une étude récente indique que l'excès de zinc peut conduire à une prise de poids. Si vous souffrez de l'une des affections citées plus haut, qui exige une supplémentation en zinc, et que votre test de goût indique une carence, vous aurez peut-être besoin de doses élevées. Ne les prenez que sous surveillance médicale et, à moins de traiter un problème dû à l'excès de cuivre comme la dépression ou la schizophrénie, assurez-vous que votre ratio zinc/cuivre demeure de dix pour un.

Vous comprenez maintenant pourquoi tant de nutritionnistes accordent une place privilégiée au zinc.

# Cuivre : le remède à l'arthrite rhumatoïde

LE CUIVRE EST UN MINÉRAL PUISSANT. Non seulement il est essentiel pour aider le cœur à fonctionner correctement, mais il contrôle également les taux de cholestérol, de glucose et d'acide urique. En outre, il renforce le squelette, favorise le développement des globules rouges et blancs, soutient le système immunitaire, contribue à la croissance infantile et est l'un des principaux traitements de l'arthrite rhumatoïde. Mais, comme pour le fer, il est crucial de conserver un équilibre correct. L'excès comme la carence peut augmenter l'activité des radicaux libres et augmenter par là même le risque de maladie cardiaque et d'autres affections dégénératives chroniques. Un médecin et des analyses en laboratoire peuvent déterminer si votre taux de cuivre est trop élevé ou trop bas.

Nombreux sont les Américains susceptibles de souffrir de carence en cuivre que d'excès. Selon des études récentes, seulement 25 % des Américains consomment suffisamment de cuivre. La plupart n'en absorbent que 50 à 60 % de la DQR, qui est de seulement 2 mg par jour. Les végétariens risquent également la carence, et notre consommation d'édulcorants à base de fructose, qui peuvent faire diminuer le taux de cuivre, augmente cette carence. Enfin, la carence en cuivre est particulièrement répandue chez les pensionnaires de maisons de retraite.

## Le cuivre et le cœur : ami ou ennemi ?

Le cuivre est essentiel pour maintenir le bon fonctionnement de la pompe cardiaque, prévenir les aneurismes et assurer la croissance d'un tissu conjonctif artériel solide. Le tissu conjonctif du cœur lui-même s'appuie sur le cuivre pour prévenir une forme nutritionnelle de cardiomyopathie. Quand nous limitons le cuivre, nous perdons une enzyme appelée céruloplasmine, antioxydant vital qui nous protège de la menace du fer libre.

La carence en cuivre a été identifiée comme un important facteur possible de maladie coronaire. Mais l'excès n'est pas forcément meilleur : un taux élevé de cuivre sérique peut également présenter un risque. Une surcharge contribue au dépôt de cholestérol dans les parois artérielles, augmentant ainsi le risque d'infarctus. À un niveau normal, le cuivre préviendrait un tel accident. Le cardiologue finlandais Jukka Salonen a découvert que les hommes avec un taux élevé de cuivre étaient beaucoup plus susceptibles de présenter des niveaux élevés de cholestérol LDL oxydé, et ses collègues ont confirmé qu'un taux de cuivre élevé (et un taux faible de zinc) était fortement corrélé à l'augmentation des probabilités d'accident coronaire. C'est pourquoi il est capital de surveiller le taux de cuivre par des analyses de sang.

***Squelette.*** Étant indispensable à la fabrication du collagène dans les os, le cuivre est un supplément clé de la cicatrisation. Une carence en cuivre est fréquente chez les femmes âgées sujettes aux fractures des membres inférieurs. La supplémentation pourrait réduire la fréquence de ces accidents.

***Arthrite rhumatoïde.*** L'utilisation de cuivre pour le traitement de l'arthrite rhumatoïde fournit l'un des meilleurs exemples de la supériorité d'un nutriment sur un traitement médicamenteux classique. Je l'ai utilisé régulièrement au bénéfice de milliers de mes patients en suivant les indications d'un article scientifique capital des chercheurs Walter Hangarter et John R. Sorenson. Ils avaient administré à 1 140 arthritiques rhumatoïdes des doses intraveineuses de salicylate de cuivre. Pour 89 % des patients, le gonflement articulaire a diminué et la souplesse des articulations s'est améliorée. La fièvre et les autres symptômes d'activité rhumatismale ont disparu pendant une moyenne de trois ans. Dans une autre étude de Sorenson, le salicylate de cuivre a soulagé 168 patients sur 280 de douleurs aux jambes et d'autres symptômes de névrite sciatique.

Le cuivre aide l'organisme à produire la superoxyde dismutase (SOD), l'enzyme anti-inflammatoire intracellulaire la plus efficace. La clé du succès de Sorenson réside dans l'identification du composé de cuivre adapté : le salicylate et l'aspirinate de cuivre étaient les plus efficaces. Comme ils contribuent également à la guérison des ulcères gastro-duodénaux, ils sont l'opposé exact des anti-inflammatoires non stéroïdiens habituellement prescrits contre l'arthrite.

Ces composés de cuivre n'ont jamais été soumis à l'approbation de la FDA. En conséquence, en pratique, ils n'existent pas.

La meilleure solution de remplacement disponible est le sébacate de cuivre, qui imite l'action anti-inflammatoire du SOD et est bien plus efficace que tout autre composé, tels que le gluconate, le sulfate et l'acétate de cuivre. Les recherches sur les animaux démontrent qu'il est très difficile d'ingérer une dose toxique de sébacate de cuivre. C'est un composé très bien assimilé par l'organisme et, au sein d'un complexe minéral, il ne se lie pas aux protéines, comme les composés de cuivre simples. En revanche, le gluconate de cuivre, composé le plus répandu dans les complexes multivitamines courants, peut ne pas élever la concentration du minéral dans le sang, l'urine ou les cheveux.

***Infections à levures.*** Le cuivre joue un rôle important dans l'équilibre bactérien qui protège des candidae, mais une quantité excessive est contreproductive et renforce la nature pathogène de la levure. Les complexes de cuivre tels que le sébacate montrent des effets antifongiques et bactéricides directs.

***Autres affections.*** Les recherches et expériences cliniques futures aideront les médecins à utiliser pleinement le cuivre dans les traitements. Le sébacate de cuivre, par exemple, semble utile contre le diabète, les affections d'origine radiologique, le cancer et les convulsions. Il peut également améliorer la cicatrisation. Une carence en cuivre affaiblit le système immunitaire. Rétablir un niveau optimal le renforce.

## En cas de prise excessive

Examinons le revers de la médaille et passons en revue les risques d'une prise excessive de cuivre. Le risque dépend plus de la forme que de la quantité. Tout repose sur le choix entre forme organique et non organique. Par exemple, les individus qui boivent l'eau du robinet passant par des canalisations aux parois intérieures recouvertes de cuivre sont plus susceptibles de surdosage que ceux qui ingèrent de grandes quantités de cuivre biologique.

La compréhension des effets du cuivre sur l'organisme repose sur celle de sa relation avec le zinc. La toxicité potentielle d'un excès de cuivre est corrélée à la carence correspondante en zinc.

Le Dr Carl Pfeiffer a enseigné à toute une génération de psychiatres nutritionnistes que l'excès de cuivre cause, dans bien des cas, schizophrénie, dépression et anxiété. Grâce à ses tests sophistiqués en laboratoire, il a découvert un excès de cuivre chez plus de 20 % de ses patients en psychiatrie. Il a traité cette surcharge par un programme de supplémentation en zinc, manganèse, molybdène et vitamine $B_6$.

Ce même ratio élevé cuivre/zinc a été accusé de déclencher des migraines, bien que, selon des chercheurs, le cuivre n'en soit responsable que parce qu'il permet l'accumulation de composés qui contractent les vaisseaux sanguins. Un excès a été observé chez des patients souffrant de dégénérescence maculaire de la rétine et des études sur des animaux ont prouvé qu'un taux élevé peut endommager les yeux.

La plus grande sensibilité des femmes aux excès de cuivre est probablement liée à la relation qu'entretient le minéral avec les œstrogènes ainsi qu'avec le zinc. Les tensions prémenstruelles et l'utilisation de pilules contraceptives, par exemple, sont associées à un taux élevé de cuivre dans le sang. Tout comme la prééclampsie, le cancer du sein, le lymphome et la leucémie chronique.

## Suggestion de supplémentation

Tant que je ne possède pas les résultats d'un dosage sanguin de cuivre, zinc et parfois manganèse sériques, je ne recommande pas de suppléments de cuivre aux femmes. Si un homme ne présente ni antécédent familial de maladie cardiaque ni problèmes psychologiques, je devance les analyses et j'autorise un programme de supplémentation prudent d'environ 2 à 3 mg quotidiens, équilibrés par 30 mg de zinc. Cependant, quand je traite une arthrite rhumatoïde ou une affection similaire, j'utilise entre deux et quatre gélules de sébacate de cuivre par jour.

Une fois la supplémentation commencée, je guette la moindre augmentation de sensibilité aux infections, symptômes de fatigue mentale ou physique, diminution de la mémoire, insomnie ou accès de dépression. Chez certains individus, de telles réactions peuvent survenir même avec la dose ordinaire de supplémentation.

Les meilleures sources de ce minéral dans l'alimentation se trouvent dans les fruits secs, les céréales, les abats et les produits à base de soja. Vous pouvez surveiller votre taux de cuivre en faisant attention à ce qui peut en priver votre organisme. Tout aliment enrichi au fer, par exemple, réduit l'assimilation de cuivre de moitié. Si vous êtes anémique ou si vous prenez régulièrement des suppléments de fer, demandez à votre médecin de doser votre taux de cuivre dans vos globules rouges. Vous ferez également preuve de prudence si vous prenez de la vitamine C, notamment en fortes quantités.

## Manganèse : le protecteur des cellules

LE NOM « MANGANÈSE » VIENT DU MOT GREC signifiant « magie », car les anciens Athéniens croyaient l'élément doué de telles propriétés. Mais, si le manganèse est particulier à certains égards, c'est le cas de bien des éléments traces : bien que nous n'en ayons besoin que de faibles quantités, il est le plus souvent insuffisant dans notre alimentation.

Beaucoup d'individus sont carencés en manganèse, selon les analyses d'éléments traces effectuées sur mes patients à partir d'échantillons de cheveux. C'est parfois de mauvais augure, car le manganèse est essentiel à la croissance, la reproduction, la cicatrisation, le bon fonctionnement du cerveau et à un métabolisme correct des glucides, de l'insuline et du cholestérol. Si le taux n'est pas optimal, nous augmentons les risques d'arthrite rhumatoïde, d'ostéoporose, de cataracte, de sclérose multiple et d'attaques cérébrales.

Aux États-Unis, la consommation croissante de farines et sucres raffinés est la principale raison de faibles taux de manganèse de plus en plus répandus. Le minéral étant peu présent dans les sols, les aliments en contiennent de faibles quantités, que le processus de minotage fait presque totalement disparaître. En outre, les suppléments de fer et de calcium peuvent également empêcher son assimilation.

Voici quelques-unes des affections que le manganèse peut nous aider à traiter :

*Diabète.* Les remèdes naturels au diabète dans le monde entier contiennent souvent des plantes riches en manganèse. Le minéral fait partie intégrante des traitements du Centre Atkins pour tous les types d'affections liées à l'insuline et au glucose. Les diabétiques ne disposent généralement que de la moitié du taux de manganèse considéré comme « normal » et cette carence accroît leur difficulté à métaboliser les glucides. Selon des études, une supplémentation de ce nutriment leur permet de mieux maîtriser leur glycémie.

*Dégâts cellulaires.* Important antioxydant, le manganèse est l'un des minéraux nécessaires à la formation du SOD (superoxyde dismutase), l'une des enzymes « gardes du corps », qui nous protège contre les effets délétères d'un excès de fer, qui engendre à son tour une formidable quantité de radicaux libres.

*Cardiopathies.* Les malades cardiaques ont moins de manganèse dans le cœur que les patients sains. Ce minéral renforce également le tissu artériel, le rendant plus résistant à la formation de plaque. La principale autre raison pour laquelle nous l'utilisons au Centre Atkins pour traiter les patients cardiaques est sa relation avec le cholestérol. En quantité suffisante, le manganèse contribue à faire baisser le taux de triglycérides et de cholestérol, en stabilisant tout particulièrement le LDL et en diminuant son potentiel athérogénique provoquant les obstructions d'artères. Mais dans le cas d'une carence provoquée en manganèse, le taux de cholestérol chute à un point inhabituellement bas. Cet état est lié à une probabilité plus élevée de cancer et une tendance au comportement suicidaire.

*Malformations à la naissance.* Bien que les hommes aient besoin de manganèse pour améliorer la mobilité des spermatozoïdes, les complications semblent plus graves pour les femmes carencées. Lorsque la mère présente un taux trop bas de manganèse se présentent un risque de malformation du fœtus et une augmentation des anomalies du tube neural.

*Squelette et articulations.* Le manganèse est tout aussi important que le calcium pour prévenir et traiter les problèmes osseux.

Sans lui, la croissance et la cicatrisation du cartilage sont impossibles. C'est un composant essentiel du glucosamine, un composé spongieux de la famille des glucides qui est indispensable à nos articulations. Lorsque le taux de glucosamine baisse, différentes formes d'arthrite peuvent survenir, menant finalement à une dégradation grave des articulations. Bien que les carences en manganèse soient plus communes chez les femmes victimes d'ostéoporose, les hommes devraient également avoir conscience de ce problème. Un sportif professionnel très connu était handicapé par des fractures répétées du pied dont la cause a été identifiée en partie à son régime végétarien, pauvre en manganèse. Après une supplémentation, ses fractures ont été guéries et il a pu reprendre sa carrière sportive.

*Troubles neurologiques.* Dès le début de ma carrière, j'ai fait de la supplémentation en manganèse un traitement privilégié des attaques cérébrales. Depuis, six études différentes ont confirmé que les épileptiques présentaient un taux de manganèse plus bas que les patients sains. Cette différence n'est pas causée par le traitement anticonvulsivant ou par les crises elles-mêmes. Les recherches ont démontré à plusieurs reprises qu'une carence en manganèse augmente la probabilité de convulsions chez l'animal. En conséquence, il est raisonnable de conclure que plus la carence est élevée, plus les crises sont nombreuses. Ma conclusion personnelle est qu'une supplémentation en manganèse diminue les crises et devrait être prescrite systématiquement à ces patients.

*Autres affections.* Quelques études supplémentaires pourraient élargir le spectre thérapeutique du manganèse. Nous savons avec certitude que, lorsqu'il est associé au calcium, il peut contribuer à soulager les tensions prémenstruelles. Le manganèse aide des milliers de schizophrènes traités par le Dr Carl Pfeiffer et ses nombreux disciples. À des doses de 5 à 20 mg par jour, ce minéral a soulagé les symptômes de dyskinésie tardive. Il pourrait également contribuer à améliorer la respiration des asthmatiques, lesquels ont souvent un taux de manganèse équivalent au quart de celui des patients sains.

### Suggestions de supplémentation

Il est impossible de décider d'une posologie de manganèse dans l'absolu. Elle doit être déterminée en fonction du taux de zinc et de cuivre, deux minéraux concurrents dont les concentrations sanguines sont liées. Le manganèse doit être pris lorsque vous utilisez des suppléments de zinc, dans une proportion d'une dose de manganèse pour deux à cinq de zinc. La posologie typique peut alors être de 35 mg de manganèse pour 100 mg de zinc.

Un excès de manganèse, généralement dû à la pollution atmosphérique, est toxique et peut endommager les cellules cérébrales. Mais une surcharge provient rarement de l'alimentation ou des suppléments. En fait, la plupart des individus ont déjà beaucoup de mal à en absorber en quantité suffisante. Nous pouvons renforcer notre assimilation avec des suppléments de zinc et de vitamine C et en mangeant plus de protéines animales ou tirées du soja.

## L'iode : le carburant de la thyroïde

À LA DIFFÉRENCE D'ENVIRON un milliard d'individus dans le reste du monde, les Américains sont largement épargnés par les conséquences de carences en iode depuis qu'il est obligatoire d'ioder le sel de table (1924). Mais ce bouclier n'est pas aussi sûr qu'il y paraît. Les autorités sanitaires nous exhortent à éviter le sel et vantent les bienfaits d'un régime pauvre en sodium, court-circuitant ainsi la stratégie de supplémentation et posant un véritable risque de carence en iode.

Contrairement à l'avis médical habituel, le sel a peu d'effets sur la tension artérielle. L'impact de l'iode sur l'organisme est bien plus important. En évitant le sel, nous jetons le bébé avec l'eau du bain. Et la carence en iode ne se limite pas à provoquer une faiblesse thyroïdienne. Notre système immunitaire, nos fonctions cérébrales et notre équilibre hormonal exigent tous un taux optimal d'iode.

## Un gros problème

La glande thyroïde, dont les hormones régulent le métabolisme et la croissance de presque tous les tissus de l'organisme, est toujours la première victime d'une carence en iode. Un manque de ce minéral provoque un dysfonctionnement de la glande et la contraint soit à produire un excès d'hormone thyroïdienne, soit, le plus souvent, à diminuer, voire pratiquement cesser sa production.

Rétablir l'équilibre en iode ne guérit pas l'hypothyroïdie : au mieux, cela peut rétablir la production d'hormone, mais seulement dans le cas d'une carence avérée. Dans tous les autres cas, la supplémentation d'iode n'apporte aucun bienfait et peut d'ailleurs se révéler dangereuse. L'iode étant toxique en grande quantité, il ne doit être administré que sous surveillance médicale. Certains pensent à tort que, même si la glande est saine, les suppléments accéléreront la diminution de poids en provoquant une production accrue d'hormone. Rien n'est plus faux.

L'iode est donc un nutriment préventif et non thérapeutique. Des doses élevées n'apportent pas de bénéfices supplémentaires. Mais il n'en demeure pas moins que ce minéral a un impact énorme sur la santé humaine. Si l'action de la thyroïde a des répercussions sur tout l'organisme, une carence en iode a d'autres répercussions.

***Malformations à la naissance.*** Durant la grossesse, surtout au cours des deux premiers trimestres, l'iode est capital et il est impératif d'en maintenir un taux correct. Une femme carencée en iode expose son fœtus aux altérations mentales, neurologiques et physiques connues sous le terme de crétinisme.

***Troubles de l'apprentissage.*** Les enfants dont le régime alimentaire est pauvre en iode présentent généralement une faible motivation intellectuelle et courent le risque de développer des troubles de l'apprentissage. Un examen de la thyroïde n'est pas toujours adéquat pour mesurer ce risque potentiel. Même lorsque la production de la glande demeure dans une fourchette « normale », un régime pauvre en iode peut conduire à une baisse du QI et à une perte de coordination oculaire. Des chercheurs chinois ont associé le déclin du QI dans la population à un manque d'iode dans l'alimentation. Comme le minéral n'a été étudié que sous son aspect préventif, les scientifiques ignorent si une supplémentation peut inverser cette baisse ou améliorer les résultats des tests d'intelligence.

***Déficience immunitaire.*** Expérimentalement, de fortes doses d'iode ont été utilisées pour traiter la polio, des maladies virales et certains troubles du système nerveux central. Ici, le minéral affecte tout le fonctionnement du système immunitaire par le biais de son action sur la thyroïde.

***Troubles hormonaux chez la femme.*** La mastose sclérokystique, l'endométriose et les fibromes utérins sont quelques-unes des affections spécifiques de la femme qu'une supplémentation en iode peut soulager. Cependant, les fortes doses nécessaires d'iode moléculaire utilisées dans ces études peuvent être toxiques et ne doivent être prises que sous surveillance médicale. Le minéral accomplit son action en contribuant à convertir l'œstradiol, une forme d'œstrogènes plus puissante et parfois carcinogène, en œstriol, une forme moins dangereuse et moins active.

***Cancer.*** Dans le monde entier, lorsque la concentration des sols en iode est faible, les taux de cancer sont généralement plus élevés. Les chercheurs ne comprennent pas le mécanisme exact, mais ils supputent qu'au moins chez les femmes ce phénomène pourrait être lié au rôle de régulateur de l'iode dans l'équilibre œstradiol-œstriol. Le ratio des deux formes d'œstrogènes peut précisément pronostiquer le risque de cancer chez la femme.

## Suggestions de supplémentation

En raison de son potentiel toxique, ne prenez pas de suppléments d'iode à la légère, surtout en grandes quantités. Consommer des fruits de mer et des algues comme le kelp fournit un apport riche et sans danger. Et ne vous privez pas de sel. L'assaisonnement peut être utilisé avec modération par presque tous les individus sans risque d'élévation de la tension artérielle.

Un supplément multiminéral qui contient 100 $\mu$g d'iode couvre les besoins de la plupart des individus. Des doses plus importantes, ne doivent être prises que sous surveillance médicale. Les Japonais consomment jusqu'à 3 mg d'iode par jour, et ils ont nettement moins de problèmes thyroïdiens que les Américains. Ils ont donc manifestement découvert la posologie optimale.

## Chrome : l'équilibreur de la glycémie

LES TROUBLES DE LA GLYCÉMIE et de l'insuline sont les responsables de la plupart des maladies chroniques. Si nombre de mes patients se portent mieux que d'autres sous traitement médicamenteux, c'est principalement parce que j'ai corrigé leur insulinorésistance. Alors que des années d'expérience nous démontrent que diminuer la consommation d'hydrates de carbone est la thérapie la plus simple et la plus certaine pour court-circuiter ce trouble, le traitement essentiel demeure le chrome.

Pris régulièrement, cet élément trace combat très efficacement toute une série de problèmes entraînés ou empirés par l'insulinorésistance – entre autres obésité, hypoglycémie, ictus cérébral, hypertension, maladie de Crohn et colite, ulcères, gastrite, sclérose multiple, maladie de Ménière, migraines, tensions prémenstruelles, épilepsie et tout un ensemble de troubles psychiatriques.

### La force du métal

Le chrome est de loin le plus important nutriment impliqué dans le métabolisme des glucides. Plus de 90 % des Américains sont carencés et, hélas, ceux qui en manquent le plus sont ceux qui en ont le plus besoin. Les carences en chrome s'alimentent d'elles-mêmes : lorsque votre organisme présente un faible taux de ce minéral, vos envies de sucre augmentent. Mais, plus vous consommez de glucides, plus vous affaiblissez vos réserves en chrome. L'Américain moyen consommant environ 68 kg de sucre et sirop chaque année, il n'est pas étonnant que les problèmes d'insulinorésistance et de carence en chrome soient si répandus.

En dehors des suppléments, il n'y a aucun moyen efficace de reconstituer les réserves en chrome de l'organisme. Certes, les champignons, l'orge et les céréales entières en contiennent, mais seulement si elles ont poussé dans un sol riche en chrome. Les fruits de mer et la viande sont également censées être de bonnes sources, mais là encore, à condition que les animaux aient eu une alimentation riche en chrome. L'unique « aliment » vraiment riche en chrome est la levure de bière. Malheureusement, le grand nombre d'individus sensibles à cette substance ou aux infections à levures doivent éviter cette source.

La science a entrevu l'importance du chrome avec la découverte du « facteur de tolérance au glucose », une molécule basée sur ce minéral. À partir de là, les chercheurs ont développé des composés au chrome qui sont plus facilement absorbés et utilisés par l'organisme (picolinate et polynicotinate, par exemple). Une fois ces produits apparus sur le marché de la nutrition, de nombreuses études entreprises ont irréfutablement prouvé le rôle du nutriment dans le métabolisme de l'insuline et d'autres aspects de la santé.

***Diabète.*** Le chrome est indispensable pour contrôler le diabète non insulinodépendant (type 2), variante la plus commune et la plus complexe. Il est également bénéfique pour les individus atteint de la forme insulinodépendante (type 1) de cette affection.

Le type 2, également connu comme diabète de l'adulte, est l'incarnation même de l'insulinorésistance. Bien que les antécédents familiaux constituent un puissant facteur de prédisposition, il se développe presque exclusivement à cause d'une consommation prolongée sur des années d'hydrates de carbone raffinés. Si vous souffrez de diabète de type 2, votre organisme ne métabolise pas le chrome présent dans l'alimentation, ce qui vous oblige à recourir à la supplémentation. Une fois que votre taux sanguin est correct, il se peut très bien que votre glycémie soit parfaitement contrôlée. À tout le moins, les suppléments de chrome pourraient permettre à un médecin de réduire vos besoins en médicaments spécifiques ou en injections d'insuline.

Le minéral a été salué comme « exceptionnel » par une équipe de scientifiques dirigée par le Dr Richard Anderson, du service de recherche du ministère de l'Agriculture. En étudiant cent quatre-vingts diabétiques (type 2) chinois de Pékin, Anderson et ses collègues ont prouvé qu'une dose quotidienne d'1 mg de picolinate de chrome pouvait stabiliser la glycémie sur une période de deux mois, ce qu'aucun traitement médical ne peut accomplir. Après quatre mois de supplémentation, les patients maîtrisaient encore mieux leurs taux de glucose, d'insuline et de cholestérol.

***Obésité.*** Si vous souffrez de surcharge pondérale, vous êtes très probablement insulinorésistant. La prise de poids est à la fois la cause et la conséquence de l'affection. Outre un régime pauvre en hydrates de carbone, prendre des suppléments de chrome est la meilleure manière de perdre ces excès de lipides. Selon les études, le chrome agit sur plusieurs fronts :

- En réduisant l'envie de sucre, le chrome facilite le respect du régime Atkins ou de tout autre programme pauvre en hydrates de carbone.
- Même sans régime, le minéral augmente la masse maigre corporelle totale, ce qui en conséquence accélère votre métabolisme et brûle les excès de lipides.
- Le chrome contribue à prévenir la perte de tissu musculaire maigre si vous suivez un régime hypocalorique.
- Le chrome augmente les résultats des exercices brûleurs de calories et facilite d'autant l'amaigrissement. Le sport augmente par ailleurs l'élimination de chrome, ce qui s'ajoute à votre besoin de supplémentation.

***Cardiopathies.*** Les troubles liés à l'insuline et l'obésité sont un facteur de risque majeur d'accidents cardiaques. Une déficience en chrome a également été associée à un risque plus élevé de développer des problèmes vasculaires, mais non pas simplement parce qu'il contribue à rétablir une glycémie correcte et diminuer le poids. Comme je le constate presque quotidiennement dans mes consultations, ajouter ce minéral à mon ordonnance nutritionnelle permet d'augmenter la concentration sanguine en cholestérol HDL, qui nettoie les artères, et, en même temps, de diminuer les taux de cholestérol LDL et de triglycérides. Le taux total de cholestérol baisse également. Cette diminution est encore plus impressionnante, selon certains chercheurs, lorsque le chrome est accompagné de petites quantités de niacine.

***Hypertension.*** Pourquoi s'interdire le sel alors que plus de 60 % des cas d'hypertension sont désormais reconnus comme la conséquence de l'hyperinsulinémie et de l'insulinorésistance ? Tout irait mieux si les étiquetages des aliments vantaient un taux élevé de chrome et une faible quantité d'hydrates de carbone. L'élévation et la baisse répétées de glucides dans le sang stimule apparemment le système nerveux sympathique, qui permet de réguler la pression sanguine. Si nous espérons vaincre un jour ce fléau, mieux vaut ne pas pécher par négligence.

***Vieillissement.*** Nous cherchons depuis toujours une substance qui ralentit réellement le processus du vieillissement. Ce trésor est peut-être à portée de main : le chrome.

En cherchant à découvrir pourquoi nous vieillissons, les scientifiques se concentrent sur un processus nommé « glycation ». C'est une forme de dégénérescence cellulaire fatale causée par l'hyperglycémie, qui semble être le facteur principal du vieillissement. Rien ne régule mieux la glycémie que le chrome. En outre, un autre mécanisme qui lui est lié entre en ligne de compte : lorsque la circulation sanguine diminue dans n'importe quelle partie de l'organisme, ses tissus sont privés d'oxygène et d'autres nutriments. Des nombreux suppléments qui contribuent à la bonne santé des artères, le chrome est l'un des plus importants.

***Autres affections.*** L'utilité du chrome dans d'autres domaines n'est pas aussi solidement prouvée que pour le diabète, les cardiopathies et l'hypertension, mais il pourrait y exercer une influence. Par exemple, il peut soulager les migraines chroniques et contribuer au traitement de l'acné, qui paraît être en partie causé par un trouble du métabolisme de l'insuline. Le chrome renforçant le squelette en augmentant le taux de DHEA, il pourrait donc figurer dans un traitement contre l'ostéoporose. Et, bien que nous ne puissions affirmer qu'il prévient le glaucome, ce minéral (allié à la vitamine C) peut ralentir l'augmentation de la pression intraoculaire.

## Suggestions de supplémentation

Certains individus peuvent remarquer une légère insomnie ou une certaine irritabilité après la prise de leur premier supplément de chrome, mais c'est assez rare. Les seuls que je mets en garde sont les diabétiques enchaînés à leur régime quotidien d'injections d'insuline ou de médicaments hypoglycémiants. Les suppléments de chrome réduiront probablement leur besoin de tels remèdes. Une posologie correcte nécessite l'avis du médecin. En conséquence, ne prenez pas de supplémentation en chrome sans surveillance médicale.

Quant à la meilleure forme de chrome, il y a deux possibilités. Je prescris le picolinate et la polynicotinate : la différence entre les deux est rarement perceptible. L'un comme l'autre sont efficaces et parfaitement sans danger, mais le picolinate me semble plus actif. Pour lutter contre l'obésité et d'autres affections liées à l'insulinorésistance, je prescris généralement une dose quotidienne de 200 à 600 $\mu$g. Pour un diabète déclaré ou une obésité extrême, j'augmente la dose quotidienne jusqu'à 600 à 1 000 $\mu$g.

## Vanadium : la thérapie du diabète

LES ARGUMENTS plaidant en faveur du remplacement des médicaments sont particulièrement renforcés par les récentes découvertes sur un minéral trace qui soulage considérablement les diabétiques : le vanadium.

### La hausse du diabète

Le diabète connaît une hausse dramatique, avec vingt millions de cas prévus en Amérique pour l'an 2000, et nous devons donc mobiliser tout notre arsenal. Les diabétiques représentent 4 % de la population, mais 11 % des dépenses de l'assurance-maladie. Certains observateurs estiment que 80 millions d'Américains présentent également les caractéristiques du diabète : insulinorésistance, insulinémie élevée, excès de triglycérides et hypertension. En outre, la majorité de la population souffrant d'obésité connaît des troubles liés à l'excès d'insuline. Le vanadium est en passe d'être reconnu comme un nutriment capital pour tous ceux qui souffrent de ces problèmes.

## Le vanadium est-il essentiel ?

Un nutriment doit passer par bien des épreuves avant d'être considéré comme essentiel. C'est ce que subit actuellement le vanadium. Tandis qu'une poignée d'études ont avancé que ce minéral est essentiel pour les animaux, cela n'est pas encore prouvé chez l'être humain. Bien que nous en ingérions chaque jour dans notre alimentation entre 10 et 60 $\mu$g, aucune étude n'a encore examiné les effets d'un régime sans vanadium chez l'être humain. Cependant, l'étude chez l'animal a conduit à une certitude : le vanadium est vital pour le traitement du diabète.

## Le nouveau venu

Le vanadium a connu ses premières heures de gloire en 1985 lorsque des chercheurs ont découvert qu'il pouvait soigner le diabète chez l'animal. Si les premières études ont été effectuées sur l'animal, les résultats sont difficiles à ignorer : non seulement le vanadium abaisse le taux de glucides à jeun chez la souris diabétique, mais il diminue également le cholestérol LDL et les triglycérides. Le minéral agit comme l'insuline et aide les cellules à absorber plus efficacement le glucose. Les inconvénients ? L'incertitude sur son potentiel toxique et le fait qu'il ne soit pas bien assimilé. En conséquence, l'individu a besoin de grandes quantités pour en tirer un bénéfice, en particulier dans le cas de la forme sulfate de vanadyl.

Les études sur le vanadium effectuées jusqu'à présent chez l'être humain sont impressionnantes : elles démontrent qu'il peut considérablement diminuer les besoins en insuline et en médicaments hypoglycémiants. Le vanadium diminue également le taux de glucose et le besoin en insuline. Il a été découvert que le sulfate de vanadyl était efficace pour le diabète de type 1 comme de type 2. Chez l'être humain, il semble agir en imitant l'effet de l'insuline nécessaire aux diabétiques de type 1, ainsi que la faculté de vaincre l'insulinorésistance caractéristique du diabète de type 2.

## À la recherche de la dose correcte

La communauté scientifique, les médecins nutritionnistes et moi-même découvrons actuellement les effets significatifs du vanadium sur l'insuline dans les deux types de diabète. Cependant, il reste à identifier la *dose optimale*. J'ai obtenu de bons résultats sur mes patients diabétiques avec une dose quotidienne de 25 à 50 mg de sulfate de vanadyl. Mais, trois études récentes ayant avancé que la dose optimale serait plus proche de 100 mg, il m'arrive de prescrire une telle posologie. La surdose de vanadium est certainement possible : une dose supérieure au gramme pouvant causer des problèmes rénaux, il est préférable d'éviter de dépasser les 100 mg quotidiens en attendant de connaître les effets à long terme de doses élevées. Des doses supérieures à 20 mg ne devraient être prises que pour les diabètes avérés et sous surveillance médicale. Le vanadium ne doit pas non plus être absorbé avec les médicaments IMAO (inhibiteurs de monoamine oxydase) prescrits pour traiter la dépression. Bien qu'ayant constaté qu'il était sans danger, je recommande généralement qu'il soit pris avec modération.

## Quelle est la meilleure forme ?

L'étude la plus intéressante des dix dernières années sur le vanadium a été l'œuvre du Dr John McNeill. Bien qu'il ait d'abord porté ses recherches sur le sulfate de vanadyl, McNeill a récemment développé un nouveau composé au vanadium qui pourrait dépasser le sulfate de vanadyl en importance, efficacité et sécurité. Il s'appelle BMOV, c'est-à-dire bis(maltolato)oxovanadium(IV). Ce composé semble mieux assimilé et métabolisé que le sulfate de vanadyl et il prévient également la cataracte et les dysfonctionnements cardiaques chez le rat diabétique. Cependant, à ce jour, toutes les études ont été effectuées sur l'animal, et il reste à vérifier que le BMOV présente la même efficacité chez l'être humain.

Pourtant, le BMOV peut être la prochaine innovation. Il est certain qu'il peut être utilisé à des doses plus basses que le sulfate de vanadyl et présente en conséquence un potentiel toxique théoriquement moindre sur le long terme. Certains de mes collègues en utilisent des doses inférieures au milligramme et rapportent ses bénéfices sur leurs patients diabétiques, mais je n'ai pas constaté que le BMOV fonctionnait aussi bien que des doses supérieures de sulfate de vanadyl. À l'heure où ce livre paraît, j'utilise le BMOV pour le traitement à long terme de diabétiques une fois que leur glycémie a été diminuée grâce au sulfate de vanadyl.

## Le vanadium n'accroît pas la masse musculaire

Comme le vanadium est capable d'agir comme l'insuline, hormone anabolisante qui contribue à l'accroissement de la masse musculaire, certains culturistes ont commencé à prendre des doses élevées de vanadium dans l'espoir de devenir le prochain Monsieur Univers. Cependant, le minéral n'affecte pas le métabolisme de l'insuline chez le sujet sain et de nombreuses études ont prouvé sans équivoque qu'il n'avait aucun effet sur l'augmentation de la masse musculaire. Et il est potentiellement dangereux : comme nous l'avons remarqué, une très forte dose de vanadium peut causer des problèmes de santé. Le milieu des culturiste est connu pour prendre des doses élevées et je lutte contre de telles expérimentations. L'action du vanadium semble limitée spécifiquement aux individus diabétiques : il n'a aucun effet sur l'insuline chez les non-diabétiques.

## Renforcement de l'arsenal de vita-nutriments pour les diabétiques

Le vanadium suscite autant d'enthousiasme que le chrome. J'espère que la médecine traditionnelle tentera de confirmer que, comme je l'ai observé chez mes patients, le vanadium – associé au chrome, au zinc, au manganèse, au magnésium, à la biotine, la $CoQ_{10}$ (coenzyme $Q_{10}$ –, au niacinamide et à un régime nettement appauvri en hydrates de carbone) peut tout bonnement remplacer les médicaments pour le diabète de type 2. Voilà qui est remarquable pour un élément trace qui n'est même pas considéré comme essentiel.

J'ai abordé plus haut la posologie du sulfate de vanadyl pour le diabète, de 20 à 100 mg quotidiens, et je ne le recommande pas actuellement aux individus qui ne présentent pas de troubles insuline/glucose. Il est encore trop tôt pour que je puisse conseiller une posologie pour le BMOV.

## Sélénium : Anticancéreux et antioxydant

Une substance qui peut diminuer la prévalence du cancer de presque 40 %, et le taux de mortalité par cancer de 50 %, devrait être saluée comme notre plus grande innovation médicale et fournie à toute la population mondiale. Si elle ne présente aucun danger, pourquoi les médecins la déconseillent-ils au public ?

Fin 1996, nous avons appris que la supplémentation de sélénium présentait en effet ces stupéfiantes performances. Mais la publication des détails de l'étude dans le prestigieux *Journal of the American Medical Association* était, bien entendu, accompagnée de la mise en garde habituelle : « Ne pas faire de conclusions prématurées avant la confirmation d'autres études ». Inutile de dire que les études sur les médicaments ne sont pas habituellement accueillies avec autant de précautions.

### Le rôle du sélénium comme antioxydant

Ce type de réaction est particulièrement étonnant étant donné les remarquables états de service du sélénium. Les résultats d'une étude sur le cancer confirment ce que nous savions déjà : ce nutriment renforce l'immunité et combat le cancer avec un effet généralisé sur l'organisme. Aucun autre élément trace n'est aussi primordial comme antioxydant. Quand nous manquons de sélénium, nous sommes également carencés en glutathion-peroxydase, une puissante enzyme antioxydante. Son absence laisse une grande brèche dans nos défenses contre, entre autres affections liées au processus d'oxydation, le durcissement des parois artérielles, les maladies cardiaques, l'arthrite rhumatoïde et la cataracte.

Ce minéral renforce les défenses immunitaires contre les virus et d'autres germes pathogènes. Les expériences en laboratoire ont montré des changements mesurables chez des éléments du système immunitaire tels que les globules blancs, les cellules tueuses, les anticorps, les macrophages et l'interféron. Selon certaines études, la supplémentation préventive pourrait protéger de l'hépatite, de l'herpès et même d'infections au virus Ebola.

Les affections qui suivent réagissent bien à la supplémentation de sélénium.

***Sida.*** Des doses de sélénium pourrait contribuer à maintenir le VIH en sommeil et l'empêcher de déclarer la maladie. Chez les individus infectés, une carence en sélénium est très répandue et, plus le niveau baisse au-dessous de la normale, plus le VIH peut causer de dégâts dans un organisme au système immunitaire déjà diminué. En fait, selon une théorie, le sida se déclare lorsque le VIH infectant une cellule la prive de son sélénium jusqu'à un point critique où elle éclate et lui permet de se répliquer.

Maintenir un niveau optimal de sélénium va bien au-delà du renforcement du système immunitaire. En fait, ce minéral agit comme beaucoup de médicaments contre le sida, inhibant une substance liée au virus appelée transcriptase inverse. Pour toutes ces raisons, le meilleur spécialiste du sélénium à ma connaissance, le Dr Gerhard Schrauzer, affirme que ce minéral est peut-être le seul nutriment capital pour les individus infectés par ce virus mortel. Comme la stimulation immunitaire complète d'un programme standard ne peut se constater qu'au bout de parfois six mois, Schrauzer conseille aux médecins de déclencher une réponse plus rapide en prescrivant un traitement initial de courte durée avec des doses quotidiennes allant jusqu'à 8 mg.

La croissance et la réplication des virus dépendent du sélénium, mais une carence de ce minéral les rend pourtant plus virulents. Des études en laboratoire démontrent que, privés de sélénium, un certain nombre de virus, dont ceux de l'hépatite B et du rhume commun, mutent en formes plus dangereuses. Et c'est exactement ce que nous voulons éviter.

Le vainqueur du cancer ? Toute substance qui renforce le système immunitaire et empêche l'oxydation peut en toute logique nous défendre contre le cancer. De nombreux articles traitent de l'association du sélénium avec la prévention du cancer : l'étude qui a constaté une diminution de 50 % des décès dus au cancer n'est donc pas la première et ne devrait pas être accueillie avec un tel scepticisme.

Tout d'abord, l'épidémiologie nous permet de prévoir la valeur du sélénium. Des études sur la population mondiale ont fermement établi que les régions où les sols sont riches en sélénium présentent nettement moins de cas de cancer du poumon, du rectum, de la vessie, de l'œsophage, du col de l'utérus et de l'utérus. Des études finlandaises ont démontré que les patients cancéreux masculins avaient un taux de sélénium plus bas que les patients sains et que le sélénium est donc peut-être l'un des plus importants nutriments protecteurs contre ces formes de cancer. Les patients atteints de lymphome, forme de cancer de plus en plus prévalente, sont beaucoup plus nombreux dans les populations carencées en sélénium.

La première preuve du rôle capital joué par le sélénium dans la lutte contre le cancer est venue d'une étude de Lin Xian, en Chine. C'était la seule où l'administration de bêta-carotène de synthèse ait donné des résultats impressionnants en diminuant le taux de cancer sur une population de trente mille individus. Mais c'était aussi la seule où les sujets recevaient 50 $\mu$g de sélénium par jour.

Le 25 décembre 1996 a eu lieu la publication d'une étude de prévention du cancer couronnée de succès. Menée sur dix ans avec le soutien du National Cancer Institute, elle portait sur 1 312 volontaires (75 % d'hommes). Cette fois, 200 $\mu$g de sélénium (provenant de levure de bière) leur ont été administrés quotidiennement. Les patients recevant cette dose ont montré une diminution de 49 % du taux de mortalité dû aux trois cancers les plus répandus (poumon, prostate et cancer colorectal). Les résultats de cette étude devraient modifier notre vision de la prévention du cancer et de la supplémentation nutritionnelle. Ils démontrent en tout cas que, pour nous protéger au mieux du cancer, nous avons besoin de plus de sélénium que n'en fournit l'alimentation. Les suppléments fournissent une excellente et peu coûteuse protection contre cette maladie mortelle.

Et il est bon pour le cœur également. Important antioxydant, le sélénium devait logiquement jouer un rôle dans la prévention des cardiopathies. Et en effet, il a été découvert que les individus à faible taux de sélénium comportaient 70 % de risques en plus d'affection coronaire que ceux présentant un taux normal. Par ailleurs, une étude danoise a découvert que de faibles taux de sélénium dans le plasma étaient un facteur de risque significatif d'affection cardiaque. De nombreuses recherches sur des populations ont montré que le sélénium est un nutriment protecteur contre le développement des cardiopathies et affections artérielles. L'observation clinique a également démontré que le sélénium est un supplément crucial pour le traitement de l'arythmie cardiaque et de la mort cardiaque soudaine. Le sélénium est bon pour le cœur, non seulement en produisant de la glutathion-peroxydase, qui soutient l'activité antioxydante, mais en réduisant dans l'organisme le taux de métaux toxiques tels que le cadmium, le mercure et le plomb, dangereux pour le tissu cardiaque. Enfin, ce minéral protège le cœur contre les baisses de niveau d'oxygène, les effets toxiques de médicaments comme l'Adriamycine, et la maladie de Keshan.

***Affections inflammatoires.*** Le taux de sélénium est bas chez les individus souffrant d'arthrite rhumatoïde et ses propriétés anti-inflammatoires ont contribué à soulager les symptômes de l'arthrite, notamment lorsqu'il est associé à la vitamine E et à d'autres antioxydants. Les ostéoarthritiques en ont également bénéficié. Cependant, les effets ne sont pas immédiats et ne sont parfois sensibles qu'au bout de six mois.

Un faible taux de sélénium a également été relevé chez les asthmatiques. Selon une étude néo-zélandaise, pays où le sol est pauvre en sélénium, les individus présentant un faible taux de glutathion-peroxydase, enzyme dépendante du sélénium, avaient six fois plus de risques de souffrir d'asthme. Étant donné que la glutathion-peroxydase possède des propriétés anti-inflammatoires, le sélénium est utile dans un large éventail de maladies inflammatoires telles que la colite et le psoriasis (les meilleurs traitements dans ce dernier cas étant l'application directe de sélénium sur la peau lésée).

***Troubles thyroïdiens.*** Le sélénium est important pour la fonction thyroïdienne car l'enzyme qui active la principale hormone thyroïdienne ($T_4$) dépend de lui. Sans sélénium, les bénéfices d'une thérapie de remplacement de la thyroïde peuvent être insuffisants : en d'autres termes, la carence en sélénium peut conduire à un métabolisme ralenti, voire à l'obésité. Le sélénium ne se contente pas d'activer l'hormone thyroïdienne : il protège la glande des dégâts des radicaux libres qui diminuent son fonctionnement. La supplémentation de sélénium apparaît donc particulièrement importante chez les personnes âgées souffrant de problèmes thyroïdiens.

***Intoxication métallique.*** Une importante contribution peu reconnue du sélénium est sa capacité à réduire l'effet des métaux toxiques tels que le plomb, le platine et le mercure. En se liant à eux, il les rend inertes et inoffensifs. Une bonne preuve nous en est donnée par l'exemple d'ouvriers yougoslaves travaillant avec du mercure. Bien qu'ils soient fortement exposés à ce métal, leur alimentation contient un taux élevé de sélénium qui les protège, grâce à la richesse des sols en ce minéral. Un avantage clinique récemment démontré est sa faculté à réduire la toxicité des agents contenant du platine utilisés en chimiothérapie.

J'ai découvert qu'une des principales causes de sclérose multiple était une accumulation de métaux toxiques dans l'organisme. La maladie se présente plus fréquemment dans des régions pauvres en sélénium. Les malades présentent un faible taux de glutathion, signe de carence en sélénium.

***Malformations à la naissance.*** La fertilité des hommes comme des femmes dépend de leur taux de sélénium. Ainsi que la bonne santé du bébé. Avec l'acide folique et le zinc, le sélénium est primordial dans la prévention des malformations de la colonne vertébrale et du tube neural. Les mères des nouveau-nés souffrant de cette malformation, et les bébés eux-mêmes, présentent généralement un taux plus bas de sélénium que les sujets sains. Les femmes enceintes qui ne prennent pas assez de sélénium ont plus de risques de fausse couche et les nouveau-nés de souffrir de faiblesse musculaire. Les bébés victimes du syndrome de mort subite du nouveau-né montrent plusieurs signes de carence en sélénium, ce qui plaiderait en faveur d'une supplémentation préventive.

***Pancréatite.*** Lorsque de brusques douleurs abdominales, des nausées et des vomissements signalent le début d'une pancréatite aiguë, le sélénium peut vous sauver la vie. Des médecins ont découvert que l'administration du minéral au patient réduisait l'inflammation du pancréas en vingt-quatre heures.

Il n'y a pas de manière simple de déterminer la quantité de sélénium contenue dans l'alimentation. Deux parcelles de terrain distantes d'un kilomètre peuvent présenter une différence d'un pour mille. L'agriculture intensive, l'érosion superficielle et les pluies acides contribuent à appauvrir les sols en sélénium et à en priver nos aliments.

Les tables nutritionnelles censées donner la teneur nutritive des divers fruits et légumes doivent donc être utilisées avec prudence. Les fruits et légumes n'ont pas besoin de sélénium pour leur croissance. La viande et les autres produits protéinés n'en contiennent pas non plus obligatoirement. Sous cette réserve, je peux donner comme sources sûres les noix, les œufs, la viande et les céréales entières. Les noix du Brésil sont une source réputée. Et, en règle générale, les produits organiques en contiennent une quantité plus élevée que les produits traités chimiquement.

Un régime hypoprotéiné compromet l'absorption du minéral, tout comme la consommation de grandes quantités de céréales raffinées, qui sont dépourvues du peu de sélénium qu'elles pouvaient contenir. L'utilisation d'huile de poisson et d'huiles végétales polyinsaturées – tournesol, maïs, lin – peut malheureusement accroître les besoins de sélénium de l'organisme.

## Suggestions de supplémentation

Pour bénéficier au mieux du bouclier anticancer du sélénium, nous devrions tous en absorber 200 $\mu$g par jour. Pour assurer une protection contre l'inflammation, les infections virales, les faiblesses du système immunitaire ou l'intoxication métallique, 400 $\mu$g sont plus appropriés et sans aucun danger. Une solution locale au sélénium est le meilleur remède contre le psoriasis.

Des doses de 1 mg sur le court terme sont généralement sans danger, mais ne doivent pas être prolongées. Le sélénium peut être toxique. Dans certaines régions du monde où le sol est riche en sélénium, où l'alimentation courante en fournit jusqu'à 700 $\mu$g par jour, la population ne présente aucun symptôme d'intoxication. Mais, quelle que soit la posologie choisie, couplez toujours le sélénium avec de la vitamine E. Les deux antioxydants se compensent si l'un est en quantité insuffisante.

Plusieurs formes de sélénium sont disponibles sur le marché. Les meilleures, d'après moi, sont le sélénométhionine et le sélénite de sodium. Le sélénium extrait de la levure de bière est également efficace selon certaines études, mais évitez-le si vous êtes sensibles aux infections aux levures.

## Molybdène : Détoxifiant et purifiant

POUR UN NUTRIMENT dont seulement de faibles quantités nous sont nécessaires, le molybdène recèle de nombreuses vertus. Des doses bien supérieures à la recommandation officielle de 75 $\mu$g par jour soulagent des affections allant des difficultés de concentration à l'arthrite. Cet élément trace est surtout un purificateur.

### Le purificateur

Dans ce rôle, le molybdène nettoie l'organisme des composés toxiques dont l'accumulation dans les cellules contribue à la dépression, la douleur, l'asthénie et les dysfonctionnements du foie, entre autres maux. C'est l'une des plus importantes armes nutritionnelles à notre disposition pour combattre l'allergie au sulfite et les sensibilités chimiques. En aidant l'organisme à se débarrasser des aldéhydes, sous-produits toxiques de l'infection à levures (*Candida albicans*), le minéral diminue les difficultés de concentration souvent éprouvées par les individus affligés par l'invasion de cette levure qui peuple habituellement notre gros intestin.

### Les nombreuses applications du Molybdène

En outre, le molybdène joue plusieurs autres rôles préventifs importants. Il produit de l'énergie et nous aide à fabriquer l'hémoglobine, la protéine chargée du transport de l'oxygène dans les globules rouges. À des doses quotidiennes de 500 $\mu$g, il peut soulager un large éventail de maux et douleurs, dont l'arthrite. D'autres études indiquent qu'il peut soulager l'asthme, en particulier administré par voie intraveineuse. Le molybdène peut également guérir l'épilepsie du nouveau-né. Il diminue le risque de cancer gastro-intestinal et contribue à la prévention des caries. Il lutte également contre l'accumulation toxique de cuivre, ce qui le rend utile dans le traitement de la maladie de Wilson, affection héréditaire liée au métabolisme du cuivre et provoquant des troubles hépatiques et mentaux.

## Suggestions de supplémentation

Une dose quotidienne de 200 à 500 µg de molybdène est probablement le minimum nécessaire à la plupart des individus. Vous pouvez augmenter la dose jusqu'à 2 mg par jour si vous souhaitez traiter les maladies citées plus haut. Si vous consommez beaucoup de protéines ou d'aliments contenant du soufre, tels que les œufs, vous aurez besoin d'une dose supérieure au minimum. Tout comme les individus friands de sucre, car l'organisme a besoin d'une enzyme dépendante du molybdène pour métaboliser le fructose et le saccharose. En conséquence, le sucre peut conduire à une carence de cet élément trace. La consommation d'alcool et un excès de cuivre tirent également sur les réserves de molybdène.

Des doses plus importantes sont sans danger pour la plupart des individus car ce minéral est facilement éliminé dans les urines. Ma seule mise en garde concerne les individus souffrant de la goutte. La faculté du molybdène à fabriquer de l'acide urique, dont la libération provoque la maladie, peut se révéler problématique. La supplémentation peut élever le taux d'acide urique jusqu'à un niveau critique, mais les réactions défavorables sont rares, même à des doses élevées. En revanche, si vous ne souffrez pas de goutte et que votre taux d'acide urique est bas (moins de 3,6 mg), vous avez de grandes chances d'être carencé en molybdène.

Je prescris couramment 500 µg de molybdène à tout patient dont le taux d'acide urique est bas. Son utilité dans notre organisme est telle que je préfère corriger spontanément une possible carence.

## Bore : hormone sexuelle et bâtisseur du squelette

BIEN QU'IL SOIT AUSSI FONDAMENTAL que le calcium pour renforcer le squelette de la femme, le bore n'a pas encore reçu l'approbation de la FDA. Les chercheurs de l'agence gouvernementale ont découvert que la carence en bore compromettait les processus de réflexion et la coordination œil-main, tandis que d'autres études démontrent un net impact sur l'arthrite.

Comme un petit nombre de recherches seulement ont été effectuées sur le bore, nos conclusions ne se fondent que sur quelques résultats. Selon une étude pionnière, le bore élève apparemment le taux d'œstrogènes naturels d'une femme, tout comme une thérapie de substitution hormonale, et constitue une protection tout aussi efficace contre l'ostéoporose. C'est donc une option extraordinaire pour les femmes qui souhaitent prévenir l'ostéoporose mais ne peuvent courir le risque de cancer ou de troubles de la glycémie induit par la thérapie de substitution.

Dans cette étude, douze femmes ménopausées ont suivi pendant quatre mois un régime pauvre en bore, puis elles ont commencé à prendre 3 mg de ce minéral par jour. Les résultats ont été impressionnants. Le bore a diminué de moitié l'élimination dans les urines du calcium, constituant principal du squelette. Il a également élevé la concentration sanguine en œstrogènes et en testostérone, que toutes les femmes secrètent en quantité infime. Le taux d'œstrogènes a atteint le niveau généralement obtenu en suivant une thérapie de substitution hormonale. En outre, d'autres études ont démontré que le bore permet à l'organisme de mieux utiliser la vitamine D, nutriment responsable de l'accumulation de calcium dans le squelette. Il a également été prouvé qu'il diminuait l'élimination dans les urines d'oxalate, substance qui, en se combinant au calcium, produit les calculs rénaux. Voilà qui pourrait faire du bore un élément essentiel de la prévention de cette affection extrêmement répandue.

Étant donné qu'il stimule la production d'œstrogènes naturels, le bore peut également être utilisé pour lutter contre d'autres troubles hormonaux. Il a renforcé les bénéfices des thérapies que j'utilise pour soulager les bouffées de chaleur, la sécheresse vaginale et d'autres symptômes de la ménopause.

Déficience d'hormone masculine. Comme le bore semble élever le taux de DHEA (un précurseur de l'hormone masculine) et de testostérone chez la femme, il est logique d'en déduire qu'il augmente également le taux de testostérone chez l'homme. Auquel cas il pourrait avoir la faculté de ranimer une libido ou des fonctions sexuelles faiblissantes. Je n'ai cependant pas encore trouvé d'étude qui le démontre. Certains culturistes, qui pensent qu'une telle élévation de la testostérone les aide à augmenter leur masse musculaire, ont pris des suppléments de bore. Mais jusqu'à présent cette croyance semble infondée, puisque les quelques études menées dans ce domaine n'ont pas été très concluantes. En réalité, une dose quotidienne de 10 mg prise pendant un mois a élevé de 40 % le taux d'œstradiol chez l'homme, mais très peu augmenté celui de testostérone. Cependant, les objectifs thérapeutiques de mes patients étant différents, je propose fréquemment une supplémentation en bore aux hommes âgés, notamment ceux dont l'apport alimentaire est faible. La majorité d'entre eux conotant une augmentation sensible du désir sexuel.

***Arthrite.*** Dans les pays où l'alimentation fournit un plus grand apport en bore, une plus faible incidence d'arthrite a été remarquée. Selon une étude, la prise de 6 mg du minéral pendant huit semaines a amélioré de manière significative les symptômes d'arthrite et présenté un net bénéfice dans les cas sévères d'ostéoarthrite. À mesure que seront effectuées d'autres recherches dans ce sens, nous découvrirons peut-être que le bore agit également sur d'autres affections dégénératives des articulations.

***Performances mentales.*** Les scientifiques du ministère de l'Agriculture américain ont établi qu'une carence en bore diminuait notre faculté de concentration. L'individu souffre de somnolence, de difficultés de concentration et de retard de réactions. La carence affecte un certain nombre de tâches, comme claquer des doigts ou suivre des yeux une cible sur un écran, et ce handicap est visible dans la modification des ondes cérébrales. La suite de cette étude devrait prouver si l'administration de bore améliore ou non les performances.

## Suggestions de supplémentation

Nous ingérons entre 1,7 et 7 mg de bore chaque jour. La consommation d'eau peut parfois fournir une quantité importante de ce minéral. Les fruits, légumes, noix et céréales en sont les sources principales, et la bière et le vin en contiennent également de grandes quantités. Les Américains n'étant pas réputés pour leur consommation de légumes, noix et céréales, et le dosage minéral de l'eau étant très variable, je soupçonne bon nombre d'individus de se trouver dans la fourchette basse de cette estimation.

Une prise quotidienne dans l'alimentation allant jusqu'à 40 mg n'a pas causé de réaction toxique chez l'être humain. C'est dû à la faible assimilation du minéral : 3 mg de supplément ne font augmenter le taux de bore dans le plasma que de 50 %. Selon moi, nous devrions ajouter chaque jour 3 mg de bore à notre dose alimentaire. Pour les groupes « cibles » – arthritiques, individus désirant prévenir l'ostéoporose, présentant des déficiences sexuelles, des symptômes de la ménopauses ou supprimant un traitement de substitution hormonale –, je prescris entre 6 et 18 mg par jour. Cette posologie a été déterminée par ma pratique médicale : c'est la quantité permettant à mes patients de réduire leur thérapie de substitution hormonale sans souffrir de symptômes indésirables.

# Silicium : le fournisseur des cheveux, de la peau et des ongles

Vous ne trouverez probablement pas de silicium dans les suppléments courants multivitamines ou multiminéraux. Pour la plupart des nutritionnistes, l'alimentation répond à nos besoins de cet élément trace essentiel. Cependant, certains ne partagent pas cette opinion, comme Forrest H. Nielsen, directeur du Centre américain de recherche en nutrition humaine, et moi-même.

Chez certains mammifères, le silicium agit sur plusieurs substances nécessaires au développement sain des os, des vaisseaux sanguins et du cerveau. Il s'agit notamment du collagène, de l'élastine et des glycosaminoglycans. Il contribue tout particulièrement à renforcer les cartilages chez l'animal. Il aide les os à assimiler le calcium, ce que prouve sa présence autour des sites de calcification des os en croissance. En laboratoire, les animaux carencés en silicium présentent des malformations articulaires, et l'être humain, selon certains chercheurs, pourrait perdre en densité osseuse en cas de quantité insuffisante.

Des épidémiologistes ont noté que les cas d'atériosclérose étaient moins nombreux dans les régions où l'eau offrait une concentration supérieure en silicium : voilà qui prouve déjà que ce minéral aide au renforcement et à la souplesse des artères. Une carence peut également contribuer à l'hypertension et à des accidents ischémiques cardiaques.

## Une barrière contre l'Alzheimer ?

Des recherches récentes ont mis au jour le rôle du silicium dans l'assimilation de l'aluminium par le cerveau, ce qui pourrait influencer le risque de maladie d'Alzheimer. Lorsque le sol est pauvre en silicium, sa concentration en aluminium est souvent élevée et certaines études avancent que la même association pourrait exister dans le cerveau.

## Suggestion de supplémentation

L'alimentation courante apporte environ 30 mg de silicium par jour, dose habituellement considérée comme suffisante. Étant donné que les aliments industriels sont pratiquement dépourvus du minéral, comme assurance contre la perte de densité osseuse je recommande une supplémentation quotidienne de 2 mg. J'envisagerais d'ajouter entre 3 et 6 mg au programme nutritionnel d'une femme. Au lieu d'être obligé d'avaler une quantité encore plus grande de cachets, vous pouvez préférer l'extrait de prêle, plante riche en silicium, vendu dans la plupart des boutiques de diététique. D'autres sources dans l'alimentation sont les pommes, les céréales entières, les légumineuses et les tubercules.

## Germanium : le fournisseur d'oxygène

PRÉSENT NATURELLEMENT dans des aliments tels que l'ail, le ginseng, la chlorelle (une algue microscopique) et divers champignons, le germanium a éveillé l'intérêt des milieux médicaux dans les années 1950, lorsque son découvreur, le Dr Kazuhiko Asai, a démontré qu'il fournissait davantage d'oxygène aux tissus organiques. Bien que ce minéral soit officiellement considéré comme non essentiel, Asai et d'autres chercheurs ont appris depuis que cet élément peut contribuer au traitement du cancer, de l'arthrite, de l'ostéoporose, du *Candida albicans* (infection à levures), du sida et d'autres maladies virales. Il peut également accélérer la cicatrisation et soulager la douleur.

J'ai utilisé le germanium chez de nombreux cancéreux, qui ont tous remarqué une amélioration de leur état général. Les recherches scientifiques nous en donnent la raison. Elles démontrent que le germanium, notamment le sesquioxyde, renforce le système immunitaire, nous défend contre les radicaux libres, aide l'organisme à se débarrasser des toxines qui affaiblissent l'immunité et favorise la production d'oxygène dans les tissus cellulaires. Chacun de ces mécanismes représente une approche bien acceptée pour les patients qui commencent à dominer le processus cancéreux. Combinez ces effets avec d'autres substances naturelles sans danger offrant des bénéfices similaires et vous commencerez à entrevoir comment la thérapie complémentaire du cancer remporte ses victoires.

Quand nous analysons le sens du mot « sesquioxyde », nous voyons que ce composé apporte six molécules d'oxygène à tous les tissus qu'il atteint. Songez que l'oxygène est le fléau des cellules malignes, qui ont besoin d'un environnement anaérobique (sans oxygène) pour se multiplier. Le germanium est l'élément idéal pour favoriser la croissance de tissus normaux au détriment des tumeurs invasives.

## Suggestions de supplémentation

Consommer davantage d'ail, de prêle et de champignons médicinaux est l'une des manières d'absorber du germanium, mais ce n'est pas la meilleure. Les suppléments sont la source la plus fiable, mais tout ce qui porte l'étiquette « germanium » ne convient pas. Ne prenez que du germanium pur et organique, à une dose quotidienne de 25 à 300 mg ou davantage. La forme la plus sûre et la plus efficace est le germanium bis-carboxyethyl sesquioxyde-132, en abrégé : Ge-132. Le dioxyde et le lactate citrate de germanium, ainsi que d'autres composés inférieurs, sont bon marché et disponibles partout, mais ils sont potentiellement dangereux. Ils ont été reconnus responsables de deux décès et liés à des cas de dégénérescence rénale. Le Ge-132 pur est coûteux, mais aucun effet indésirable n'a jamais été signalé.

CHAPITRE 5

# Les acides aminés

## Introduction

LES MÉDICAMENTS AFFECTENT presque toutes les fonctions de l'organisme. Certains accélèrent la cicatrisation, d'autres apportent les composants bruts des substances chimiques du cerveau qui peuvent traiter la dépression ou les maladies mentales. D'autres encore, innombrables, modifient notre chimie interne afin de prévenir, entre autres, les crises d'épilepsie, l'hypotension artérielle, les inflammations nerveuses ou renforcer le système immunitaire.

Les acides aminés jouent précisément les mêmes rôles. La seule différence, c'est qu'ils agissent naturellement en fournissant à l'organisme ce qui lui est nécessaire pour fonctionner, mais sans présenter les risques d'effets secondaires toujours présents avec les médicaments (lesquels *empêchent* l'organisme d'accomplir telle ou telle tâche). Pour entretenir ou améliorer la santé et soigner une affection, nous avons besoin d'eux, et dans des quantités et des associations que l'alimentation ne peut nous apporter. Quand tel prétendu expert en nutrition affirme que nous absorbons dans l'alimentation tous les acides aminés nécessaires, il y a gros à parier que ses connaissances remontent à l'après-guerre. Si cet expert vous déclare que les suppléments d'acides aminés sont dangereux, vous pouvez interpréter cela comme la confirmation détournée de leur pouvoir thérapeutique.

## Quand le non-essentiel est indispensable

SANS LA PRÉSENCE DE DIFFÉRENTES ASSOCIATIONS d'acides aminés, il serait impossible de distinguer les cheveux du cœur, entre autres possibilités inconcevables. Tout comme les lettres de l'alphabet forment tous les mots du dictionnaire, ces substances chimiques s'assemblent en une quantité infinie de formes différentes pour former les molécules des protéines qui influencent et définissent chaque cellule de l'organisme.

Comme vous avez tous certainement entendu parler des huit acides aminés « essentiels », je vous en épargne la liste. Leur désignation, selon un chiffre ou une lettre, est trompeuse. Oui, ces nutriments sont essentiels, mais la médecine n'utilise pas le même dictionnaire que vous et moi. Selon la définition officielle étroite, celle qui s'applique également aux vitamines, « essentiel » signifie que l'organisme ne peut fabriquer seul les acides aminés à partir de substances brutes et qu'il doit se les procurer dans les aliments préparés ou les suppléments.

Cette définition, outre le fait qu'elle ne tient pas compte des quantités, implique que les autres acides aminés « non essentiels » ont peu ou pas d'importance. Rien ne saurait être plus loin de la vérité. La taurine, la glutamine, l'arginine et le reste de ces substances prétendument non indispensables figurent parmi les nutriments médicinaux les plus précieux. Certes, l'organisme les fabrique à partir d'autres substances biochimiques. Seulement voilà, il arrive souvent que les constituants de base soient en quantité insuffisante ou tout simplement absents.

Nous allons examiner de près le potentiel médical de nombreux acides aminés clés, soit plus que les huit que nous ne pouvons absorber que dans les aliments. Outre la quantité, la clé de ces substances essentielles est leur équilibre. Tout comme une équipe de football ne peut se présenter sur un terrain avec deux arrières supplémentaires, mais pas d'attaquants, les acides aminés doivent être présents dans des proportions précises. Si le ratio n'est pas correct, l'organisme ne peut synthétiser assez de protéines pour nos muscles, nos organes, notre peau et tout autre tissu maigre. Il suffit même d'une carence de l'un d'entre eux pour que les sept autres soient mal métabolisés.

Les analyses sanguines sont une méthode précieuse, bien que coûteuse et souvent peu commode, pour déterminer les déséquilibres en acides aminés. La règle de base est que les protéines animales (issues par exemple du bœuf, des poissons, de la volaille et des œufs) offrent un meilleur équilibre que les légumes, parce que la viande contient chacune de ces huit substances essentielles dans des proportions correctes. Dans les aliments d'origine végétale, un ou plusieurs des membres de cette équipe de huit peut manquer ou être en quantité insuffisante. C'est pourquoi les légumes sont considérés comme ayant un « taux d'efficacité de la protéine » (TEP) plus bas. Par exemple, un régime centré sur le soja pourrait très bien être trop faible en méthionine, vous donnant donc une ration de protéines insuffisante. Bien des végétariens stricts, notamment ceux qui éliminent œufs et produits laitiers, ont fréquemment besoin de suppléments d'acides aminés parce que leur régime alimentaire ne leur fournit pas assez de lysine, thyronine et méthionine pour gérer correctement le stress.

Certains végétariens composent les repas en combinant des aliments qui compensent l'absence de protéines dans d'autres. Par exemple, un sauté de haricots et céréales est censé fournir à l'organisme l'ensemble des acides aminés essentiels. Cette pratique peut apporter une petite quantité de protéines complètes, mais les aliments d'origine animale restent le choix le plus sage. Ce qui m'amène à l'aliment protéiné de choix : l'œuf. Aussi décrié – à tort – qu'il puisse être, l'œuf contient tous les acides aminés essentiels dans un équilibre presque parfait. Ses proportions d'acides aminés sont d'ailleurs l'étalon officiel de toutes les autres sources de protéines. Pour tout individu carencé en acides aminés, consommer des œufs vient en priorité dans ma liste de recommandations.

Mais n'allons pas trop vite. Revenons à notre point de départ et laissez-moi détailler certaines des grandes prescriptions de la médecine.

## Arginine : le dopant du système immunitaire

SI CE LIVRE AVAIT ÉTÉ ÉCRIT dix ans plus tôt, cette section n'aurait comporté que quelques lignes. C'était avant que les chercheurs découvrent que l'arginine commande un extraordinaire composé sanguin appelé oxyde nitrique, responsable de la régulation de la circulation sanguine, de la fonction immunitaire, de la communication entre les cellules nerveuses, des fonctions hépatiques, de la coagulation et même de l'excitation sexuelle. C'est pourquoi en 1992, ce composé a remporté dans le magazine *Science* le prestigieux titre de « molécule de l'année ».

Ne confondez pas l'oxyde nitrique avec l'oxyde nitreux, connu également sous le nom de gaz hilarant et encore utilisé en anesthésie. L'oxyde nitrique (NO) est également appelé « facteur de relaxation dérivé de l'endothélium », un élément clé permettant aux vaisseaux sanguins de se relaxer et ainsi de contrôler l'hypertension. Jusqu'à la découverte du lien avec l'arginine, la science était incapable de maîtriser cette substance. Désormais, un simple nutriment, un supplément disponible dans n'importe quel magasin de diététique nous donne le moyen de mieux contrôler le fonctionnement d'une myriade de processus cellulaires.

Cependant, tout comme pour le fer, la supplémentation d'arginine n'est pas aussi simple et sans risque qu'avaler une poignée de comprimés. Comme dans bien des cas en médecine nutritionnelle, la prescrire, que ce soit pour fabriquer de l'oxyde nitrique ou tirer avantage de ses autres bienfaits, implique de déterminer son taux adéquat dans le sang. Si la carence en oxyde nitrique comporte des risques certains, il en est de même pour son excès. Malgré tous ses bénéfices, ce composé est un radical libre qui est capable de causer des dégâts par oxydation. Idéalement, les médecins de l'avenir doseront l'oxyde nitrique dans le sérum pour déterminer si vous avez besoin de supplémentation. Auquel cas vos suppléments d'arginine devront être accompagnés d'un large éventail de protections antioxydantes, dont la coenzyme $Q_{10}$ et l'acide lipoïque, qui en neutralisera les effets indésirables potentiels.

## Le plus puissant acide aminé pour la cardiologie

C'est seulement ces dernières années que la majorité des nombreux effets de l'arginine sur la santé ont été révélés. Même les médecins nutritionnistes ne sont pas toujours habitués à prescrire cet acide aminé pour les problèmes cardiaques et autres affections. Ils le devraient pourtant et voici pourquoi :

L'arginine en elle-même (et non l'oxyde nitrique qu'elle produit) abaisse le taux de cholestérol plus efficacement que tout autre acide aminé. Des doses quotidiennes de 6 à 17 g ont diminué le cholestérol LDL sans réduire le taux de bon cholestérol HDL, et cela sans effets secondaires néfastes. Il favorise également une microcirculation coronaire saine chez les individus à fort taux de cholestérol et empêche la formation de caillots qui peuvent provoquer des infarctus ou des attaques.

Le NO produit par l'arginine est capable de plus encore. En relaxant les artères et en permettent ainsi une meilleure circulation sanguine, il peut améliorer des affections liées à la circulation comme la maladie coronarienne avec angine de poitrine ou la claudication intermittente (trouble de la circulation dans les membres inférieurs), et l'hypertension. Les troubles de la circulation cérébrale peuvent également être soulagés. La vasodilatation produite par l'arginine est détectable même chez les sujets jeunes, qui ne souffrent généralement pas de troubles de la circulation, et des injections de cet acide aminé peuvent renforcer le cœur chez les patients atteints d'insuffisance cardiaque. Au Japon et en Grèce, des équipes de cardiologies perfusent directement le nutriment dans les vaisseaux coronaires des patients atteints d'angine de poitrine dont ils rétablissent la circulation de manière spectaculaire. Des cardiologues israéliens améliorent les performances de leurs patients atteints d'insuffisance cardiaque en leur administrant 20 g d'arginine par voie intraveineuse sur une heure.

## Un bienfaiteur multiple

L'arginine, bien sûr, agit plutôt comme précurseur du NO. Dans certains cas – élan de croissance, convalescence après un traumatisme, cicatrisation ou toute autre situation exigeant une forte réponse immunitaire –, l'organisme ne peut satisfaire ses besoins en arginine, laquelle devient « essentielle ».

Tout comme les autres briques que sont les protéines, l'arginine participe à l'entretien du tissu musculaire et du tissu maigre de tout l'organisme. Elle peut se convertir en ornithine, un autre acide aminé. Et sa présence peut stimuler la production de certaines hormones anabolisantes naturelles, telles que l'hormone de croissance et l'*insuline-like growth factor* (IGF).

***Préservation du tissu musculaire.*** Selon une petite étude portant sur quarante-cinq personnes âgées, un tonique quotidien contenant 17 g d'arginine a démontré ses capacités à préserver le tissu musculaire maigre. Il a également élevé le taux sanguin d'IGF (mesure de l'hormone de croissance humaine) et diminué le cholestérol LDL. Les volontaires de l'étude n'ayant pas reçu d'arginine ont en revanche perdu du tissu musculaire maigre.

***Fonction immunitaire.*** Les cellules tueuses, un composant primordial du système de défense de l'organisme, augmentent considérablement leur activité en présence d'arginine. Selon une étude, la prise d'un total de 30 g au cours de la journée a augmenté l'activité de ces cellules de 91 %. Le fonctionnement des lymphocytes T s'est également trouvé amélioré. Ce renforcement pourrait se révéler précieux pour les malades du sida, de toute autre affection virale ou maligne.

La supplémentation peut également augmenter le poids du thymus, origine de la plupart des fonctions immunitaires, et renforcer le pouvoir bactéricide des polynucléaires neutrophiles. En même temps, une quantité supplémentaire d'oxyde nitrique parcourt le tractus gastro-intestinal et combat les infections ainsi que la prolifération de *Candida albicans*. Coupler la prise d'arginine à un apport de lysine, un autre acide aminé, renforce encore le système immunitaire, notamment dans sa lutte contre les infections récurrentes. Ainsi, comme l'ont souligné plusieurs études, la prise d'arginine et le ralentissement de la croissance des tumeurs et de l'incidence du cancer peuvent être attribués à un système immunitaire plus performant.

***Troubles sexuels masculins.*** L'oxyde nitrique est un facteur décisif de l'érection. Selon plusieurs études, la prise quotidienne de 2,8 g d'arginine produit un composé vasodilatateur en quantité suffisante pour contribuer au traitement des difficultés d'érection. Une meilleure irrigation des parties génitales facilite également l'excitation sexuelle chez la femme.

Des doses régulières de cet acide aminé augmentent également la spermatogenèse. Un supplément quotidien de 3 à 4 g, selon d'autres études, a augmenté le nombre de spermatozoïdes et leur activité. Pour une approche nutritionnelle plus complète des problèmes de stérilité, les nutritionnistes ajoutent des suppléments de zinc, carnitine et coenzyme $Q_{10}$.

***Lésions des os et des tissus.*** Les spécialistes du traitement des brûlures ont découvert que l'arginine était indispensable au rétablissement de l'équilibre protéinique chez les victimes de brûlures graves. Il a également été démontré qu'il accélérait le processus de cicatrisation des blessures, fractures et ulcères du pied liées au diabète. Il peut aussi soigner et régénérer le tissu nerveux. En outre, le succès d'un programme de prévention de l'ostéoporose peut également dépendre de l'arginine. L'oxyde nitrique prévient la perte de masse osseuse, tandis que la production d'hormone de croissance peut augmenter la densité osseuse.

***Syndrome de Reye.*** Une carence d'arginine est peut-être responsable de l'apparition de ce syndrome, bien que le mécanisme n'ait pas été élucidé. Une supplémentation peut avoir un potentiel préventif contre cette grave maladie infantile.

## Suggestions de supplémentation

Vous constaterez certainement que les doses d'arginine exigées par ses nombreuses utilisations ne sont guère commodes : il est difficile d'avaler un cachet contenant plus de un gramme d'ingrédients. L'utilisation de cet acide aminé nécessite une certaine volonté. J'ai prescrit l'arginine à des doses allant de 1 à 30 g. Pour la cicatrisation de blessures, le renforcement des fonctions sexuelles et du système immunitaire, une dose quotidienne comprise entre 1,5 et 4 g s'est révélée efficace. Dans le cadre d'une thérapie cardio-vasculaire, 15 g minimum par jour peuvent être nécessaires. Vous n'en obtiendrez jamais une telle quantité dans l'alimentation ni même dans la plupart des suppléments. Par souci de commodité et d'économie, procurez-vous ce nutriment pur, sous forme de poudre.

Avec l'arginine comme dans bien des cas en médecine nutritionnelle, pour des résultats optimaux, il importe de déterminer l'équilibre idéal. Pour vous y aider et vous assurer une utilisation sans risque, suivez ces quelques conseils :

• Pour éviter que l'arginine favorise la production de radicaux libres oxydants, la supplémentation doit être accompagnée d'un large éventail d'antioxydants, notamment la coenzyme $Q_{10}$ et l'acide lipoïque.

• Ne donnez pas de doses de plusieurs grammes sur une période prolongée à des sujets de moins de dix-huit ans. La production d'hormone de croissance induite par de fortes doses est très probablement peu indiquée pour les jeunes organismes.

• Prenez cet acide aminé avec prudence si vous souffrez d'arthrite ou d'une infection car l'excès d'oxyde nitrique peut déclencher une inflammation.

• Pour le renforcement du système immunitaire, couplez la prise d'arginine avec de la lysine. Alors que cet acide aminé offre un certain soulagement dans le cas du sida et d'autres causes de fragilisation du système immunitaire, certaines infections, comme l'herpès, peuvent empirer, car leurs virus se nourrissent d'arginine. L'ajout de lysine peut neutraliser cet effet.

## Glutamine : Le maître architecte des protéines et le réparateur des intestins

LA GLUTAMINE, composant protéique le plus abondant dans l'organisme, pourrait aussi être le plus important : c'est parce qu'elle fournit de l'azote plus facilement que tout autre acide aminé. Du traitement des troubles intestinaux au traitement des addictions, peu d'autres substances offrent autant de bénéfices à la médecine nutritionnelle.

Pour se rétablir convenablement d'un grand nombre de maladies et lésions, l'organisme a besoin de certaines protéines. Quelles qu'elles soient, elles peuvent toutes être fabriquées avec l'aide de la L-glutamine. Cette substance possède un atome d'azote en excédent qu'elle libère pour la synthèse d'autres acides aminés. Elle agit donc comme une sorte de répartiteur des richesses en acides aminés. Dans cette « navette d'azote », comme on la surnomme, la glutamine prend des protéines là où elles sont disponibles et les apporte là où elles sont nécessaires. En outre, elle aide l'organisme à fabriquer d'autres nutriments importants comme le glutathion, la glucosamine et la vitamine $B_3$.

## Renforcement de l'intestin

La glutamine assure l'intégrité structurelle des intestins à tel point qu'elle a été surnommée « facteur de perméabilité intestinale ». Aucun autre nutriment n'a autant d'importance pour la santé du système gastro-intestinal. Même si ses principaux bienfaits s'exercent sur le petit intestin, elle facilite la réparation et la restauration des membranes muqueuses de la paroi du côlon (gros intestin). Ce sont le Dr Judy Shabert et son mari, Douglas Wilmore, chercheur de Harvard étudiant le rôle de la glutamine avant et après intervention chirurgicale, qui m'ont informé de son impact sur le système gastro-intestinal.

L'utilité de ce nutriment était reconnue depuis près de quarante ans, lorsqu'il était utilisé à des doses quotidiennes de 1,6 g pour traiter les ulcères gastro-duodénaux. Bien plus récemment, des recherches ont prouvé que sa supplémentation diminue les inflammations stomacales causées par la chimiothérapie et peut être utile comme traitement de la diarrhée.

***Convalescence post-opératoire.*** Après une opération ou tout autre événement physiquement stressant, l'organisme ne peut synthétiser suffisamment de glutamine pour, entre autres tâches, réparer les tissus, protéger le tissu maigre et nourrir le système immunitaire. Une fois ses réserves épuisées, l'organisme doit puiser dans les muscles et les acides aminés à chaîne ramifiée. Une supplémentation en glutamine évite toutes ces complications, normalise les taux d'acides aminés, accélère la guérison des lésions et brûlures, et améliore l'ensemble de la convalescence post-opératoire. Les patients perfusés en glutamine ont présenté moins de complications, ont pu quitter l'hôpital plus rapidement et économisé environ 21 000 dollars de frais hospitaliers.

*Agressions du système immunitaire.* La source d'énergie principale du système immunitaire est la glutamine. Toujours très élevé, le besoin de ce carburant se multiplie en cas de stress, traumatisme ou blessure. De nombreuses formes de cancer, par exemple, appauvrissent le corps en glutamine, contribuant à la perte de masse musculaire et de tissu maigre. Les polypes du côlon, une grave lésion précancéreuse, présentent un taux significativement plus bas de glutamine que le tissu sain qui les environne. Les études animales montrent que la supplémentation protège le foie des effets secondaires toxiques de la chimiothérapie et pourraient renforcer l'effet anticancéreux de certains médicaments utilisés en chimiothérapie.

Les infections virales privent également le système immunitaire de glutamine. Lorsque nos réserves sont basses, le taux de lymphocytes T (mesure standard de l'activité immunitaire) décroît et les macrophages, globules blancs chargés d'attaquer les particules toxiques, s'affaiblissent. Mais, lorsque de la L-glutamine est administrée à des doses quotidiennes de 20 à 40 g, le système immunitaire réagit, comme l'a démontré la protection supplémentaire contre les infections qu'il a induite dans une étude sur des patients ayant subi une greffe de moelle osseuse. Pour toutes ces raisons, la glutamine est un traitement essentiel du sida ou du syndrome d'asthénie chronique virale.

*Maladies hépatiques.* La glutamine peut empêcher l'accumulation de lipides dans le foie et contribuer au traitement de la cirrhose. Cependant, dans les derniers stades de la dégénérescence hépatique, la substance ne peut plus agir car l'organe n'est plus capable de l'assimiler correctement.

*Addictions.* Bien avant que le rôle de la glutamine dans la réparation des tissus soit connu, je la prescrivais pour contrôler les addictions. L'idée m'avait été donnée par le Dr Roger Williams, nutritionniste qui a encouragé bon nombre d'entre nous à recourir à la médecine nutritionnelle. Il utilisait la glutamine pour diminuer l'envie d'alcool, ce pour quoi elle est très efficace. Une dose quotidienne de 12 g (soit environ trois cuillères à café) s'est montrée efficace pour 75 % des participants d'une étude. Adaptant ce traitement, j'ai décidé d'essayer l'acide aminé sur mes patients souffrant d'envie de sucres. Cela a fonctionné et devrait probablement donner d'excellents résultats sur vous.

Lorsqu'une envie de sucre survient, prenez 1 à 2 g de L-glutamine, de préférence avec une crème épaisse et un soupçon d'édulcorant. Le désir de manger du sucre disparaîtra. Cela a été une grande satisfaction de lire récemment qu'un directeur de recherches du National Institute of Mental Health reconnaissait également l'action de la glutamine sur l'envie de sucre.

***Obésité.*** Il est possible que la glutamine contribue à la perte de poids à travers d'autres mécanismes. Outre sa capacité à préserver le tissu maigre, ce qui contribue au brûlage des lipides, l'acide aminé aide l'organisme et le foie à se débarrasser des déchets produits par le métabolisme des lipides. C'est également une source immédiatement disponible d'énergie dépourvue d'hydrates de carbone si vous diminuez radicalement votre consommation de calories.

***Instabilité mentale.*** La glutamine est la substance qui règle l'équilibre entre hyperactivité et léthargie. C'est une source d'énergie capitale pour le cerveau et un constituant important de plusieurs neurotransmetteurs. Bien que certains critiques notent à juste titre que l'organisme peut convertir la glutamine en acide glutamique, une prétendue excitotoxine qui produit une hyperexcitation des cellules cérébrales, ils oublient de reconnaître que la glutamine peut également être transformée en GABA, un tranquillisant cérébral naturel agissant sur les cellules hyperactives. Dans sa sagesse, la nature permet à l'organisme de fabriquer l'un ou l'autre selon ses besoins.

***Récupération après l'effort.*** La réparation et la préservation du tissu musculaire rend la glutamine très appréciée des culturistes et fanatiques de sport. L'effort prolongé produit des lésions microscopiques dans les muscles et diminue les réserves de glutamine de l'organisme jusqu'à deux semaines après un entraînement. La supplémentation répond au besoin en glutamine et en rétablit les réserves, mais ce n'est pas tout. L'azote supplémentaire permet au corps d'accroître le tissu maigre et aide à fabriquer le glycogène, forme d'hydrate de carbone stocké dans les muscles et le foie, et libéré durant l'activité physique. Lorsque l'organisme dispose de suffisamment de glycogène, il puise moins dans le tissu musculaire pour tirer son énergie. L'acide aminé favorise également la libération d'une hormone de croissance qui peut stimuler l'augmentation de la masse musculaire.

N'imaginez pas que vous deviendrez le prochain Monsieur Univers, si c'est votre but, en vous contentant d'absorber des suppléments. Et, si vous prenez de la glutamine pour d'autres raisons médicales, ne craignez pas de voir gonfler vos muscles. L'individu moyen contrebalance simplement la perte de tissu musculaire produite par un métabolisme normal. Les gains sont modestes et difficiles, et ne se remarquent qu'au prix d'un entraînement de résistance épuisant.

### Suggestions de supplémentation

La L-glutamine en poudre est la forme la plus simple et la plus économique. Pour un haltérophile, une cuillère à café par jour, l'équivalent de 5 g, est utile pour maximiser les bénéfices d'un programme d'entraînement. Traiter une maladie exige des quantités bien supérieures et, plus l'affection est grave, plus la dose devra être élevée.

Pour stimuler le système immunitaire, vous aurez besoin de 5 à 20 g par jour ; 2 à 3 g suffiront pour contrebalancer le désir de sucre ou d'alcool. Prenez-les dès que le besoin s'en fait sentir. En traitement des inflammations intestinales ou de l'excès de perméabilité intestinale, je prescris jusqu'à 40 g par jour. Une dose similaire peut être nécessaire pour la réparation d'une lésion ou pour la convalescence après un séjour hospitalier prolongé. Ces doses sont sans le moindre danger : aucun de mes patients n'a jamais présenté le moindre effet secondaire.

## Lysine : l'ennemi de l'herpès

BIEN QU'ELLE SOIT CONNUE chez les amateurs de diététique comme un traitement très efficace de l'herpès, la lysine n'a pas que cette utilité. Elle mérite également que soit reconnu son rôle dans la prévention de l'ostéoporose et de la cataracte, la préservation du tissu musculaire et la récupération après le stress. En outre, elle maintient les niveaux d'énergie et renforce le cœur en fournissant à l'organisme les ingrédients de la fabrication de la carnitine, un autre acide aminé. Elle pourrait également être un élément de cette énigme jamais résolue intitulée « Comment contrôler la lipoprotéine (a) ? ».

La lysine est l'un des huit acides aminés essentiels que l'organisme ne peut fabriquer seul, mais la plupart des individus en consomment la quantité nécessaire. La viande rouge, le poulet, la dinde et les autres protéines animales en fournissent de grandes quantités. En revanche, les végétariens et les individus au régime pauvre en lipides peuvent ne pas en consommer suffisamment. Le minotage ôte la lysine des céréales, n'en laissant qu'une faible quantité dans la farine et autres produits raffinés. Cuire un aliment protéiné avec du sucre détruit également la lysine. C'est l'une des raisons pour lesquelles desserts et « junk food » augmentent le risque de carence en protéines. Il suffit qu'un seul des huit acides aminés essentiels manque à l'organisme pour que celui-ci ne puisse fabriquer suffisamment de protéines pour préserver le tissu maigre.

## Le squelette et le reste

Jusqu'à une date relativement récente, nous ne connaissions pas l'ampleur du rôle joué par la lysine dans la santé du squelette. Désormais, elle fait partie intégrante de mon programme contre l'ostéoporose. Toutes les femmes ménopausées devraient en absorber au moins 500 mg par jour, peut-être davantage si leur alimentation est pauvre en protéines animales. L'organisme a besoin de lysine pour absorber le calcium et transporter le minéral jusqu'aux os. Une carence peut augmenter l'élimination de calcium dans les urines.

***Boutons de fièvre.*** La lysine ne tue pas réellement le virus de l'herpès simplex, mais une dose quotidienne comprise entre 1 et 3 g diminue les symptômes d'activité, notamment les boutons apparaissant autour des lèvres et des parties génitales. La lysine agit en empêchant le virus d'assimiler son aliment favori, l'arginine, un autre acide aminé.

***Renforcement du système immunitaire.*** Bien que les deux acides aminés soient en concurrence pour être assimilés, lysine et arginine s'allient dans le système immunitaire. Des tests en laboratoire démontrent que consommer les deux ensemble élèvent certains indicateurs de vitalité du système immunitaire, tels que le nombre et l'efficacité des neutrophiles, les plus nombreux de nos globules blancs. Cela justifie l'utilisation de lysine comme élément nutritionnel du traitement des asthénies virales, de l'hépatite ou du VIH.

***Cataracte.*** Dans l'œil, la lysine ralentit la détérioration du cristallin provoquée par l'excès de glucides. Tous les diabétiques de type 1 ou 2 devraient prendre cet acide aminé pour renforcer la protection contre la cataracte.

***Cardiopathies.*** Au moins un chercheur, le Dr Mathias Rath, estime que la lysine pourrait jouer un rôle important dans la régression de certaines cardiopathies. Selon lui, accompagnée d'un autre acide aminé, la proline, et de vitamine C, elle peut faire régresser l'obstruction des artères provoquée par la lipoprotéine(a). Cette affirmation est étayée par les nombreux témoignages de patients.

## Suggestions de supplémentation

Quelques chercheurs ont lié un régime riche en lysine à un taux de cholestérol élevé, mais je n'ai jamais constaté ce phénomène chez mes patients. En fait, des doses quotidiennes allant jusqu'à 8 g ont été administrées dans certaines études sans effets secondaires indésirables. Cependant, la plupart des individus n'ont pas besoin de supplémentation en lysine, puisque leur alimentation en fournit suffisamment. Les suppléments doivent être envisagés seulement par les végétariens ou ceux qui adoptent un régime pauvre en protéines, ainsi que les patients souhaitant combattre une irruption d'herpès ou toute autre maladie réagissant à la lysine.

Pour l'herpès, une dose quotidienne de 1 à 2 g agira mieux en association avec un régime sans glucides et des suppléments de vitamines A et C, bioflavonoïdes et bromélaïnes. Une prise combinée de lysine et arginine à des doses quotidiennes de 1 à 3 g chacune devrait fournir un renfort immunitaire contre les virus non herpétiques.

## Phénylalanine : Soyez heureux et oubliez la douleur

PRESQUE TOUS LES ACIDES AMINÉS se transforment en composés biochimiques primordiaux qui jouent chacun un rôle spécifique dans le maintien d'une bonne santé. En connaissant les substances chimiques de l'organisme et leur rôle, vous vous ferez une idée des effets produits par la consommation d'importantes quantités de cet acide aminé. La phénylalanine (PA) est le premier constituant des neurotransmetteurs qui favorisent la vigilance, une disposition positive et peut-être le soulagement de la douleur. En conséquence, il est tout à fait logique que cet acide aminé ait les mêmes effets sur l'organisme humain.

***Dépression.*** L'imipramine, l'un des principaux médicaments antidépresseurs, n'est pas aussi efficace que la PA, selon plusieurs études comparatives. À doses de 500 à 3 000 mg, l'acide aminé, accompagné de vitamine $B_6$, a produit une amélioration presque immédiate chez trente et un de quarante patients déprimés. Les formes D et DL de phénylalanine ont été utilisées dans ces études, bien que la forme L soit le type naturel, comme tous les autres acides aminés. Les états dépressifs sur lesquels agit le mieux la PA sont ceux associés à l'apathie et à la léthargie.

Plusieurs mécanismes peuvent expliquer l'effet de la PA. Outre son rôle dans la fabrication de substances imitant l'adrénaline, la phénylalanine produit des euphorisants, les endorphines. La PA est la seule substance que puisse utiliser l'organisme pour fabriquer la phényléthylamine (PEA), molécule légèrement stimulante mais apaisante, présente dans le chocolat, et dont il est dit qu'elle donne l'impression d'être amoureux. Le faible taux de

PEA chez les sujets déprimés démontre que la phénylalanine n'est pas métabolisée. Les médicaments antidépresseurs et la PA augmentent le taux de PEA, ce qui prouve qu'ils jouent le même rôle.

***Sevrage de caféine.*** Vous ne sombrerez probablement pas dans les abîmes de la dépression si vous essayez de réduire votre consommation de café, mais vous éprouverez dans les premiers temps une fatigue, notamment au réveil. La phénylalanine est un très bon substitut dynamisant. Tout individu qui souhaite améliorer sa vigilance peut l'essayer. Des études ont montré à plusieurs reprises qu'elle agit sur un large éventail d'affections. Vous pouvez en prendre de 500 à 1 000 mg à jeun, ou la combiner à cette même dose avec de la L-tyrosine, un acide aminé à l'action très similaire. Dans tous les cas, notez que la PA, augmentant la pression artérielle ou le pouls, exige une surveillance médicale.

***Soulagement de la douleur.*** Un très grand nombre de recherches soutiennent l'utilisation de phénylalanine dans le traitement des douleurs de l'arthrite, mal de dos et crampes menstruelles, notamment sous sa forme DL. Elle ralentit la décomposition des endorphines et autres anesthésiants produits par l'organisme et peut même renforcer l'action des médicaments analgésiques. J'ai constaté que des doses quotidiennes de 1 à 3 g sont optimales, associées à un régime privé d'aliments favorisant les réactions inflammatoires tels que le sucre, les aliments frits et les huiles de tournesol, maïs et carthame (contrairement aux huiles oméga-3, qui sont anti-inflammatoires). Plusieurs de mes patients m'ont rapporté sentir l'effet de la DL-phénylalanine dès le premier jour de la cure. Il peut s'écouler un plus long délai avant que l'on remarque le soulagement provenant des restrictions alimentaires.

***Vitiligo.*** Un certain nombre d'études ont conclu que la L-phénylalanine pouvait favoriser la repigmentation du derme, contribuant à diminuer les taches claires causées par le vitiligo. La phénylalanine a à peu près le même impact sur cette affection que la L-tyrosine. Les crèmes contenant cet acide aminé donnent de bons résultats. Pour les renforcer, utilisez ce nutriment en association avec du cuivre, nécessaire à l'organisme pour produire la mélanine, notre pigment naturel.

***Affections neurologiques.*** Une fois vérifiés les résultats encourageants de quelques études isolées, nous pourrons peut-être recourir à la phénylalanine pour lutter contre la sclérose multiple ou la maladie de Parkinson. Il y a plus vingt ans, des chercheurs ont découvert que cet acide aminé réduisait significativement la gravité des symptômes de la maladie de Parkinson, tels que la dépression, les difficultés d'élocution, la rigidité des membres et les difficultés ambulatoires. Il n'a cependant eu aucun effet sur le symptôme caractéristique de cette affection, les tremblements des mains. Les participants de cette étude ont reçu 1 250 mg de phénylalanine deux fois par jour pendant seulement quatre semaines. Malheureusement, à ma connaissance, cette étude n'a pas été reproduite.

***Diminution de l'appétit.*** Alors que la phénylalanine est utilisée comme coupe-faim, les résultats sont variables et imprévisibles, allant de la nette diminution à aucun effet. Cependant, lorsque le traitement fonctionne, il présente le même inconvénient que les médicaments : l'appétit revient de plus belle dès l'arrêt des prises.

## Suggestions de supplémentation

Vous avez peut-être un préjugé à l'encontre de la phénylalanine à force d'avoir vu sur des étiquettes cet avertissement aussi largement répandu que peu compris : « Phénylcétonuriques : ce produit contient de la phénylalanine. » C'est le cas de nombreux aliments comme le porc, la volaille, le blé et le fromage. La phénylcétonurie, ou PKU, est une affection que connaissent uniquement les individus souffrant de retard mental grave causé par leur incapacité à métaboliser la PA. En conséquence, les phénylcétonuriques sont les seuls à devoir éviter à tout prix la supplémentation ou les aliments contenant de la phénylalanine. Cependant, certaines études avancent que la tyrosine, similaire, peut induire un certain soulagement, en partant du principe que la phénylcétonurie est en réalité la conséquence d'une carence en tyrosine.

La vaste majorité des individus sont cependant épargnés par cette affection et, hormis la précaution d'emploi concernant la pression artérielle ou la tachycardie, ainsi que les cas de dyskinésie tardive, de cancer de la peau (mélanome) ou d'un cancer du cerveau appelé glioblastome multiforme, chacun peut tirer tous les bénéfices de ce supplément. Pour vaincre la léthargie, la dépression, l'asthénie ou la douleur, essayez d'en prendre entre 250 et 1 000 mg avant le repas. Une dose similaire peut également vous aider à diminuer votre appétit. Si vous ne remarquez aucun effet, ajoutez une dose équivalente de tyrosine avant de conclure à son inefficacité.

## Tyrosine : l'antidépresseur

LA MÉDECINE TRADITIONNELLE nous enseigne que le meilleur traitement de la dépression provient de la psychopharmacologie. Mais, pour mes patients, il se trouve dans un flacon de tyrosine. Cet acide aminé agit mieux que la majorité des antidépresseurs, est meilleur marché et nous aide à mieux nous concentrer lors des périodes de stress.

Nos réserves en neurotransmetteurs permettant d'évacuer le stress, telles que l'adrénaline et la noradrénaline, reposent en grande partie sur la tyrosine. Cet acide aminé nous fournit également une substance qui transmet les messages au cerveau, la L-dopa, dont la carence est associée à la maladie de Parkinson.

### Tyrosine et acétyl-tyrosine : les composants du bonheur

Plus nous disposons de tyrosine, mieux nous gérons le stress et mieux nous pouvons résister aux sautes d'humeur. Malgré ce que peuvent dire certains nutritionnistes, cet acide aminé arrive effectivement dans le cerveau dès qu'il pénètre dans la circulation, bien qu'une forme dénommée acétyl L-tyrosine (ALT) y parvienne plus sûrement. C'est celle que j'utilise.

Je préconise souvent une dose d'ALT allant jusqu'à 1 g à tout patient ayant besoin d'un euphorisant à court terme. Cependant, son impact sur la dépression clinique est une contribution encore plus importante à la médecine nutritionnelle. Son effet est le plus prononcé sur les états dépressifs caractérisés par l'apathie, la léthargie et l'indifférence. Pour les dépressions de type agité et surmené, d'autres acides aminés (tryptophane et 5-hydroxy-tryptophane) agissent mieux. Ces deux types de symptômes sont souvent présents en même temps chez les déprimés, ce qui fait de la prise combinée de ses nutriments un précieux remède.

Les études qui ont vérifié l'effet euphorisant de la tyrosine, même dans des cas graves de dépression, ont utilisé des doses quotidiennes de 600 à 2 000 mg. Certains patients ont montré des signes d'amélioration en une semaine. Les doses peuvent être réduites à 300 mg une ou deux fois par jour, en utilisant l'acétyl L-tyrosine.

En conjonction avec le tryptophane, la tyrosine agit sur plusieurs autres affections dues à un déséquilibre chimique du cerveau : déficit d'attention/hyperactivité, maladie de Parkinson, hypothyroïdie et sevrage en cocaïne. Bien que les médecins prescrivent généralement la L-dopa, un acide aminé que l'organisme fabrique à partir de la tyrosine, pour maîtriser les tremblements, raideurs et autres symptômes de la maladie de Parkinson, certaines études avancent que la supplémentation en tyrosine, accompagnée d'autres médicaments, peut améliorer le traitement. Celui-ci doit cependant être prescrit sous surveillance médicale. Des doses très élevées de tyrosine sont nécessaires et ne doivent pas être administrées en même temps que la prise de L-dopa.

La tyrosine contribue également à la production d'hormones thyroïdiennes, amenant certains à en déduire que la supplémentation peut stimuler la glande en cas d'hypothyroïdie. Bien que ce raisonnement soit logique, il ne s'applique que dans de rares cas où l'hypothyroïdie est causée par une réelle carence en tyrosine.

## Suggestion de supplémentation

L'un des corollaires les plus fréquents de la dépression est l'asthénie, mais des millions d'individus qui ne sont pas dépressifs souffrent malgré tout d'asthénie et de mélancolie au quotidien. Pour eux, une dose de 1 à 2 g d'ALT est le traitement le plus fiable. Des doses plus élevées doivent être administrées sous surveillance médicale, car l'ALT présente les mêmes risques que la phénylalanine concernant la pression artérielle ou la tachycardie, les migraines, les mélanomes et le glioblastome multiforme, ou la même incompatibilité avec les médicaments IMAO. L'acide aminé ne provoque pas ces formes de cancers, mais leurs tumeurs s'en nourrissent.

Cette précaution d'emploi ne concerne pas les autres patients, mais la plupart d'entre nous n'ont pas besoin de prendre de tyrosine, sauf pour accroître la vigilance ou dissiper un accès de dépression. Lorsque vous recourez à la tyrosine, n'oubliez pas que son assimilation exige une bonne connaissance des modes de supplémentation. La présence d'autres acides aminés interférant avec son transport dans le cerveau, il est conseillé de prendre la tyrosine à jeun, avec des vitamines C et $B_6$.

## GABA (Acide gamma-amino-butyrique) : le tranquillisant idéal

L'IMITATION EST PEUT-ÊTRE LA PLUS SINCÈRE des flatteries, mais pour les laboratoires pharmaceutiques, c'est aussi une manière facile de dégager des bénéfices aux dépens d'un nutriment. Le GABA est un tranquillisant diététique efficace et parfaitement sans danger dont certains individus ont besoin pour traiter les crises d'épilepsie ou un état dépressif. Cependant, l'industrie pharmaceutique a choisi d'inventer le Valium, un médicament provoquant une accoutumance qui imite tout au plus les effets du GABA dans le cerveau.

L'acide gamma-amino-butyrique est à la fois un acide aminé et un neurotransmetteur, l'une de ces substances chimiques qui permet la transmission de l'influx nerveux entre les neurones. En théorie, peu d'individus doivent envisager de se supplémenter, mais la réalité est peut-être différente. L'exposition aux œstrogènes, aux radicaux libres, aux salicylates ou aux additifs alimentaires peut modifier nos réserves. Un régime pauvre en protéines peut également en entraver la production, tout comme une carence en zinc ou en vitamine $B_6$, deux substances qui aident l'organisme à secréter ce nutriment.

## Le don du GABA

Lorsque le cerveau doit affronter une carence de son plus abondant neurotransmetteur, plusieurs troubles liés au GABA peuvent apparaître.

***Anxiété.*** À l'époque de leur gloire, le Valium et les autres médicaments de la famille des benzodiazépines étaient utilisés par 15 % des Américains. Ils produisaient les mêmes altérations chimiques dans le cerveau que le GABA. La seule différence, c'est que le GABA ne provoque pas d'accoutumance et ne présente aucun danger. Ce relaxant et tranquillisant naturel, qui ne risque pas de vous assommer, peut être utilisé sans le moindre danger durant la journée. Ses rivaux de synthèse en sont bien loin ! Je prescris très souvent du GABA aux patients à bout de nerfs. Lors de la consultation suivante, presque tous me font part d'une amélioration.

***Dépression.*** Qu'il s'agisse d'un trouble émotionnel indépendant ou d'un effet secondaire relativement mineur de la tension prémenstruelle, la dépression semble associée à un faible taux de GABA. Selon une étude, les femmes souffrant de dépression à la suite de modifications hormonales, présentaient des taux de GABA significativement plus bas que celles qui ne sont pas affectées par leurs règles. Rétablir un taux normal a amélioré leur état.

***Convulsions.*** En particulier chez les enfants, les crises d'épilepsie coïncident fréquemment avec un faible taux de GABA. La propriété qu'a la taurine de diminuer les crises est probablement due à sa faculté d'élever le taux de GABA dans le cerveau. L'acide valproïque, médicament anticonvulsif, utilise le même mécanisme. Mais le GABA en lui-même s'est révélé utile dans le traitement de l'épilepsie.

Dans d'autres domaines thérapeutiques, 2 g quotidiens de GABA ont permis d'améliorer l'élocution et la mémoire d'individus victimes d'attaques. La même quantité s'est révélée efficace pour diminuer l'hyperglycémie, alors qu'une dose quotidienne de 3 g réduit la pression artérielle et stimule les fonctions cardiaques. D'autres recherches sur le GABA, si elles peuvent être financées, promettent de prouver qu'il est l'un des acides aminés les plus utiles.

### Suggestion de supplémentation

Indépendamment du régime alimentaire, mais avec l'assistance de quelques autres nutriments, l'organisme fabrique généralement sa quantité de GABA nécessaire. Une carence en zinc ou en vitamine $B_6$ pourrait réduire suffisamment les concentrations dans le cerveau pour provoquer des convulsions ou d'autres troubles neurologiques. La vaste majorité des individus prend cependant du zinc et de la vitamine $B_6$ pour d'autres raisons thérapeutiques : l'un des avantages de la nutrition ciblée est sa faculté à répondre simultanément à plusieurs besoins en nutriments.

Pour soulager anxiété et irritabilité, une dose quotidienne comprise entre 500 mg et 4 g fonctionne généralement bien. Au-delà de cette quantité, surtout pour des troubles épileptiques ou la dépression, consultez un médecin. Des doses élevées peuvent provoquer des nausées, entre autres effets secondaires désagréables.

## Méthionine : antidépresseur, allié du foie

ALORS QUE CE LIVRE s'apprête à sortir, j'attends avec impatience l'arrivée de la SAM. La SAM est la s-adenosyl méthionine, un métabolite de l'acide aminé courant L-méthionine. En Italie, des médecins ont obtenu avec ce composé de bons résultats en traitant la dépression, l'inflammation, les affections hépatiques et, parfois, les douleurs musculaires. Cependant, la FDA n'ayant pas encore autorisé l'importation de SAM, je ne peux personnellement ni confirmer son intérêt ni en recommander l'usage. Je ne peux que rapporter le succès de son utilisation à l'étranger.

Comme la taurine, la N-acétyl cystéine et le glutathion, la méthionine contient du soufre, qui est aussi vital à notre organisme que n'importe quelle vitamine. Sans apport suffisant en soufre, l'organisme a plus de difficultés à fabriquer et à utiliser un certain nombre de nutriments antioxydants. La méthionine est également l'un des principaux libérateurs de méthyle : elle est en effet capable de céder un atome de carbone lié à trois atomes d'hydrogène, molécule qui nous est nécessaire pour une série de conversions biochimiques dans tout l'organisme. La méthionine atteint cependant tout son potentiel lorsque l'organisme la transforme en SAM, un libérateur de méthyle encore plus efficace qui semble donner de meilleurs résultats cliniques.

En elle-même, la méthionine demeure précieuse, car notre foie l'utilise pour synthétiser la SAM, à concurrence de 8 g par jour, dans des conditions idéales – qui, nous le savons, sont assez rares. Les maladies hépatiques, l'ostéoarthrite et l'abus de médicaments sur ordonnance ou en vente libre peuvent diminuer la production de SAM. Et, dans ce cas, les suppléments se révèlent extrêmement utiles.

***Dépression.*** Le principal domaine d'action de la SAM est probablement le traitement de la dépression. Une dose quotidienne de 800 à 1 600 mg a permis à des sujets modérément déprimés de retrouver leur entrain. Même la dépression grave, naguère considérée comme du ressort exclusif de la thérapie médicamenteuse, y a remarquablement bien réagi. La méthionine en elle-même est largement utilisée par les psychiatres nutritionnistes d'Amérique du Nord depuis plusieurs dizaines d'années.

***Affections hépatiques.*** La supplémentation en méthionine et SAM peut améliorer de manière sensible les fonctions hépatiques. Chez les femmes prenant la pilule ou une thérapie de substitution hormonale, ce nutriment aide le foie à transformer l'œstradiol, plus puissant et carcinogène, en œstriol, une forme moins dangereuse de l'hormone féminine associée à un risque de cancer moins élevé.

Une étude rapporte qu'une dose quotidienne de 1 600 mg de SAM s'est révélée remarquablement efficace contre l'hépatite ou la cirrhose. En raison de ses bienfaits sur le foie et le bien-être émotionnel, cet acide aminé aurait une place de choix dans un programme nutritionnel contre l'alcoolisme. Il s'est également montré efficace dans des cas avancés d'affections hépatiques (selon une étude allemande, il a fait régresser une insuffisance hépatique, complication redoutée qui menace tout patient hospitalisé sous perfusion complète).

***Ostéoarthrite.*** S'ils soulagent temporairement la douleur, l'aspirine et les autres analgésiques ont souvent des effets secondaires sur l'estomac et contribuent à la dégradation des articulations. Pas la SAM. Ses effets anti-inflammatoires sont largement prouvés. Dans des études portant sur plus de vingt-deux mille individus souffrant d'ostéoarthrite, elle a simultanément atténué la douleur et favorisé la réparation des articulations. Mais aucun utilisateur de SAM ne s'est plaint de brûlures d'estomac à des doses thérapeutiques.

***Affections cérébrales.*** Méthionine et SAM ont démontré leur valeur dans le traitement de diverses affections neurologiques. La méthionine pénètre apparemment plus facilement dans le cerveau, mais la SAM donne de meilleurs résultats thérapeutiques. Chez un petit groupe de patients atteints de la maladie de Parkinson, une dose quotidienne de 5 g de méthionine a réduit la rigidité des membres et, à un moindre degré, les tremblements, deux symptômes courants de cette maladie. L'ajout de SAM aurait pu éventuellement améliorer les résultats, car elle contribue davantage à la synthèse de la dopamine, substance chimique dont manquent les parkinsoniens.

***Fibromyalgie.*** L'action anti-inflammatoire de la SAM serait appréciée de tout sujet souffrant de ces douleurs musculaires dont l'origine reste inconnue. Une étude rapporte qu'une dose quotidienne de 1 g a soulagé un grand nombre de patients affectés de cette maladie.

***Asthénie chronique.*** La fibromyalgie est une affection dont se plaignent communément les individus atteints d'asthénie virale chronique. Une étude britannique passionnante a indiqué la méthionine et la SAM comme composants du traitement approprié. Plus de la moitié des vingt et un patients étaient carencés en méthionine alors que trois seulement d'entre eux manquaient d'un autre acide aminé. Bien que je traite mes patients asthéniques en rétablissant leurs réserves de méthionine, je me demande si la SAM serait plus efficace. Elle promet au moins de redonner leur entrain aux nombreuses personnes qui souffrent de cette affection souvent négligée.

### Suggestion de supplémentation

La plupart d'entre nous n'ont pas besoin de supplémentation de méthionine. Une exception possible serait les végétariens stricts et tout individu suivant un régime pauvre en protéines. Les sujets qui consomment des aliments à base de soja exclusivement pour compenser leurs besoins en protéines pourraient également présenter une carence en méthionine car le soja n'en contient que de faibles quantités. Pour eux et pour toute personne souffrant d'une affection liée à la méthionine, une supplémentation pourrait rétablir une partie importante de l'arsenal nutritionnel de l'organisme. Il ne peut être que bénéfique d'ajouter de la taurine, de la cystéine et d'autres acides aminés contenant du soufre, ainsi que de l'acide folique et de la vitamine $B_6$.

Si vous désirez tirer avantage des bienfaits potentiels de la SAM contre la dépression, la maladie de Parkinson, l'insuffisance hépatique, l'arthrite, etc., utilisez la méthionine en attendant que la SAM soit disponible. Pour ces maladies graves, vous devrez probablement prendre des doses de 1 500 à 4 000 mg de L-méthionine, réparties en plusieurs prises au cours de la journée. Une fois la SAM autorisée, les doses seront probablement réduites de moitié.

## Glutathion, N-acétyl Cystéine (NAC) : les champions antioxydants

PRESQUE TOUT LE MONDE connaît les antioxydants, du moins ceux que mettent en avant la médecine et l'industrie alimentaire. Nous avons le bêta-carotène, bien sûr, ainsi que les vitamines C et E. Vous en absorbez en consommant des fruits frais, des légumes et tous les aliments enrichis. Connaître ce trio vaut mieux que rien, mais il est important de savoir que d'autres nutriments antioxydants existent.

L'un des meilleurs est un acide aminé appelé glutathion. Je ne suis pas le seul à le considérer comme l'un des plus puissants nutriments jamais découverts agissant sur le cancer et le vieillissement. Cependant, étant donné la manière dont l'organisme métabolise et synthétise les nutriments qui lui sont liés, on ne peut aborder le glutathion sans tenir compte de la N-acétyl cystéine (NAC), forme d'un autre acide aminé, la cystéine. La NAC élève le taux de glutathion dans l'organisme, ce dont sont incapables les suppléments même par voie orale, de glutathion.

## Les hauts et les bas des risques de maladie

La prévalence d'un large spectre de maladies dépend directement de la quantité de glutathion que recèle l'organisme. Pour n'importe quelle affection, il existe de fortes chances que la recherche ait déterminé qu'une carence en glutathion est l'une des causes. L'état des cancéreux, par exemple, empire lorsque leur taux de glutathion baisse. Chez les personnes âgées, un taux trop bas est étroitement lié à de plus grands risques d'affections cardiaques, diabète et arthrite. Inversement, la prise de suppléments de NAC correspond à une amélioration de la pression artérielle, et des taux de cholestérol et de masse adipeuse. En outre, aucun autre antioxydant n'a autant d'effet sur la diminution des caillots de sang dans les artères.

***Sida.*** La capacité apparente du glutathion à restaurer un système immunitaire fragilisé et, au moins in vitro, à vaincre le VIH, a attiré l'attention des chercheurs d'Harvard, de Stanford et de toute l'Europe. Étant donné que les malades du sida présentent un taux extrêmement bas de ce nutriment et que le glutathion neutralise le VIH en laboratoire, un essai clinique a été proposé. La première étude a rapporté que le groupe souffrant d'un taux de lymphocytes T extrêmement bas ayant reçu une dose quotidienne de 3 à 8 g de NAC comportait deux fois plus de survivants au bout de deux ans que le groupe témoin non traité. Malheureusement, précise l'article, aucune entreprise n'a été disposée à financer d'autres essais.

***Détoxification.*** La médecine courante reconnaît la NAC pour une indication : c'est le traitement généralement accepté pour un type de défaillance hépatique causé parfois par l'intoxication à l'acétaminophène (Tylénol). Cette faculté à détoxifier certaines substances chimiques fait de cet acide aminé un remède vital contre certaines surdoses de médicaments ou contre des intoxications métalliques.

***Défaillances cardiaques.*** La NAC est de plus en plus indispensable comme supplément pour le cœur pour des raisons sans rapport avec le glutathion. Peut-être plus efficacement que toute autre thérapie, nutritionnelle ou pharmaceutique, la NAC élimine le risque cardio-vasculaire causé par la lipoprotéine (a), produit du métabolisme du cholestérol reconnu depuis quelques années seulement comme un facteur de risque indépendant des accidents cardiaques. À des doses quotidiennes de 2 à 4 g, la NAC abaisse le taux de lipoprotéine (a) à un niveau moins dangereux. La médecine traditionnelle n'a pas encore proposé de traitement pour cette affection.

La NAC diminue l'hypertension en relaxant les vaisseaux sanguins et en améliorant la circulation. Elle pourrait également être utile dans le traitement de l'insuffisance cardiaque congestive. Elle agit bien en conjonction avec la nitroglycérine : cette association dilate trois fois plus les vaisseaux. Durant les premiers stades de traitement d'une crise cardiaque évolutive, des cardiologues australiens ont récemment découvert que, chez des patients recevant une dose de 15 g, une plus grande partie de tissu cardiaque était préservée que chez ceux qui n'avaient pas été traités.

***Difficultés respiratoires.*** La NAC vous aide à soulager les difficultés respiratoires de plusieurs manières. La médecine traditionnelle l'utilise largement en inhalateur pour prévenir les crises d'asthme. Elle est également efficace contre les rhumes courants et les infections des bronches, complétant l'action de la vitamine C en fluidifiant le mucus. Il a été prouvé qu'à une dose quotidienne de 1,8 g, la NAC soulageait les patients atteints de fibrose pulmonaire. Et elle pourrait se révéler le traitement privilégié du syndrome de détresse respiratoire aiguë (SDRA), souvent fatal.

***Colite.*** Les tissus du côlon des patients atteints de la maladie de Crohn et de colite ulcérative manquent de glutathion dans des quantités proportionnelles à la gravité de leur état. Le rétablissement du taux de cet acide aminé est un élément primordial des protocoles utilisés au Centre Atkins pour traiter ces affections inflammatoires de l'intestin.

***Alopécie féminine.*** L'une des conséquences de l'obsession nationale pour les régimes pauvres en lipides est une carence de soufre, et l'une des séquelles de cette insuffisance, notamment pour les femmes, est la chute des cheveux. La NAC est l'un des meilleurs suppléments sulfurés, et des doses allant jusqu'à 5 g par jour peuvent arrêter la chute des cheveux, voire parfois provoquer une repousse. Consommer des œufs et de la viande, nos meilleures sources de soufre, se révèle également efficace. Rappelez-vous cependant que le nutriment ne peut agir qu'en cas d'alopécie causée par une carence en soufre. Les suppléments n'agissent pas sur la calvitie masculine.

## Suggestions de supplémentation

Les chercheurs ne se demandent pas s'il faudrait essayer d'augmenter notre taux de glutathion. Nous le devrions pourtant, car la plupart d'entre nous, notamment à mesure que nous vieillissons, n'en avons pas suffisamment pour bénéficier d'une santé optimale. Le plus difficile est de savoir comment augmenter au mieux sa concentration dans les tissus. Le nutriment est disponible en abondance dans les fruits frais, les légumes et les viandes. Cependant, en général, nous ne consommons pas assez des aliments appropriés pour opérer un changement notable. L'organisme en fabrique également à partir d'une poignée d'éléments nutritionnels de base, notamment les acides aminés cystine, glycine et l'acide glutamique, ainsi que le sélénium et les vitamines $B_2$ et $B_6$.

L'astuce est d'utiliser tous ces éléments constitutifs, car accroître la consommation de glutathion n'est peut-être pas la bonne solution. Les scientifiques n'ont pas encore tranché sur le fait que les aliments riches en glutathion et les suppléments en élèvent ou non la concentration sanguine. Certains tests n'ont pu montrer l'impact de doses allant jusqu'à 3 g, alors que d'autres études concluent que l'organisme assimile effectivement l'antioxydant. D'où vient cette différence ? La réussite du traitement, j'en suis convaincu, dépend de la méthode de supplémentation.

Il est tout à fait possible que les gélules de glutathion prises seules soient inutiles. Le nutriment a une courte durée de vie et commence à perdre ses facultés antioxydantes dès qu'il est exposé à l'air. Le peu qui reste actif lorsque nous l'avalons est réduit par le système digestif à ses composants de base avant d'avoir pu être assimilé.

À la lumière de ces faits, je privilégie les perfusions intraveineuses de « glutathion réduit », la forme active de ce nutriment. Pour vous, la manière la plus pratique et fiable d'obtenir l'antioxydant est de consommer des suppléments de ses éléments constitutifs. C'est la formule que je privilégie actuellement. Laissez-moi vous donner un exemple du traitement que je prescrirais à un adulte courant un risque élevé de cancer récurrent, car je considère qu'il est absolument indispensable de fournir à de tels sujets l'éventail complet des nutriments antioxydants.

Outre les antioxydants « traditionnels », caroténoïdes naturels, sélénium, tocophérols et tocotriénols, vitamine C et un ensemble de flavonoïdes (pycnogénol, pépins de raisin, airelle et curcuma sont tous efficaces pour stimuler la synthèse de glutathion), j'essaie d'obtenir un taux sanguin optimal de glutathion. Même si je prescris une dose quotidienne de 150 mg de glutathion réduit, je m'appuie sur les nutriments de soutien suivants : NAC (3 g), acide lipoïque (300 mg), sélénium (300 $\mu$g), riboflavine (100 mg), pyridoxine (200 mg) et L-glutamine (3 g).

Cette posologie est habituellement répartie en trois prises égales au moment des repas. Pour les sujets dont l'état est moins sérieux, la posologie est réduite de un tiers à la moitié. Pour le traitement d'un cancer évolutif, je serais enclin à doubler les doses.

## Taurine : L'adversaire de l'œdème, de l'hypertension et de l'attaque cérébrale

LA PREMIÈRE FOIS que je me suis rendu compte que de nombreux vita-nutriments, en raison de leur ratio bénéfice-risque extrêmement élevé, méritaient vraiment d'être considérés par tous les médecins comme le « traitement privilégié » de certaines affections, c'est la L-taurine qui m'est venue spontanément à l'esprit. Pour traiter des troubles aussi divers que l'insuffisance cardiaque congestive, la rétention de fluides, l'hypertension, l'asthme, les attaques et la dégénérescence maculaire, les médecins nutritionnistes se tournent chaque fois vers cet acide aminé. Si le reste du corps médical reconnaissait ou comprenait son intérêt, la taurine serait en permanence parmi les trois remèdes les plus vendus.

À la différence des autres acides aminés, la taurine n'entre pas dans la composition de nos réserves en protéines. Au lieu de cela, elle contrôle les membranes cellulaires, oblige potassium et magnésium à rester dans les cellules et empêche les excès de sodium d'y entrer. À cet égard, elle fonctionne comme un diurétique. Mais, contrairement aux diurétiques prescrits, la taurine n'est pas une toxine pour les cellules. Elle n'a pas un effet néfaste sur les reins. D'ailleurs, comme elle soigne les troubles rénaux chez l'animal, elle a été proposée comme traitement pour plusieurs types d'affections rénales chez l'être humain.

Pour toute pathologie où l'œdème tissulaire, ou accumulation de liquides, doit être diminué – défaillance cardiaque, affections hépatiques et cancer des ovaires, entre autres –, la taurine est la meilleure solution. Même dans les cas bénins de gonflement, comme après un long voyage en avion ou à l'approche des règles, quelques doses de taurine règlent le problème sans le moindre risque d'effets secondaires. C'est plus qu'on ne peut en dire des diurétiques pharmaceutiques qui ont été accusés ces dernières années de *causer* précisément ce gonflement et cette rétention d'eau, qu'ils sont pourtant censés soulager.

Au contraire, les « effets secondaires » de la taurine se révèlent être des bienfaits. Une supplémentation régulière contribue à nos défenses antioxydantes, renforce le système immunitaire et le muscle cardiaque, stabilise son rythme, prévient la formation de caillots et le diabète et favorise la digestion.

***Affections cardiaques.*** Des milliers de mes patients hypertendus ont pris de la taurine pendant des années et presque tous en ont tiré des bénéfices. Outre qu'elle favorise l'élimination des excès de liquides, ce qui diminue la pression artérielle, cet acide aminé humidifie le système nerveux sympathique (lequel gouverne la vasoconstriction), diminuant ainsi les spasmes artériels qui causent l'augmentation de la tension artérielle.

Un extraordinaire nombre de recherches soulignent l'impact de ce nutriment sur l'insuffisance cardiaque congestive. Dans une étude contrôlée par placebo, 79 % d'un groupe de cardiaques a tiré des bénéfices de la prise de taurine. Comment agit-elle ? En dehors de son action diurétique, la taurine renforce le muscle cardiaque et maintient l'équilibre en calcium. Elle joue un rôle primordial dans la régulation de la contractilité du cœur, et le protège des risques toxiques de médicaments comme l'Adriamycine (doxorubicine), molécule utilisée en chimiothérapie, qui provoque arythmie, accidents et arrêts cardiaques.

L'arythmie, une modification du rythme régulier du cœur, coïncide souvent avec une perte de taurine et de magnésium. La supplémentation de taurate de magnésium ou de taurine et magnésium joue un rôle clé dans la stabilisation du rythme cardiaque. Elle empêche également le cholestérol de se déposer sur les parois artérielles, favorise l'élimination des lipides artériels dangereux et empêche l'agglomération des plaquettes, réduisant ainsi les risques de caillots.

***Attaques cérébrales.*** Pour moi, voir, c'est croire. Ce que je sais avec certitude, c'est que mes patients épileptiques, ou atteints d'irritabilité cérébrale similaire, sont épargnés par les attaques lorsqu'ils prennent régulièrement de la taurine. En cas d'oubli, les attaques réapparaissent. Les attaques causées par l'œdème du tissu cérébral, comme dans le cas de tumeurs, sont diminuées par la taurine. Certaines substances chimiques excitoxiques comme le monosodium glutamate et l'aspartate diminuent la concentration sanguine en taurine, ce qui est peut-être l'une des raisons pour lesquelles ces additifs alimentaires sont associés aux attaques.

***Troubles de la vision.*** Les bâtonnets et cônes de la rétine contiennent la plus forte concentration de lipides polyinsaturés que toute autre cellule de l'organisme. Ces lipides ont besoin d'une protection antioxydante constante fournie par des nutriments, dont la taurine. Une carence endommage la rétine chez l'animal comme chez l'être humain.

Grâce à l'administration intraveineuse de taurine, le Dr Robert Bradford a constaté une amélioration spectaculaire chez des sujets atteints de dégénérescence maculaire. La taurine a été prouvée comme l'une des rares substances, naturelles ou synthétiques, qui peut agir sur cette maladie rétinienne pratiquement impossible à traiter. Parfois, cet acide aminé se révèle également utile contre une autre forme de cécité, la rétinite pigmentaire.

***Déficience immunitaire.*** Une perfusion intraveineuse de taurine peut également contribuer très efficacement à la restauration d'un système immunitaire déprimé. Cet acide aminé, le plus abondant dans nos globules blancs chargés de combattre les infections, les protège de l'autodestruction lorsqu'ils luttent contre les invasions microbiennes. Lorsque le taux de taurine est faible, les globules blancs restent presque inertes et affaiblissent considérablement le système immunitaire.

***Hyperglycémie.*** Bien que les types 1 et 2 de diabète soient des affections bien distinctes, la taurine contribue à stabiliser la glycémie dans les deux cas. Chez les diabétiques de type 2, elle améliore la sensibilité cellulaire à l'insuline. Chez les individus de type 1, une dose quotidienne de 1,5 g maintient un taux de glucose faible sur le long terme et réduit l'activité anormale des plaquettes. Les diabétiques ont fréquemment un faible taux sanguin de taurine, ce qui peut contribuer à leur susceptibilité à la rétinopathie et aux troubles cardiaques.

***Métabolisme des lipides.*** Pour décomposer le cholestérol, l'organisme a besoin de bile, composé enzymatique sécrété par le foie avec l'aide de la taurine. En présence de taurine, la bile reste à l'état liquide et est moins susceptible de former des calculs biliaires. Le processus est important pour les individus qui ont subi l'ablation de la vésicule biliaire ou dont le foie ne fonctionne pas parfaitement. En outre, les individus souffrant de fibrose cystique digèrent plus facilement les lipides s'ils prennent des suppléments de taurine.

***Bronchoconstriction.*** Nos poumons sont exposés à plus de radicaux libres que toute autre partie de l'organisme. La taurine joue un rôle primordial dans la protection de ces tissus. Selon des recherches sur l'animal, elle offre une protection presque complète contre l'agression de substances telles que l'ozone. Les asthmatiques devraient toujours avoir de la taurine dans leur pharmacie. Les crises d'asthme ont diminué de manière significative grâce à une dose quotidienne de 500 mg par aérosol.

## Suggestions de supplémentation

Comme elle est produite dans l'organisme (bien qu'en faible quantité), la taurine est l'un des nombreux nutriments que la médecine traditionnelle considère comme « non essentiels ». Mais la possibilité d'une carence existe, surtout si vous ne mangez pas de coquillages, qui en sont la source la plus abondante. Les deux acides aminés contenant du soufre et pouvant se convertir en taurine sont la cystéine et la méthionine, qui se trouvent le plus souvent dans le jaune d'œuf et la viande animale. Cependant, ce sont des aliments assez rares pour ceux qui suivent un régime pauvre en lipides.

La thérapie de substitution hormonale bloque la synthèse de la taurine, tout comme la chimiothérapie ou un manque de bactéries dans le tractus gastro-intestinal. (Des suppléments de ces bactéries et de vitamine $B_6$ peuvent rétablir l'équilibre.) Chez les enfants en bas âge, la taurine peut être un nutriment essentiel : le lait maternel en est riche, mais pas le lait de vache. Heureusement, la plupart des laits disponibles en pharmacie contiennent désormais de la taurine.

Peu de réactions néfastes sont associées avec la supplémentation de taurine. Cependant, cet acide aminé ne devrait pas être utilisé sans discernement par les sujets atteints d'ulcères, car elle peut accroître la sécrétion d'acide gastrique. Les autres peuvent facilement tolérer de 1 à 3 g par jour. Chez certains individus, des doses de 5 g ou plus peuvent provoquer un ramollissement des selles. Pour le traitement des attaques cérébrales, de l'œdème, de l'hypertension ou des affections similaires, la posologie est de 1,5 à 4 g par jour, répartis en plusieurs prises.

# Valine, Leucine, Isoleucine (Acides aminés ramifiés) : le carburant des muscles

LA VIANDE, LES ŒUFS, LE POISSON et les autres aliments protéinés nous apportent environ vingt acides aminés différents. Pourtant, seuls trois d'entre eux constituent presque la moitié de notre consommation quotidienne totale de protéines. En l'occurrence, ce ratio n'est pas nutritionnellement déséquilibré. La prépondérance de ce trio en démontre toute l'importance.

Valine, leucine et isoleucine sont les acides aminés qui protègent les muscles. Également appelés acides aminés ramifiés, ils protègent les muscles et tous les autres tissus (à l'exception des os et des tissus adipeux) de la dégradation régulière accomplie naturellement par le métabolisme. Normalement, l'organisme régénère ces tissus en utilisant les acides aminés comme briques constitutives de nouvelles protéines. Mais la dégradation va souvent plus vite que la régénération, comme lorsque nous ne consommons pas assez de protides, que nous faisons trop d'efforts, que nous sommes stressés ou malades. Le processus est particulièrement accéléré lorsque l'individu souffre d'un cancer, d'une défaillance rénale au stade terminal, du sida ou de toute autre maladie qualifiée de débilitante. Les acides aminés ramifiés, avec la glutamine et les triglycérides à chaîne moyennement longue, sont considérés par les chirurgiens progressistes comme un soutien intraveineux primordial pour les patients au stade critique.

Nous pouvons tous tirer parti des suppléments d'acides aminés ramifiés. Par exemple, un groupe de sujets sains moyens en ayant reçu une unique dose intraveineuse a vu le taux de dégradation des tissus qui survient naturellement chaque jour décroître de 50 %. Une dose de 7,5 à 12 g par jour a protégé les muscles d'un groupes de marathoniens et coureurs de cross.

## Suggestions de supplémentation

Ne vous inquiétez pas : la quantité de masse maigre protégée ne dépassera pas la métabolisée. Vous ne posséderez pas brusquement une masse musculaire plus importante, même si les culturistes et les haltérophiles prennent de tels suppléments précisément pour cette raison. Pour le meilleur effet thérapeutique, les trois nutriments doivent être pris ensemble, accompagnés de L-glutamine, un autre acide aminé essentiel. Une bonne posologie est de 4 à 5 g de valine, 3 à 4 g de leucine, 2 à 3 g d'isoleucine et 4 à 6 g de L-glutamine.

## Histidine : le remède de l'arthrite

LA PROCHAINE FOIS que vous prenez un médicament pour le rhume ou un aérosol anti-allergique, pensez à l'histidine. Grosso modo, vous serez en train neutraliser les histamines que cet acide aminé permet à l'organisme de fabriquer.

Bien que ce nutriment soit considéré comme essentiel pour les enfants en bas âge, nous n'avons pas besoin de nous soucier de la quantité que nous absorbons. L'organisme en assimile suffisamment pour synthétiser des histamines. Nous n'en avons besoin qu'en quelques occasions pour augmenter la tension artérielle, contracter les muscles bronchiques des poumons ou produire tout effet généralement associé à ces substances qui exacerbent les allergies.

### Pas besoin d'éternuer ?

En revanche, l'histidine semble liée d'une manière ou d'une autre à l'arthrite rhumatoïde. Lors d'une étude datant de 1969, des suppléments quotidiens de 1 à 5 g ont très nettement amélioré la souplesse des articulations et la force de préhension de sujets atteints d'inflammation articulaire. À l'époque, cette étude a piqué ma curiosité et, quelques années plus tard, j'ai demandé à l'un de mes confrères de contacter l'auteur afin d'obtenir les dernières avancées sur ses travaux. Ce que mon confrère a appris en disait long sur la relation entre l'industrie pharmaceutique et la direction des recherches médicales. En gros, il avait été dit à ce médecin que l'institution médicale qui le finançait préférait qu'il se tourne vers d'autres domaines de recherche.

Depuis, seules quelques études ont creusé les effets de l'histidine sur l'arthrite. Cet acide aminé agit peut-être en régulant le système immunitaire d'une manière qui réduit l'inflammation. Il se peut également qu'il interfère avec l'oxydation et diminue l'accumulation de métaux lourds toxiques. D'autres tests en laboratoire devront être faits avant que nous comprenions toute la portée thérapeutique de l'histidine. Certains praticiens ont avancé qu'en libérant des histamines, les suppléments d'histidine accroissaient suffisamment le débit sanguin pour améliorer la libido et favoriser l'orgasme. En l'occurrence, les expériences cliniques et les recherches n'ont rien apporté de concluant.

### Suggestions de supplémentation

L'alimentation satisfait généralement les faibles exigences de l'organisme en histidine. En l'absence d'allergies, les individus souffrant d'arthrite rhumatoïde peuvent vouloir tester les effets de cet acide aminé sur leurs douleurs articulaires. Je ne me livrerais pas à de telles expériences sans l'avis d'un médecin nutritionniste. Outre qu'ils aggravent les allergies, ces suppléments peuvent augmenter la pression artérielle.

## Tryptophane : le meilleur somnifère du marché

LE TRYPTOPHANE était une superstar, le David nutritionnel qui a défié tout seul le Goliath qu'est le marché si lucratif des sédatifs, tranquillisants et antidépresseurs. De plus en plus de médecins le considéraient comme un vainqueur absolu. Il soulageait la dépression, favorisait le sommeil et apaisait les angoisses.

Mais pour l'industrie pharmaceutique ce nutriment merveilleusement efficace, remarquablement sûr et facilement disponible menaçait les milliards de dollars de son chiffre d'affaires. Les grands patrons devaient souhaiter à mi-voix le discrédit du tryptophane. Leur vœu a été exaucé par cet événement improbable : il a été accusé, jugé, condamné et interdit par la FDA, l'agence gouvernementale chargée de réguler – et non pas d'enrichir – l'industrie pharmaceutique.

## Les dangers : réels et imaginaires

Les enquêteurs ont d'abord identifié comme cause de maladies les suppléments de tryptophane, puis se sont concentrés sur un lot précis provenant d'une entreprise japonaise qui avait modifié sa procédure de fabrication pour une raison inexpliquée. En novembre de cette même année, la FDA a fait retirer tout le tryptophane de la vente. Depuis, l'agence refuse de lever l'interdiction, bien que d'autres cas de syndrome éosinophilie-myalgie soient apparus plus tard en Allemagne et aux États-Unis, confirmant que les maladies et décès étaient uniquement dus à ce lot contaminé. Le tryptophane en lui-même ne présente aucun danger, ont conclu les recherches, et aucune des millions de personnes qui l'ont utilisé pendant des dizaines d'années avant et après ces accidents n'en a souffert.

Interdire l'utilisation de tryptophane aboutit à un scénario bien plus dangereux pour les individus prenant des formules cristallines pures d'acides aminés. Ces formes dérangent l'équilibre en acides aminés de l'organisme en provoquant une chute du taux sanguin de tryptophane, ce qui peut exacerber les symptômes de tension prémenstruelle chez la femme. Chez les hommes, selon une autre étude, le déséquilibre produit par la prise de suppléments sans tryptophane a accru leur agressivité jusqu'à 30 %.

## L'élément de base de la sérotonine

La clé de l'efficacité du tryptophane est sa capacité à agir sur les processus chimiques du cerveau. Dans l'usine chimique de notre organisme, c'est la substance qui est directement convertie en sérotonine, un neurotransmetteur qui détend l'esprit et provoque une sensation de bien-être émotionnel. C'est ce qui justifie son effet thérapeutique sur la dépression. Les déprimés présentent de faibles taux sanguins de sérotonine et de tryptophane. Le Prozac, le Zoloft et d'autres membres de cette famille de médicaments euphorisants agissent en prolongeant la durée de vie de la sérotonine (ou du moins du peu qu'il en reste parfois) dans le cerveau. Le tryptophane attaque la dépression de manière plus sûre, en permettant à l'organisme d'augmenter sa production de sérotonine dans le cerveau.

Le tryptophane est également utile contre d'autres troubles émotionnels comme l'anxiété et la dépression prémenstruelles, et la dépression hivernale. Il pourrait aussi jouer un rôle dans le traitement des troubles du comportement alimentaire, de l'alcoolisme, du syndrome de Down, de l'agressivité, du syndrome de déficit d'attention/hyperactivité, de la schizophrénie, de la paralysie du sommeil et de la douleur. Je le trouve efficace dans les troubles obsessifs-compulsifs, et c'est peut-être le traitement privilégié du syndrome de Tourette.

Le tryptophane présente peut-être d'autres utilités. Lui et son variant 5-hydroxy ont été efficaces pour traiter la fibromyalgie et le syndrome d'asthénie chronique.

## Suggestions de supplémentation

Le tryptophane est abondant dans toutes les viandes, notamment le porc, le canard et le gibier. Cependant, les suppléments sont nettement plus efficaces que l'alimentation. Une dose de 2 g prise juste avant le coucher vient facilement et sans danger à bout de l'insomnie.

Je suis très optimiste et je pense que la FDA autorisera bientôt la vente libre de tryptophane. En attendant, trouvez un praticien qui le prescrive ou présentez ces preuves à votre propre médecin (les pharmacies vous le délivreront sur ordonnance). Les asthmatiques devraient probablement l'éviter, car tout précurseur de la sérotonine peut aggraver leurs difficultés respiratoires, et des doses élevées peuvent conduire à une fatigue sensible après l'effort. Dans tous les autres cas, il est parfaitement sans danger.

Deux types de prescription sont disponibles : le L-tryptophane, l'acide aminé naturel, et le 5-hydroxy-tryptophane, qui est le précurseur biochimique immédiat de la sérotonine. Je prescris généralement 2 à 4 g de L-tryptophane par jour, plus dans les cas graves. Pour la forme 5-hydroxy, une dose de seulement 300 à 400 mg est suffisante. Dans un cas comme dans l'autre, prenez la plus grande partie de la dose avant le coucher, mais, si vous traitez une angoisse diurne ou une dépression, prenez-le au cours de la journée. Toujours avant les repas, parce que, pour être efficace, le tryptophane et le 5-hydroxy doivent être amenés au cerveau par le système de transport des acides aminés, et les protéines contenues dans l'alimentation entrent en concurrence avec lui. Accompagnez cet acide aminé de niacinamide qui étendra son action. Nous avons besoin de tryptophane pour synthétiser notre propre niacinamide et des suppléments de nutriment du complexe B permettront de réserver le tryptophane pour d'autres tâches, comme vous aider à rester de bonne humeur et détendu.

## Carnitine : le brûleur de lipides

VOULEZ-VOUS SAVOIR quel est le vita-nutriment que je prends personnellement le plus chaque jour ? La carnitine. Pour une substance censée être non essentielle, la carnitine est un nutriment des plus nécessaires. S'il est tout à fait juste que notre organisme fabrique cet acide aminé, il est rare que nous en ayons assez pour rester au meilleur de notre forme.

Le cœur dépend totalement de la carnitine : deux tiers de son énergie proviennent des lipides que la carnitine permet à l'organisme de brûler. La libération de lipides qui serviront de carburant rend également ce nutriment primordial pour tout effort ou entraînement dont l'objectif est la perte de poids. Voilà pourquoi je n'oublie jamais ma dose quotidienne.

***Affections cardiaques.*** Après une attaque cardiaque, plusieurs complications sont probables, parmi lesquelles l'angine de poitrine, les troubles du rythme cardiaque et la défaillance cardiaque. Selon une étude en milieu hospitalier, la prise de 2 g de carnitine par jour pendant quatre semaines peut diminuer de moitié le nombre de ces complications. Voilà une bien meilleure performance que la thérapie médicamenteuse standard.

La cardiomyopathie, affection du muscle cardiaque, est à redouter en cas de carence en carnitine. Cet acide aminé protège le muscle cardiaque des détériorations lorsqu'une attaque cardiaque ou un spasme le prive de son apport en oxygène. Elle aide également à corriger le profil lipidique sanguin le plus dévastateur, l'association d'un excès de triglycérides et d'un manque de cholestérol HDL. Un rythme cardiaque irrégulier épuisera rapidement les réserves en carnitine de l'organisme, créant une carence précisément lorsqu'un montant optimal est le plus nécessaire. L'insuffisance cardiaque congestive compromet également notre capacité à synthétiser la carnitine. Cependant, la prise quotidienne de 900 mg a amélioré l'état d'un groupe de patients souffrant de cette affection en augmentant de manière significative leur énergie comme leur capacité à l'effort.

***Énergie et endurance.*** Tout individu qui utilise de la carnitine tirera un surcroît d'énergie de cet acide aminé, qui contribue également à la conversion des lipides en carburant immédiatement disponible et élève le taux de certains enzymes nécessaires au métabolisme des sucres, amidons et autres hydrates de carbone. Que vous soyez un sportif occasionnel ou très régulier, la compensation de la perte de carnitine lors de l'activité physique accroîtra votre énergie et réduira l'accumulation d'acide lactique, sous-produit de l'effort responsable de la sensation de brûlure dans les muscles. Cela peut permettre aux sportifs d'obtenir des résultats sans souffrir, comme l'a confirmé une étude. La carnitine évacue également l'ammoniaque présente dans le sang et aide à la synthèse du glycogène, forme sous laquelle l'organisme stocke le glucose. Même les marathoniens peuvent accroître leur énergie. Une prise quotidienne de 2 g de taurine a augmenté leur performance sur tapis de course de presque 6 %, écart suffisant pour faire passer un coureur amateur dans la catégorie des sportifs de haut niveau.

***Fonte musculaire.*** Tout individu souffrant d'une maladie dégénérative, comme le cancer ou le sida, a tout à profiter d'une supplémentation en carnitine. C'est un nutriment clé pour contribuer à la prévention de l'atrophie musculaire. L'AZT utilisé contre le sida fait baisser le taux de carnitine, tout comme le Valproate, un médicament anti-épileptique. La carence provoquée par ces médicaments peut être dangereuse.

***Enfants en bas âge.*** Bien que considérée comme « non essentielle » pour l'adulte, la carnitine est officiellement classée comme indispensable pour l'enfant. À cet âge, le besoin en est si important que des chercheurs ont même proposé que cet acide aminé soit rebaptisé « vitamine Bb ». Les nourrissons absorbent généralement assez de carnitine dans le lait maternel ou les formules enrichies, mais pas toujours. La plupart des formules premier âge contiennent de la carnitine, mais il vaut mieux le vérifier sur l'étiquette. Les mères allaitantes qui suivent un régime végétarien ont presque certainement besoin de prendre des suppléments. La carnitine peut également être un nutriment très important pour protéger les enfants contre le syndrome de Reyes.

***Autres affections.*** Les individus hypothyroïdiens ont besoin de carnitine pour compenser leur manque d'énergie et leur tendance à prendre du poids. La dialyse rénale évacue les réserves de cet acide aminé, et c'est l'une des raisons pour lesquelles les dialysés sont souvent faibles, fatigués et à la merci d'un excès de triglycérides. D'autres études publiées avancent que la carnitine peut être utile dans le traitement du diabète, de l'hypertension, de l'insuffisance hépatique et des troubles immunitaires. Elle peut également protéger le foie de l'alcool et d'autres agressions.

L'une des raisons pour lesquelles les médecins du Centre Atkins prescrivent si fréquemment de la carnitine est qu'elle nous semble être le nutriment le mieux à même de vaincre la hantise de nombreuses personnes au régime : la résistance à la perte de poids. Pour que les lipides puissent être utilisés comme carburant, la carnitine est essentielle.

## Suggestions de supplémentation

La plupart des individus consomment quotidiennement environ 30 à 50 mg de carnitine, ce qui n'est guère suffisant. Si le bœuf est la source la plus importante et la meilleure (avec le poulet, le poisson, les œufs et le lait, qui en contiennent en moindre quantité), nous ne pouvons simplement compter sur une plus grande consommation de viande rouge. Un régime riche en protéines et en lipides stimule l'élimination de la carnitine. Un régime riche en hydrates de carbone est encore plus futile, car les céréales et les légumes en contiennent des quantités négligeables.

Pour compenser ce manque en carnitine, une supplémentation de 500 mg à 1 g est le minimum nécessaire à titre préventif. Pour les affections cardiaques, je recommande généralement entre 1 et 2 g par jour. Si vous suivez un traitement médicamenteux, vous aurez peut-être besoin de le diminuer, ce qui exige la surveillance d'un cardiologue nutritionniste. Les sujets devant suivre un régime véritablement efficace, tel que le régime Atkins, peuvent avoir besoin de 1 500 à 2 000 mg pour obtenir des résultats. Pour soutenir la synthèse de carnitine par l'organisme, prenez soin d'accompagner cette posologie de doses supplémentaires de vitamines C, $B_3$, $B_6$, lysine, méthionine et fer.

## Acétyl L-carnitine : le stimulant du cerveau

SUPPOSONS QUE NOUS AYONS un traitement simple qui ralentisse la progression de la maladie d'Alzheimer ou qui accélère la lente convalescence qui suit une attaque. Heureusement, nous n'avons pas besoin de supposer : nous l'avons déjà dans les magasins spécialisés.

L'acétyl L-carnitine (ALC) est une sorte de « supercarnitine » à bien des égards similaire à l'acide aminé, mais très différente par d'autres aspects. Mieux absorbée et probablement plus active que la carnitine ordinaire, elle peut stimuler le mental, redonner la bonne humeur, ralentir le vieillissement des neurones et s'opposer à la progression de la maladie d'Alzheimer. En stimulant et en rééquilibrant le système nerveux central dans son ensemble, elle renforce également nos défenses contre les infections et les troubles immunitaires.

### Nécessité neurale

La supplémentation compense la baisse naturelle de production d'ALC qui commence vers la quarantaine et se poursuit à mesure que nous vieillissons. C'est une perte importante car l'ALC contribue aux réserves de certains des nutriments les plus précieux, notamment le glutathion, la coenzyme $Q_{10}$, l'acétylcholine et la mélatonine. Rétablir un taux optimal améliore l'état général et protège d'un ensemble d'affections neurologiques et liées à l'immunité.

***Attaque cérébrale.*** Une supplémentation en ALC peut accélérer la convalescence après une attaque, selon des chercheurs qui ont administré des doses de 1 500 mg sur une période de neuf mois à un groupe de personnes qui souffraient d'hémiplégie à la suite d'une attaque.

***Maladie d'Alzheimer.*** L'équivalent moderne du Saint-Graal pourrait être un traitement efficace contre cette maladie qui affecte la mémoire. L'ALC est le premier composé, remède ou nutriment, qui ait à la fois diminué les symptômes de l'Alzheimer et inversé les déséquilibres de la chimie du cerveau qui l'accompagnent. Selon une étude, des sujets ayant pris 3 g d'ALC par jour durant un an ont présenté bien moins de signes de dégénérescence mentale qu'un nombre équivalent de patients sans supplémentation. L'ALC s'est bien comportée dans des études contrôlées portant sur plus de six cents malades d'Alzheimer et au moins une étude à grande échelle a démontré son efficacité dans le déclin mental non lié à l'Alzheimer chez les personnes âgées.

Pour nombre de mes patients atteints de démence sénile, l'ALC semble ralentir le processus de manière significative. Des confrères ont également rapporté que certains de leurs patients avaient retrouvé une partie de leurs capacités de mémorisation et un meilleur sens des réalités. Bien que l'ALC ne soit pas un « remède », elle inverse souvent la dégradation, surtout en association avec de fortes doses de vitamines C et E.

Si l'ALC contribue à combattre l'Alzheimer, qu'en est-il de la maladie de Parkinson ? Des études sur des primates ont montré pour le moment des résultats encourageants.

***Défaillances immunitaires.*** Les résultats sont préliminaires, mais l'ALC pourrait contribuer à renforcer le système immunitaire ou le protéger des agressions virales. Les sujets atteints d'asthénie chronique, dont le système immunitaire est manifestement déprimé, présentent des taux d'ALC plus bas que la normale. Rétablir les réserves diminue les symptômes de fatigue et de confusion mentale.

Rétablir un taux optimal d'ALC stimule l'activité générale des cellules immunitaires chez les adultes jeunes et âgés. Selon une étude, une dose de 2 g par jour pendant un mois améliore la fonction immunitaire chez les sujets atteints de tuberculose pulmonaire active.

## Suggestions de supplémentation

La pratique intensive du sport stimule la conversion naturelle par l'organisme de la carnitine en ALC, mais la prise de suppléments de carnitine n'est pas un substitut efficace. Seule l'ALC est capable de stimuler le cerveau et de protéger les cellules nerveuses des dégâts provoqués par le stress et les radicaux libres. Pour tout sujet âgé de plus de quarante ans, l'ALC est la forme préférable de carnitine. Un sujet en bonne santé qui désire améliorer ses performances mentales et physiques doit prendre entre 500 et 1 000 mg de carnitine et autant d'ALC. Pour renforcer le système immunitaire, une quantité de 1 500 à 3 000 mg est nécessaire. Comme l'ALC stimule l'activité cérébrale, ne la prenez pas le soir, car elle risque de provoquer des insomnies. Les épileptiques doivent l'utiliser avec une extrême prudence, puisque leurs cerveaux sont déjà hypersensibles à la stimulation neurale.

Je prends de l'ALC et de la carnitine tous les jours, comme des centaines de mes patients. Aux doses optimales, j'ai remarqué un subtil effet métabolique : mon niveau d'énergie est plus élevé et régulier. J'obtiens également de meilleurs résultats dans mon régime amaigrissant et j'ai moins tendance à grignoter. Le jour de mon centième anniversaire, je serai heureux de vous faire savoir si elle retarde le vieillissement.

CHAPITRE 6

# Les acides gras

## Les lipides essentiels : notre plus grande carence

INSTALLEZ-VOUS dans votre meilleur fauteuil et préparez-vous à ce qui est peut-être le message le plus important de ce livre : **Bien des affections sont causées par des carences de certains lipides et un grand nombre d'entre elles peuvent être vaincues par l'apport des lipides essentiels.**

Notre terreur des lipides est renforcée par le fanatisme extrême des médias, de la publicité, des autorités médicales et de journalistes médicaux qui leur emboîtent le pas. Pire encore, aucune différence n'est établie entre les lipides véritablement dangereux – les acides gras de la margarine et des aliments frits, par exemple – et les merveilleux lipides aux propriétés thérapeutiques qui se trouvent dans l'huile de lin, le saumon et les sardines. Les premiers ont autant de points communs avec les seconds que Landru et Mère Teresa, et pourtant, nos médias pris de phobie envers les lipides nous répètent qu'ils sont tout aussi dangereux. Ce faisant, ils nous empêchent de comprendre comment bénéficier d'une santé optimale.

Notre pays obsédé par l'allégé n'a jamais connu autant de cas d'obésité et nous sommes la proie des affections que, précisément, les fanatiques des régimes pauvres en lipides et riches en glucides prétendent pouvoir vaincre. Nous avons cherché partout des réponses, sauf auprès des interlocuteurs les plus évidents : la communauté scientifique. Les chercheurs détiennent la preuve irréfutable que nous ne consommons pas assez de lipides : nous absorbons les mauvais lipides et nous manquons des bénéfiques, comme des vitamines et minéraux nécessaires pour profiter de leurs bienfaits.

## Retour au b-a ba : les lipides comme vita-nutriments

Apparemment, tout le monde semble savoir qu'il existe simplement trois sortes de lipides : saturés, provenant des produits laitiers et de la viande rouge et censés être mauvais, insaturés, provenant des légumes et huiles végétales, qui sont bénéfiques, et enfin, mono-insaturés, provenant du poisson ou des olives, les meilleurs. Sauf que cela ne reflète pas la réalité et qu'il existe une manière bien plus utile de classifier les lipides.

Pour commencer, bon nombre d'entre eux ne sont pas essentiels. Nous pouvons nous passer de la plupart, car soit ils sont dangereux, soit – pour aller dans le sens de notre société obsédée par les lipides – ils représentent une source de calories en excès. Cependant, deux acides gras doivent être considérés comme essentiels. Ils partagent avec les vitamines la caractéristique de ne pouvoir être synthétisés par l'organisme, et une carence de l'un ou l'autre conduit à des troubles ; des carences en acides gras sont en partie responsables de taux de maladies frôlant l'épidémie : cancer, maladies cardiaques ou inflammatoires, et toute une série d'autres maladies dégénératives. Ce qui devient évident, c'est que les acides gras essentiels sont, pris collectivement, le premier nutriment qui manque dans l'alimentation américaine. Avant la fin de ce chapitre, vous aurez compris pourquoi je prescris ou recommande des suppléments de ces substances essentielles à tous mes patients.

## À la rencontre des omégas

Bien que nous ayons besoin de lipides pour plusieurs raisons (ils sont notre première réserve d'énergie, font partie de toutes les membranes cellulaires de l'organisme et tapissent également nos organes), les acides gras essentiels sont indispensables parce qu'ils fournissent les éléments constitutifs des nombreux icosanoïdes de l'organisme. Ces substances semblables aux hormones, dont beaucoup sont appelées prostaglandines, exercent une énorme influence sur la santé. Les icosanoïdes sont les régulateurs de l'organisme. Ils peuvent abaisser la pression artérielle, élever la température, ouvrir ou fermer les bronches, stimuler la production d'hormones et sensibiliser les fibres nerveuses. Et ce n'est qu'un échantillon de leurs capacités. Ils dépendent tellement des matières grasses présentes dans l'alimentation que nous pouvons attribuer directement l'activité spécifique d'un icosanoïde particulier à la classe de lipides dont il est dérivé.

En conséquence, nous avons donc le pouvoir d'améliorer considérablement notre état de santé en choisissant des lipides qui vont fabriquer des icosanoïdes bienfaisants. Cette classification nous donne les trois familles de lipides : les oméga-3, les oméga-6 et les oméga-9. Les deux premières classes sont celles qui fabriquent le plus d'icosanoïdes. Les oméga-9 sont plus faibles et pas considérés comme essentiels, mais ils n'en sont pas moins utiles. Le véritable secret d'une bonne santé est de garder un équilibre alimentaire entre les deux principales classes, les oméga-3 et oméga-6, pour conserver l'équilibre des icosanoïdes dans l'organisme. Pensez aux pédales de frein et d'accélérateur d'une voiture : nous avons besoin des deux pour conduire. Se priver de l'une ou de l'autre provoquerait de graves accidents.

Il en est de même avec les lipides. Et le type est plus important que la quantité. Notre gros problème, c'est qu'au cours du XXe siècle nous avons absorbé trop d'oméga-6 – huiles de carthame, de tournesol et de maïs – et que nous avons pratiquement éliminé les aliments riches en oméga-3, comme l'huile de lin et les poissons des mers froides. Pour retrouver une bonne santé, il faut faire pencher la balance du côté des oméga-3. Avant d'étudier les lipides essentiels dans leur détail, passons en revue les utilisations des trois classes et leurs meilleures sources alimentaires.

## Les merveilleux oméga-3

Cancer, arthrite rhumatoïde et autres affections inflammatoires, plaque artérielle, caillots sanguins, faiblesses du système immunitaire : ce n'est pas une coïncidence si certaines des affections les plus prévalentes sont également parmi les plus graves problèmes de santé associés à une carence en oméga-3. Les oméga-3 sont en Amérique la principale carence en acides gras essentiels et il n'est guère difficile de comprendre pourquoi. La plupart des meilleures sources alimentaires – poissons et huiles de poisson, graines de chia (*Salvia columbariae* : plante de la famille du cresson), huiles de lin, colza, soja et noix, œufs provenant de poules nourries au tourteau de lin, gibier – sont soit rarement consommés, soit mal préparés ou bêtement considérés comme malsains.

Trois acides gras spécifiques se trouvent dans les oméga-3. L'acide alpha-linolénique, l'acide eicosapentaenoïque (EPA) et l'acide docosahexaenoïque (DHA). L'huile de lin est une excellente source de supplément d'acide alpha-linolénique, tout comme, dans une moindre mesure, les huiles de colza et de noix. Pour l'EPA et le DHA, rien ne vaut les poissons des mers froides et les suppléments d'huiles de poisson.

## Oméga-6 : le mieux est l'ennemi du bien

Les autres acides gras essentiels sont issus de cette classe : l'acide linoléïque et sa version douée de grands pouvoirs thérapeutiques, l'acide gamma-linolénique (GLA). L'acide linoléïque se trouve dans les huiles de carthame, tournesol et maïs. Le GLA, présent dans les suppléments d'huile d'onagre et de bourrache, est un atout maître dans la lutte contre l'arthrite, le diabète, les affections dermatologiques et la sclérose multiple. Cependant, n'exagérez pas avec les oméga-6 ordinaires. C'est particulièrement important car l'huile de maïs et ses dérivés sont déjà largement consommés. Cela peut produire un excès de certains icosanoïdes inflammatoires qui ont, entre autres effets indésirables, le pouvoir de resserrer les vaisseaux sanguins et les bronches, et d'élever la pression artérielle. Une consommation excessive de ces huiles est fortement corrélée avec une fonction immunitaire déprimée, le cancer et des maladies inflammatoires telles que l'asthme et l'arthrite.

Ne jugez pas hâtivement ces matières grasses et ces huiles. Il est important de comprendre qu'elles ne sont pas dangereuses en elles-mêmes. Il est hors de question de conclure que « les oméga-3 sont bons » et « les oméga-6 sont mauvais ». C'est ce genre de simplification à l'extrême qui nous a mis dans une situation similaire avec le cholestérol. Rappelez-vous : le cholestérol présent dans l'alimentation est sans danger. Les oméga-3 et 6 sont présents dans notre organisme pour une bonne raison : créer un équilibre, une sorte de yin et de yang. Parfois, la constriction bronchique ou l'inflammation des tissus sont nécessaires. Le plus souvent, nous sommes mieux servis par une réduction de l'inflammation ou une dilatation de nos artères. Ma stratégie nutritionnelle fait pencher la balance vers les oméga-3 principalement parce que nous en consommons trop peu. (Pour être sûr, en pratique, un profil en acides gras qui privilégie les oméga-3 est difficile à obtenir, et les Eskimos, qui s'en approchent le plus, présentent une santé cardio-vasculaire étonnamment bonne.)

***Les acides gras oméga-9.*** Les oméga-9 sont peut-être le sous-groupe le plus reconnaissable parce que ce sont en fait les lipides mono-insaturés et qu'on les trouve dans les olives, amandes, noix de macadamia, noisettes, arachides, sésames et avocats. Les huiles provenant de ces aliments sont particulièrement riches en lipides oméga-9, qui sont excellentes pour la cuisine. Les oméga-9, dont l'huile d'olive est la vedette, expliquent la supériorité du célèbre régime méditerranéen. C'est un lipide très stable qui permet d'empêcher le cholestérol de se déposer sur les parois artérielles. Les régimes riches en lipides de ce groupe ont maintes fois prouvé qu'ils étaient bien plus protecteurs que le régime presque dénué de lipides et riche en hydrates de carbone présenté actuellement comme le meilleur pour tout le monde.

Malgré tous ces attributs, les aliments riches en oméga-9 sont en fait assez pauvres en acides gras essentiels. Les oméga-9 ne sont pas essentiels, car l'organisme peut les fabriquer. En fait, leurs bienfaits sur la santé sont peu de chose en comparaison des pouvoirs thérapeutiques des oméga-3 et oméga-6. Dans un régime enrichi de ces incroyables lipides essentiels, les oméga-9 font figure de petits employés. Si une alimentation fondée sur les mono-insaturés peut surpasser les bénéfices d'un régime pauvre en lipides, il est tout à fait logique de conclure qu'un régime riche en acides gras essentiels apporterait de bien meilleurs résultats.

## La brute et le truand

Un déséquilibre en omégas n'est pas le seul danger que nous font courir les lipides présents dans notre alimentation. Le problème réside souvent dans la fabrication ou l'utilisation des matières grasses et huiles. En renonçant à la margarine et aux huiles hydrogénées des matières grasses végétales, pour donner un exemple tout simple, les Américains pourraient réduire leur risque d'infarctus de moitié. La margarine n'est que l'une des erreurs nutritionnelles qui contribuent aux conséquences néfastes de notre absorption de lipides.

***Fabrication et emballage.*** Dans les huiles végétales raffinées, c'est-à-dire n'importe quelle marque du commerce, les acides gras essentiels ont souvent été détruits ou abîmés par des procédés chimiques brutaux. En outre, la vitamine E et les caroténoïdes en ont presque toujours été ôtés. Pire encore, le conditionnement en verre ou en plastique transparent expose le produit à la lumière, qui en détruit encore les propriétés. Et, pour couronner le tout, elles sont rarement issues de l'agriculture biologique. Vous feriez mieux d'acheter votre huile dans les magasins diététiques, où les produits ont beaucoup plus de chances d'avoir été préparés de manière plus naturelle et responsable.

## Chauffer les matières grasses au minimum

Une chaleur élevée produit un ensemble de modifications moléculaires dans les aliments et la libération d'éléments nocifs comme les radicaux libres ou les péroxydes lipidiques. La friture, quelle que soit l'huile utilisée, transforme une matière grasse en danger pour la santé. Les aliments sautés sont préférables, du moment que vous évitez des huiles délicates comme celle de soja, qui brûle facilement. Les huiles d'arachide et de noix de coco sont plus stables et supportent mieux la chaleur élevée nécessaire.

## Pas de margarine, s'il vous plaît !

Je n'ai sciemment pas mangé quoi que ce soit qui contienne de la margarine depuis les années 1970, lorsque le Dr Carlton Fredericks m'a averti de ses dangers. C'est la margarine la première cause d'athérosclérose et de défaillance cardiaque, et non pas le beurre, comme l'American Heart Association aimerait vous le faire croire. Le Dr Fredericks, Adelle Davis et d'autres nutritionnistes d'avant-garde ont essayé d'en avertir le public dès les années 1940, mais personne ne les a écoutés. Après que des tests sur l'animal ont démontré dans les années 1970 que la margarine peut causer un durcissement des artères, la communauté scientifique s'y est intéressée. La vérité a enfin vu le jour avec toute l'autorité de la plus exhaustive étude de santé, la Harvard Nurses Study portant sur 85 095 femmes. La margarine, à cause de ses acides gras trans, était liée au risque d'infarctus plus que tout autre aliment – y compris le beurre, le bœuf, le porc et l'agneau. Consommer d'autres aliments à teneur élevée en huiles végétales partiellement hydrogénées comme les matières grasses végétales, biscuits, gâteaux et chips, était également lié à un risque plus élevé d'infarctus.

## La politique de l'autruche

Depuis, les preuves accablantes se sont multipliées, avec d'innombrables études montrant que les acides gras trans de la margarine et des matières grasses végétales augmentent le taux de cholestérol LDL, font baisser celui du bon cholestérol HDL et augmentent le risque général de maladies artérielles coronaires. La littérature médicale met à présent presque quotidiennement en garde les médecins contre les dangers de la consommation de margarine, mais les autorités qui décident de la politique alimentaire américaine rechignent encore à avertir la population. C'est encore la seule matière grasse recommandée dans les régimes proposés par le National Cholesterol Education Program (NCEP). La plupart des gens pensent innocemment que c'est faire preuve de sagesse que d'utiliser de la margarine. Et bon nombre d'entre eux finissent tout aussi innocemment victimes de durcissement des artères, infarctus et mort prématurée. Pourquoi un tel consensus dans le déni de l'évidence ? Comparez la politique américaine à celle en vigueur en Europe, où la plupart des pays ont adopté des lois strictes pour limiter la quantité d'acides gras trans dans les aliments. La plupart des margarines encore vendues aux États-Unis sont hors la loi en Europe.

L'hydrogénation est un autre processus qui transforme les matières grasses en produits nocifs. Elle rend la margarine encore pire que le beurre, mais la margarine n'est pas le seul exemple de lipide hydrogéné, loin de là : les lipides partiellement hydrogénés (l'hydrogénation accroît leur durée de vie, ce qui n'est pas possible avec les substances naturelles) sont omniprésents dans notre régime : céréales, pains, préparations pour gâteaux, plats cuisinés, biscuits salés et sucrés, matières grasses végétales et presque toutes les huiles végétales sont plus ou moins partiellement hydrogénées. Un grand nombre de produits vendus dans les magasins diététiques contiennent des matières grasses hydrogénées.

Si vous ne pouvez les éviter, assurez-vous qu'elles ne figurent pas en haut de la liste des ingrédients (elle est présentée par ordre décroissant de quantité sur l'étiquette). Ces matières grasses hydrogénées dégradent le profil lipidique (HDL et LDL), compromettent le métabolisme des oméga-3 et oméga-6 et cela en fonction de la quantité absorbée.

## Comment les glucides se transforment en mauvais lipides

Le moment n'est pas plus mal choisi qu'un autre pour répéter ma maxime favorite : évitez le sucre. Tout comme les autres hydrates de carbone ou l'amidon, il produit de mauvais lipides quand il est consommé dans des quantités supérieures aux besoins de l'organisme. Le sucre est réduit en petites molécules qui se réorganisent pour former des lipides. Ceux-ci ont pour nom triglycérides. Ce sont ceux qui remplissent les cellules graisseuses (adipocytes), empêchent la circulation du sang dans les vaisseaux et élèvent le risque de rétrécissement des artères coronaires. Le sucre élève également le taux d'insuline. Lorsque trop d'insuline circule dans le sang, le taux de triglycérides s'élève vertigineusement pendant que le ratio de cholestérol se dégrade, avec une chute du HDL et une élévation du LDL.

Comme vous le constaterez plus loin, le cycle triglycérides-LDL est d'une importance capitale. Vous ne pouvez échapper au piège des mauvais lipides en vous contentant d'éviter d'en consommer. Vous devez également limiter l'apport en sucre et en hydrates de carbone. N'oubliez pas que le steak de premier choix qui effraie les phobiques des lipides a été produit en gavant un jeune bœuf de céréales.

## Les Omega-3 : de très bons lipides

Si les médecins croient véritablement à une « médecine fondée sur les faits probants », ils s'obligent à mettre en pratique ce que la science a prouvé comme bénéfique. « Bénéfique » est en l'occurrence un qualificatif qui ne rend pas justice aux incroyables effets thérapeutiques des huiles oméga-3. Nos deux sources de supplémentation sont les huiles de poisson et l'huile de lin. Bien que les deux soient riches en acides gras oméga-3, elles ne sont pas interchangeables. Aussi vaut-il mieux les étudier séparément. Commençons par les huiles de poisson, que je considère comme la plus importante prescription nutritionnelle à notre disposition pour prévenir l'infarctus.

## Il n'y a rien à redouter

En raison de leur régime alimentaire composé presque exclusivement de viande de phoque et de graisse de baleine, les Eskimos du Groenland sont « probablement le peuple le plus excessivement carnivore de la planète », selon le physiologiste August Krogh, autorité qui a remporté un prix Nobel pour ses travaux sur la prévention de l'infarctus. En même temps, les Eskimos présentent les taux d'infarctus le plus bas du monde. Leur taux de cholestérol LDL est bas, tandis que le taux d'HDL est élevé. L'une des très probables raisons est qu'ils ne mangent aucun sucre raffiné ni aucun hydrate de carbone. L'autre raison, également soutenue par des preuves scientifiques, vient de leur alimentation riche en graisses et huiles de poisson, abondantes sources de deux acides gras essentiels – l'EPA (acide éicosapentaenoïque) et le DHA (acide docosahexaénoïque).

Depuis ces premiers travaux sur les Groenlandais, d'innombrables études scientifiques, dont une néerlandaise menée sur vingt ans, ont montré qu'en augmentant la consommation de poissons des mers froides et d'huiles de poisson, nous pouvions diminuer radicalement le risque d'infarctus. Une autre étude importante a conclu à une réduction de 50 % des infarctus mortels chez les individus consommant plus de saumon et autres poissons des mers froides. La supplémentation est d'une efficacité similaire, selon un groupe de scientifiques qui ont comparé poissons et suppléments d'huiles de poisson. La diminution de la mortalité du groupe huile de poisson était extraordinaire. Le nombre de décès total a diminué de 29 %, ce qui se traduirait par 285 000 vies américaines sauvées chaque année. Les résultats étaient si stupéfiants que l'étude a été interrompue pour que l'on annonce la bonne nouvelle.

Si vous êtes cardiaque, je dois vous poser une question : pourquoi votre médecin ne vous a-t-il pas prescrit d'huile de poisson ? Peut-être devriez-vous exiger de votre cardiologue qu'il lise deux récents articles, l'un co-écrit par le Dr Jorn Dyerberg, chercheur danois qui a découvert les bienfaits du régime eskimo il y a une vingtaine d'années. Les bibliographies de ces articles fournissent toutes les justifications médicales dont peut avoir besoin un médecin.

## Comment agit l'huile de poisson

Comment ces huiles de poisson parviennent-elles à cette performance ? De plusieurs façons : l'EPA et le DHA contribuent à empêcher l'agglomération des plaquettes, prévenant ainsi la formation de caillots qui peuvent causer un infarctus. Leur action sur les plaquettes en fait la thérapeutique de substitution numéro un de l'anticoagulant warfarine (Coumadine®), et offre une solution nettement plus sûre (bien que moins documentée) que les médicaments extrêmement toxiques généralement utilisés. Même à une concentration élevée, il n'y a aucun risque de saignement anormal. L'EPA et le GLA abaissent également la pression artérielle et semblent protéger les artères de l'apparition de plaque.

En bref, ils agissent pratiquement comme les médicaments cardiaques et sans aucun des effets indésirables si communément provoqués par les produits pharmaceutiques, en particulier les hypolipidiques. Pour ces raisons, l'huile de poisson, avec ses deux lipides oméga-3, est l'unique nutriment primordial de la prévention de l'infarctus.

## Maintenir une faible concentration de lipides dans le sang

Une grande partie des plus récentes recherches corroborent enfin ce que les cardiologues les plus perspicaces savaient depuis des années : un taux élevé de triglycérides est plus fortement corrélé aux maladies cardio-vasculaires qu'un excès de cholestérol. Même un niveau de triglycérides de 100 mg/ml, naguère considéré comme « normal », est aujourd'hui associé à deux fois plus de risques qu'un taux plus faible. Les huiles de poisson diminuent de manière très sûre la menace des triglycérides. Des succès ont été obtenus avec des doses quotidiennes de 1 g d'EPA et de 1 g de DHA. Aux dernières nouvelles, plus de soixante-dix études ont conclu que les huiles oméga-3 peuvent abaisser les triglycérides de 25 %. Combinez EPA et DHA avec une nette diminution des hydrates de carbone et vous pourrez vous attendre à une réduction de 75 % des triglycérides.

*Arythmie.* Les cardiologues devraient également utiliser les huiles de poisson pour ce qui est le plus salvateur : la prévention des troubles du rythme cardiaque. Plusieurs de mes patients cardiaques sont venus me voir après que leur propre médecin eut échoué à réguler leur arythmie. La majorité a retrouvé un rythme régulier grâce à une supplémentation en huiles de poisson, qui agissent particulièrement bien en association avec un régime sans sucres et des doses de magnésium, potassium et taurine.

*Affections coronaires.* Des doses élevées – allant jusqu'à 10 g par jour – ont abaissé le nombre de crises d'angine de poitrine de 41 %. La tolérance à l'effort augmente également et cette dose diminue de moitié le risque de mort cardiaque soudaine.

***Pression artérielle.*** La faculté de l'huile de poisson à diminuer la pression artérielle est bien attestée, même à une dose de 2 g par jour. Les premières études ont donné des résultats variables, mais des expériences plus récentes, utilisant 4 g d'EPA et de DHA par jour ont connu de bons résultats. Bien que l'EPA et le DHA seuls puissent ne pas réduire suffisamment l'hypertension, ils n'en soutiennent pas moins de meilleurs traitements nutritionnels. Le magnésium, le potassium, la $CoQ_{10}$ et la taurine, pris dans le contexte d'un régime sans sucres, régulent la pression artérielle et évitent le recours aux médicaments plus de 80 % du temps.

***Diabète.*** Les triglycérides présentent un danger cardiovasculaire plus élevé que la normale pour les diabétiques, ce qui fait de l'huile de poisson un traitement précieux. Cependant, certains remettent en question son rôle dans le traitement du diabète depuis que certaines études ont démontré que l'EPA peut élever le taux de glucose dans le sang. D'autres n'ont conclu à aucun impact, tandis que d'autres encore indiquent que la maladie peut interférer avec le métabolisme de l'EPA.

Mon opinion est que le bénéfice général de l'huile de poisson est sans commune mesure avec le léger effet élévateur qu'elle peut avoir sur le taux de glucose. Les plus récentes recherches tendent à corroborer que l'huile de poisson diminue régulièrement le danger que présentent les triglycérides chez la plupart des diabétiques. En outre, elle entretient la souplesse des artères, importante pour la prévention de la plaque qui conduit à leur durcissement. Enfin, dans un domaine éloigné de la cardiologie, les suppléments d'huile de poisson peuvent diminuer de moitié la présence pathologique de protéines dans l'urine des sujets souffrant de néphropathie diabétique.

Mieux encore, vous pouvez connaître les bienfaits de l'EPA sans risquer d'augmenter votre glycémie. La recherche démontre qu'un simple supplément de 500 UI de vitamine E peut prévenir la plupart des augmentations de glycémie induites par l'EPA. La vitamine E et l'huile de poisson doivent en tout cas être utilisées ensemble. Elles agissent en synergie pour amplifier l'efficacité de l'insuline et diminuer la fluidité des cellules de l'organisme – deux facteurs vitaux pour les diabétiques.

*Cancer.* Les populations connues pour consommer des quantités significatives d'EPA et de DHA présentent peu de cas de cancer. C'était du moins le cas avant que l'homme « civilisé » arrive avec le sucre, la farine blanche et les huiles oméga-6 raffinées. Jusqu'à l'introduction de ces aliments, le cancer était rare chez les Eskimos du Groenland. Le diabète, les caries dentaires et toute une série d'autres affections y étaient inconnus avant d'apparaître avec la « junk food ».

Les huiles oméga-3 ont une action inhibitrice particulière sur les cancers du sein et du côlon. Les femmes qui consomment du poisson riche en EPA, par exemple, présentent un taux nettement plus faible de cancer du sein. En outre, celles chez qui a été diagnostiquée une tumeur présentent systématiquement une plus faible concentration de lipides oméga-3 dans le tissu mammaire que les sujets sains.

Alors que de nombreuses personnes spéculent qu'un régime riche en lipides peut augmenter le risque de cancer du côlon, une telle association n'existe tout simplement pas lorsqu'il s'agit d'EPA et de DHA. Par exemple, une étude a observé, chez des sujets prenant des suppléments d'oméga-3, un affaiblissement des modifications malignes dans le mucus du côlon, signe de diminution du risque de cancer et indiquant en toute probabilité que l'huile de poisson pourrait prévenir l'apparition de polypes précancéreux. Lorsqu'un adénome (lésion précancéreuse) était présent, des suppléments ont normalisé la prolifération des cellules sur la paroi rectale en douze semaines. Les huiles de poisson bloquent les hormones stimulatrices des tumeurs qui sont présentes dans les lipides oméga-6.

*Traitement du cancer.* Les huiles de poisson sont précieuses pour le traitement d'un cancer avancé. Elles peuvent diminuer le nombre de lymphocytes T suppresseurs (cellules qui suppriment la réponse immunitaire) à une dose quotidienne de 18 g.

En dehors de la prévention et de la régression de différentes variétés de cancers, l'EPA et le DHA peuvent fournir un traitement révolutionnaire contre ce que tout cancéreux doit affronter : la cachexie, perte mortelle de masse corporelle. Stopper cette perte et maintenir le poids est primordial pour la survie de tout cancéreux. Un groupe de patients atteints de cancer du pancréas qui subissaient une perte de masse corporelle d'environ 3 kilos par mois a reçu des doses quotidiennes de 2 g d'EPA. Les participants de cette étude ne se sont pas contentés de cesser de perdre du poids : ils ont même gagné quelques kilos. Plus significativement, les marqueurs sanguins de tumeurs qui révèlent la maladie se sont améliorés, ce qui tendrait à prouver que l'EPA avait une large action contre le cancer en dehors de la prise de poids. Cet effet pourrait représenter une toute nouvelle application pour l'EPA et mener à une utilisation plus étendue dans le traitement du cancer.

***Troubles articulaires.*** Comme vous le verrez, le thème le plus récurrent est la capacité régulière de l'huile de poisson à supprimer les inflammations et à soigner toutes les affections où elles jouent un rôle important. Par exemple, dans le cas de l'arthrite, les huiles de poisson remplacent efficacement les anti-inflammatoires non stéroïdiens (AINS), cette classe de médicaments analgésiques qui causent chaque année la mort de vingt mille Américains et provoque des hémorragies gastro-intestinales chez des millions d'individus. Les suppléments d'EPA diminuent la douleur et augmentent la souplesse articulatoire. Les icosanoïdes produits par notre surconsommation de lipides oméga-6 favorisant l'inflammation responsable de l'arthrite rhumatoïde, il est tout à fait logique de les compenser avec les icosanoïdes issus des oméga-3 de l'huile de poisson. Ils sont sans danger et non toxiques, et ne produisent aucun des effets secondaires des AINS, telles les hémorragies gastro-intestinales. Le succès des huiles de poisson contre l'arthrite inflammatoire est un exemple parfait de traitement nutritionnel bien attesté.

L'huile de poisson n'agit pas aussi rapidement que les AINS. Il ne suffit pas de prendre une ou deux gélules et de guetter un soulagement temporaire. Une dose quotidienne de 3 à 4 g est nécessaire, et des mois peuvent s'écouler avant d'observer une amélioration. Une modification complète de la fonction immunitaire menant à une diminution des réactions inflammatoires peut se poursuivre lentement pendant neuf mois ou davantage. Mais la récompense de cette patience est un soulagement de la douleur dépourvu des dangers causés par les AINS.

***Affections auto-immunes.*** L'arthrite rhumatoïde n'est que l'une des maladies auto-immunes que traite l'huile de poisson.

Dans ces affections, le système immunitaire attaque des éléments de l'organisme comme s'il s'agissait d'envahisseurs, mais l'EPA et le DHA, à des doses de 3 g par jour pendant trois semaines, peuvent supprimer ce processus d'autodestruction. C'est l'une des raisons pour lesquelles je les trouve incomparables pour tout patient souffrant de lupus, de sclérodermie, de sclérose multiple, de thrombocytopénie et d'autres maladies auto-immunes. Des études cliniques démontrant la capacité de l'EPA/DHA à provoquer des rémissions de lupus commencent à apparaître.

***Inflammations gastro-intestinales.*** Tous les patients souffrant de colite ou de la maladie de Crohn qui nous consultent reçoivent des acides gras oméga-3 pour des raisons bien attestées par la recherche. Les huiles de poisson diminuent notablement les dégâts que ces troubles provoquent sur la paroi intestinale. Elles agissent en réduisant la surproduction des composés inflammatoires associés à la colite. Dans une étude sur un an en double aveugle portant sur soixante-dix-huit individus atteints de la maladie de Crohn, la proportion des patients n'ayant pas connu de rechute est passée de 26 à 59 % à la suite d'une prise quotidienne de neuf gélules d'huile de poisson. J'ai vu des centaines de personnes affligées de ces deux maladies inflammatoires et je leur demande toujours comment leur gastro-entérologue les a traitées. Personne ne m'a encore mentionné l'huile de poisson. Je continue de me demander pourquoi l'EPA et le DHA ne sont toujours pas des remèdes courants pour ces affections intestinales.

***Affections dermatologiques.*** Un déséquilibre dans la production d'hormones inflammatoires dans le derme peut causer tout un ensemble de réactions, dont l'eczéma atopique et l'acné. Toutes ces affections peuvent être traitées par des suppléments d'huile de poisson. L'EPA et le DHA sont particulièrement efficaces contre le psoriasis. Dans une étude allemande, des oméga-3 ont été émulsifiés et perfusés à vingt patients souffrant de psoriasis aigu qui ont vu leur état s'améliorer considérablement en l'espace d'une seule semaine. Des doses quotidiennes de 10 g ou plus sont cependant nécessaires, car des quantités inférieures ne sont pas toujours efficaces.

*Affections pulmonaires.* Nous avons beaucoup de preuves de l'action relaxante et fortifiante de l'EPA et du DHA sur les poumons. L'asthme étant fortement lié à l'inflammation, j'ai administré des huiles de poisson à des centaines de mes patients asthmatiques qui ont vu leurs crises diminuer. Curieusement, peu de recherches ont couvert ce domaine thérapeutique jusqu'à récemment. Une grande partie ont été faites en Australie, où l'incidence de l'asthme, notamment chez les enfants, augmente rapidement. Selon un chercheur, c'est probablement une conséquence de l'élévation de la consommation d'acides gras oméga-6. Les enfants américains partagent cette caractéristique. Les difficultés respiratoires apparaissent moins fréquemment chez ceux qui consomment plus souvent des poissons gras frais. Et la prise de suppléments d'huile de poisson durant neuf mois améliore les résultats des tests de la fonction pulmonaire chez les asthmatiques.

Il a été prouvé que les grands fumeurs peuvent se prémunir contre l'emphysème avec une absorption élevée d'oméga-3. Ces huiles, selon les chercheurs de l'université du Minnesota, interfèrent avec les composés inflammatoires produits par les lipides oméga-6 contenues dans les viandes et huiles végétales.

*Problèmes rénaux.* Mon traitement des affections rénales auto-immunes et inflammatoires comprend toujours de l'huile de poisson et quelques études soutiennent cette pratique ; 6 g par jour d'EPA peuvent améliorer la convalescence et rétablir la fonction rénale chez les patients ayant subi une greffe du rein, ainsi que les individus souffrant de néphrite et de néphrite lupique. La forme la plus commune de glomérulonéphrite, la néphropathie à IgA, est généralement accompagnée d'une carence en oméga-3. L'administration d'EPA et de DHA a notablement amélioré la fonction rénale de quinze patients atteints de cette maladie. En outre, l'EPA peut protéger les reins des effets toxiques de certains médicaments comme la cyclosporine. Les sujets sains peuvent également renforcer leurs reins en prenant de l'huile de poisson.

*Syndrome d'asthénie chronique.* Même à petites doses, l'EPA peut corriger les carences en acides gras présentes dans le syndrome d'asthénie chronique, dont la dénomination plus juste est « syndrome d'asthénie post-virale ». Un ajout de GLA et d'autres lipides essentiels accroîtra cette amélioration, comme le prouve une étude sur trois mois dans laquelle l'association des acides gras de l'huile de poisson et le GLA a redonné leur énergie à 85 % des participants. J'espère que les recherches continueront dans ce sens avec des doses plus élevées de ces lipides essentiels.

***Troubles de l'humeur.*** Depuis l'avènement du régime ultra pauvre en lipides, qui ne peut fournir suffisamment d'oméga-3 pour un fonctionnement correct du cerveau et de l'humeur, l'EPA et le DHA sont devenus primordiaux dans le traitement de la dépression. Je les prescris couramment pour tous les troubles de l'humeur. La dépression est plus fortement corrélée avec l'insuffisance coronaire que toute autre variable de personnalité, probablement parce que ces deux états sont causés par une carence en oméga-3.

## DHA : la matière grasse du cerveau

J'ai abordé EPA et DHA ensemble car ils sont présents l'un et l'autre dans l'huile de poisson. Ils ont été généralement étudiés ensemble. Mais les chercheurs découvrent actuellement que ces deux acides gras ont leur propre « personnalité ». Le DHA pourrait avoir une valeur réelle pris seul.

Ce que nous constatons, c'est que l'EPA fait montre de propriétés anti-inflammatoires, alors que le DHA semble plus important pour la santé du cerveau, notamment le développement de l'œil et du cerveau chez le nourrisson. En fait, les suppléments d'EPA devraient probablement être interdits durant la petite enfance, puisqu'ils peuvent contrer l'action d'autres acides gras essentiels tel l'acide arachidonique, dont le bébé a besoin pour sa croissance. Non seulement le DHA préserve ces acides gras essentiels, mais il accroît également les bénéfices qu'apporte l'acide arachidonique aux nourrissons. Le lait maternel est riche en acide gras oméga-3, notamment le DHA. Les experts pédiatres s'accordent de plus en plus à penser que tous les bébés devraient absorber une quantité optimale de DHA soit par l'allaitement maternel, soit par des formules enrichies.

## Le meilleur ami du cerveau et de la rétine

Le développement correct du système nerveux du fœtus dépend des oméga-3, et le DHA est l'oméga-3 nécessité par le cerveau et la rétine. La recherche a corrélé un meilleur apport en DHA avec – entre autres bénéfices – un moindre risque de troubles neurologiques. La vision oculaire dépend également d'un apport suffisant. Par exemple, les prématurés qui ne reçoivent pas assez d'oméga-3 pourraient souffrir de faiblesses du développement de la rétine, alors que les nouveau-nés qui reçoivent une quantité adéquate de DHA présentent une meilleure vision. (Ce qui laisse penser qu'ils jouissent d'un meilleur développement neuronal.) Les prématurés qui reçoivent des formules lactées enrichies en DHA ont une meilleure acuité visuelle que ceux qui prennent des suppléments ordinaires. La plus passionnante découverte de la recherche dans le domaine des acides gras et des enfants en bas âge est que les bébés nourris au sein sont plus vifs. Ils ont un vocabulaire et un développement comportemental meilleurs, selon une étude portant sur 13 135 enfants.

Chez les adultes, le DHA seul peut contribuer au traitement de la schizophrénie. Les schizophrènes présentent un taux particulièrement bas de cet acide gras essentiel et une étude a montré que la supplémentation réduisait les symptômes de manière impressionnante. Enfin, le DHA peut être administré seul (1 250 mg par jour) pour abaisser les triglycérides et augmenter le taux d'HDL.

## Huile de lin : la reine des huiles végétales

L'huile de poisson est peut-être l'Hercule des suppléments nutritionnels en oméga-3, mais l'huile de lin nous est également très utile. Extraite de cette graine brun rougeâtre qui pousse dans le nord des États-Unis et dans tout le Canada, l'huile de lin est une source extrêmement importante de cet acide gras oméga-3 appelé alpha-linolénique (ALA). Ce précurseur des icosanoïdes possède un grand nombre des propriétés anti-inflammatoires et immunostimulantes de l'huile de poisson. C'est aussi un excellent protecteur du système cardio-vasculaire qui empêche l'agglomération des plaquettes, abaisse le taux de cholestérol et diminue la tension artérielle. Un grand nombre des bienfaits du régime méditerranéen pourraient provenir de sa richesse en oméga-3 tels ceux présents dans l'huile de lin. Si l'huile de poisson semble être plus puissante, l'huile de lin est peut-être plus abordable pour une utilisation au quotidien.

Si l'huile est remarquable, n'en oubliez pas pour autant la valeur de la graine de lin en elle-même. Excellente source de fibres, la farine de lin contient des composés anticancéreux appelés « lignans » dont la propriété est de désactiver les formes d'œstrogènes qui stimulent le plus les cellules. Voilà qui contribue à atténuer l'influence mensuelle de l'hormone sur les tensions prémenstruelles, mais un résultat plus intéressant pourrait être la faculté de ces lignans anti-œstrogènes, avec le concours des oméga-3, de contribuer à prévenir les tumeurs mammaires et d'autres cancers d'origine hormonale. J'administre également de la farine de lin fraîche à nombre de mes patients atteints de cancer du côlon, et je les encourage à consommer chaque jour au moins 85 g de farine, fraîchement moulue.

## Suggestion de supplémentation pour tous les oméga-3

Poisson ou lin ? Quand devez-vous prendre des suppléments d'huile de lin et en quelle occasion recourir à l'huile de poisson ? L'organisme convertit les acides gras de l'huile de lin en EPA et DHA, mais cela peut prendre des semaines. Même le processus achevé, la concentration sanguine en DHA n'égale pas celle obtenue avec l'huile de poisson. En conséquence, l'huile de poisson est le meilleur choix pour un résultat immédiat et pour apaiser une inflammation ou abaisser le taux de triglycérides.

Pour vous assurer l'assimilation de tous les acides gras essentiels présent dans l'huile de poisson, vous devez prendre de la vitamine E. Le DHA et l'EPA sont extrêmement instables et facilement sujets à la dégradation, autant dans leur flacon que dans votre organisme. Ils peuvent d'ailleurs devenir nocifs. Pour minimiser le risque de peroxydation, prenez au moins 400 UI de vitamine E avec votre huile de poisson.

Étant donné l'importance du DHA pour les bébés, les futures mères devraient prendre des suppléments durant leur grossesse.

Cependant, les besoins du bébé sont les plus critiques du début du dernier trimestre de grossesse jusqu'aux trois premiers mois de sa vie. S'il ne reçoit pas assez d'oméga-3, le bébé peut naître avec une insuffisance pondérale. Les suppléments en DHA enrichissent encore le lait maternel en acides gras oméga-3 et parviennent à réserver une partie de leur action pour la mère. Sans eux, la dépression post-natale est plus probable. Les futures mères devraient absorber au moins 1 g de DHA par jour avec au moins une cuillerée à café d'huile de lin. Dans une étude, 1 000 mg de DHA et 1 600 mg d'EPA étaient apportés par les suppléments et des sardines. En deux mois, ils ont augmenté le taux plasmatique de DHA de 45 %.

À ceux qui désirent maintenir dans leur organisme une présence d'oméga-3 d'origine végétale, je conseille de prendre chaque jour entre 1 cuillère à café et 1 cuillère à soupe d'huile de lin. Si un effet thérapeutique est recherché, vous devrez augmenter la dose quotidienne jusqu'à 3 cuillères à soupe. Prenez soin d'acheter une huile issue de l'agriculture biologique vendue en flaconnage noir opaque. Comme je l'ai déjà indiqué, la lumière et la chaleur oxydant et détruisant le produit, ne l'utilisez jamais en cuisine, sauf pour les salades.

Pratiquement sans exception, en dehors des quelques cas particuliers mentionnés plus haut, presque tout le monde peut absorber sans risque l'un comme l'autre des deux oméga-3 dans les doses suggérées. Mais si vous deviez en prendre de très grandes quantités (supérieures à 5 g) pendant six mois, vous oxyderiez les lipides de vos globules rouges. La maxime « si un peu c'est bon, plus c'est mieux » s'applique rarement en diététique. Comme l'huile de poisson inhibe puissamment l'agglomération des plaquettes, certains avancent qu'elle peut ralentir la cicatrisation en cas de coupure, par exemple. La recherche démontre cependant qu'il n'existe aucun danger de saignement prolongé. En fait, l'huile de poisson peut être consommée à petites doses même avant une opération chirurgicale. Même les sujets suivant un traitement fluidifiant à base d'anticoagulants antivitamine K comme la warfarine n'ont pas besoin d'éviter l'huile de poisson ou la vitamine E, car le système de séparation des plaquettes et le système antagoniste de la vitamine K (les anticoagulants conventionnels) utilisent des mécanismes différents et leurs effets ne sont pas cumulables.

Le traitement idéal pour mes patients est la prise conjointe d'huile de poisson et de lin (et comme vous allez bientôt le voir, de GLA). Bientôt, vous découvrirez la formule d'acides gras essentiels que je prescris à presque tous mes patients. Si nous apprenons quelque chose de ces substances, c'est que notre santé dépend de leur équilibre. Maintenant que les oméga-3 sont de plus en plus acceptés et considérés par les universitaires comme un élément dont doit tenir compte tout bon médecin, la littérature médicale finira par convaincre nos généralistes de les prescrire.

## Acide gamma-linolénique : le bon acide gras oméga-6

IL NE FAIT AUCUN DOUTE QUE LA SURCONSOMMATION déséquilibrée d'oméga-6 dans le régime américain est une cause de vieillissement prématuré et de taux presque épidémiques d'arthrite, de cancer, de maladies cardiaques et autres affections. Pourtant, les membres de cette classe d'acides gras demeurent essentiels pour notre santé et même pour notre vie. Seuls les oméga-6 se transforment en acide gamma-linolénique (GLA), qui, bien que n'étant pas en lui-même un acide gras essentiel, est un nutriment indispensable à tous égards. Sans lui, nous ne pourrions synthétiser la superstar des icosanoïdes, la prostaglandine $E_1$ ($PGE_1$). Cette substance est l'une des meilleures thérapeutiques naturelles de l'organisme contre le vieillissement prématuré, les maladies cardiaques, le cancer, l'arthrite, les allergies, l'asthme et les maladies auto-immunes, entre autres affections.

Il est évident qu'il doit y avoir un vice caché quelque part. Comment un excès d'oméga-6 peut-il correspondre à un risque plus élevé de certaines maladies, si un acide gras qui en est dérivé offre un remède à ces mêmes affections ? C'est là toute l'astuce : il s'agit de la delta-6-désaturase (D6D). Sans cette enzyme, les oméga-6 ne se transforment pas en GLA. Un grand nombre d'entre nous manquent d'ailleurs d'une quantité suffisante de D6D. Nous en perdons à mesure que nous vieillissons et nous minimisons son action si nous consommons un excès de sucre, d'alcool, margarine ou autres huiles partiellement hydrogénées. Certains lipides saturés peuvent également faire baisser son activité. En outre, la perte de cette enzyme peut également être causée ou exacerbée par le diabète, l'hypothyroïdie, une infection virale ou le cancer. Cette enzyme est fabriquée avec l'aide des vitamines C, $B_6$ et $B_3$, du zinc et du magnésium : une carence de l'un de ces nutriments diminue la quantité de D6D synthétisée par l'organisme. La grande majorité d'entre nous font partie de ces catégories déficientes et nous pouvons tous sans exception tirer des bienfaits d'un supplément du produit fini : le GLA.

## Un succès fiable

C'est il y a quinze ans, lors d'un séminaire qu'il dirigeait, que la plus éminente autorité mondiale sur le GLA, le Dr David Hoorobin, m'a fait partager l'un des concepts primordiaux de la nutrition. Sous son égide, de nombreuses études rigoureuses en double aveugle ont démontré les utilisations cliniques du GLA. À ma grande déception et à ma surprise, cependant, la médecine traditionnelle ne s'est pas intéressée aux travaux d'Horrobin, ni pour les remettre en question ni pour les confirmer. C'est d'autant plus étonnant que les huiles de poisson, qui jouent un rôle parallèle, ont été étudiées de manière exhaustive et largement acceptées. Je ne puis donc rapporter que ce qui me vient de ma propre expérience et d'un corpus d'études publiées qui n'ont pas été répliquées comme elles l'auraient mérité. L'inévitable conclusion est que le GLA est prêt à être utilisé dans les traitements courants.

## Le pouvoir du GLA

***Déficiences immunitaires.*** Les infections virales ont tendance à bloquer la synthèse du GLA par l'organisme. La carence qui en résulte affaiblit nos défenses immunitaires. Les sujets affectés d'asthénie chronique (ou post-virale) bénéficient d'améliorations mesurables avec une administration de GLA et d'EPA.

***Hypercholestérolémie.*** Depuis presque vingt ans, les patients du Centre Atkins réduisent leur excès de cholestérol en prenant du GLA, entre autres suppléments. Les profils lipidiques s'améliorent ou empirent en proportion directe de l'augmentation ou de la diminution du dosage de GLA. (Le bénéfice est encore plus prononcé avec l'addition d'EPA.) Ce succès est prévisible, et j'en constate chaque jour les résultats. La conversion de l'acide gras en $PGE_1$ est la raison de ce bienfait. Dans les cellules qui perdent la faculté de synthétiser la prostaglandine, la production de cholestérol devient incontrôlable. Une prise quotidienne de 400 mg de GLA pendant douze semaines rétablit des réserves suffisantes en $PGE_1$ et abaisse significativement le taux de cholestérol.

***Cancer.*** De très importantes quantités de GLA ont triplé l'espérance de vie des patients atteints de cancer du pancréas au stade terminal, selon des recherches citées par Horrobin.

***Arthrite.*** Le rôle le plus documenté de cet acide gras est l'amélioration des affections inflammatoires, particulièrement l'arthrite. Après une prise quotidienne de 10 g d'huile de bourrache (apportant 800 mg de GLA) pendant douze semaines, les participants d'une étude sur l'arthrite ont connu une amélioration de leur mobilité articulaire et une réduction des rigidités matinales. Leur sommeil s'en est amélioré également et les effets secondaires étaient minimaux. D'autres études corroborent ces résultats, bien qu'à une dose nettement plus élevée – en général 1,4 g de GLA. Avec cette posologie, des arthritiques rhumatoïdes de deux études de l'université du Massachusetts ont constaté une réduction des gonflements et douleurs articulaires de plus de 40 % par rapport au groupe sous placebo.

***Sclérose en plaques.*** Tous les malades de sclérose en plaques ne réagissent pas au GLA. Cependant, pour les 40 % environ qui y répondent, c'est fréquemment l'un des traitements les plus précieux. Des doses de 500 à 1 000 mg de GLA ralentissent, voire arrêtent chez eux la progression de la maladie. J'ai découvert que les autres acides gras essentiels comme l'EPA et l'huile de lin sont également nécessaires pour maximiser le bénéfice du traitement, ainsi qu'un régime sans aliments frits ni préparés ou cuits dans des acides gras trans.

***Syndrome prémenstruel.*** Presque tous les praticiens nutritionnistes proposent du GLA aux femmes souffrant de tension prémenstruelle. Le traitement est tout à fait remarquable. Certaines études publiées le soutiennent, généralement à une dose quotidienne de 300 mg. Les taux d'acides gras sont considérablement bas chez les femmes souffrant de syndrome prémenstruel, probablement à cause d'une faculté diminuée de synthèse du GLA (laquelle est due à d'intenses fluctuations hormonales mensuelles). Irritabilité, crampes et douleurs mammaires sont souvent éliminées au bout de trois mois de traitement au GLA.

***Complications diabétiques.*** La science a conclu avec certitude que le GLA stoppe la progression autrement inévitable des lésions nerveuses causées par le diabète. Le GLA aide les nerfs à se régénérer. Comme l'a démontré une étude sur cent onze patients, les diabétiques type 1 ou 2 peuvent tirer des bénéfices d'une dose quotidienne de 480 mg de GLA (issue d'huile d'onagre). D'autres recherches avancent que l'acide gras peut même prévenir le déclenchement de la dégénérescence des nerfs.

Certaines anomalies dans le métabolisme de l'acide gras sont très probablement liées au développement de complications du diabète et peut-être même au développement du diabète lui-même. Les diabétiques semblent incapables de synthétiser le GLA à partir des lipides de leur alimentation et peuvent en conséquence souffrir d'une insuffisance de $PGE_1$. Par coïncidence, cette substance peut renforcer l'effet de l'insuline et exercer également par elle-même une action similaire à celle de l'insuline. En conséquence, les diabétiques ont tous besoin de $PGE_1$, que le GLA les aide à synthétiser.

***Une peau saine.*** Le GLA est connu pour favoriser une peau souple et lisse, et les suppléments remédient facilement aux ongles cassants ou dédoublés. J'ai souvent dit que nombre de marques de cosmétiques courraient à la faillite si tout le monde connaissait ses effets remarquables. Ironie du sort, les acides gras essentiels étaient naguère la pierre angulaire des traitements d'un grand nombre d'affections dermatologiques jusqu'à l'arrivée des stéroïdes en application locale, plus toxiques, plus coûteux et, ne l'oublions pas, moins efficaces.

Neuf études démontrent que le GLA est utile dans le traitement de l'eczéma. À des doses entre 300 et 500 mg, les résultats peuvent prendre trois à six mois avant d'apparaître, mais ils valent l'attente. D'autres recherches prouvent que l'acide gras réduit le besoin de médicaments pour traiter la dermatite atopique. Dans une étude, cent onze patients sur cent soixante-dix-neuf ont vu l'état de leur peau s'améliorer grâce à quatre gélules d'huile d'onagre pendant les repas deux fois par jour pour une dose totale de 360 mg de GLA.

***Dessèchement.*** À mesure que nous vieillissons, notre organisme perd sa faculté de secréter des fluides et lubrifiants naturels. Même chez les sujets jeunes suivant un régime hypolipidique rigoureux, le dessèchement des yeux et de la bouche est fréquent. Les antihistamines ou d'autres médicaments peuvent assécher les conduits lacrymaux et les glandes salivaires. Le GLA est un remède presque certain.

Dans une étude démontrant l'action des acides gras sur les ongles cassants, 270 mg de supplémentation quotidienne (provenant d'huile d'onagre) ont permis aux participants de pleurer pour la première fois depuis des années. Ce protocole nutritionnel de un mois comprenait également des vitamines C et $B_6$.

***Obésité.*** L'influence des acides gras essentiels sur le métabolisme est un domaine d'investigation relativement nouveau. Bien que les premières recherches soient prometteuses, je n'ai pas constaté le moindre bénéfice à la dose habituelle, mais plusieurs intervenants de mon émission de radio quotidienne ont mentionné des pertes de poids de 14 kg sans modification de leur alimentation. Dans l'unique étude concluante, la moitié des participants obèses ont perdu du poids sans effort conscient de régime, avec la simple prise de 400 mg de GLA par jour.

***Autres maladies.*** Les recherches, publiées ou non, sont loin d'être concluantes, mais le GLA pourrait contribuer au traitement d'anomalies rénales liées à la neuropathie, aux infections à la bactérie E. coli et à la schizophrénie. Des travaux préliminaires sur l'animal suggèrent qu'il diminue l'élimination de calcium et avancent qu'il peut figurer dans le traitement des calculs rénaux et de l'ostéoporose. Un article récent fait part d'une amélioration de 86 % dans le taux de migraines grâce à une dose de 1 800 mg de GLA associé à de l'acide alpha-linolénique. Elle exigeait cependant également un régime extrêmement riche en hydrates de carbone. D'autres recherches sont nécessaires pour apprendre comment mieux mettre en pratique un tel programme.

## Suggestions de supplémentation

Pendant bon nombre d'années, l'huile d'onagre a été considérée comme notre seule source de GLA (c'est pourquoi la plupart des recherches médicales que j'ai citées utilisaient des huiles qui en étaient extraites). Nous savons à présent que le GLA est présent dans les pépins de cassis et les graines de bourrache. J'irais jusqu'à dire que, personne n'utilisant ces trois plantes dans son alimentation courante, les suppléments sont obligatoires.

L'huile de bourrache semble être le choix le plus économique et pratique. Une seule gélule contient généralement au moins quatre fois autant de GLA qu'une gélule d'huile d'onagre, qui contient habituellement seulement 45 mg de cet acide gras oméga-6. Les capsules d'huile de bourrache contiennent 240 mg de GLA. Pour un effet thérapeutique, au moins 240 mg de GLA par jour sont nécessaires. Cependant, comme nous l'avons vu, pour certaines affections, telle l'arthrite rhumatoïde, nous avons besoin d'un minimum de 1 400 mg par jour pour constater une amélioration.

Bien que certains aient avancé que le GLA entre en concurrence avec les huiles oméga-3 et en diminuent l'efficacité, en réalité, une synergie se produit. Personnellement, comme beaucoup d'autres praticiens qui soutiennent les acides gras essentiels, j'utilise ensemble oméga-3 et GLA pour donner à l'organisme tous les éléments de base de la synthèse des icosanoïdes dont il a le plus besoin. Dans la plupart des cas, je prescris six gélules par jour d'une formule d'acides gras essentiels qui contiennent chacune 400 mg d'huile de bourrache et de lin, et un supplément d'huile de poisson riche en EPA. Ce qui revient à 576 mg de GLA, 720 mg d'EPA et 480 mg de DHA, ajoutés à 1 080 mg d'acide linoléique, 984 mg d'acide alpha-linolénique et 912 mg d'acide gras mono-insaturé – ce qui, n'en soyons pas surpris, pare à toutes les éventualités.

La modification sur les lipides sériques (le GLA diminue le taux de cholestérol et l'EPA abaisse le taux de triglycérides) me sert de guide pour personnaliser la posologie. Pour les sujets dont le taux de cholestérol est élevé et supérieur au double du taux de triglycérides (le ratio courant), j'ai tendance à prescrire une dose supplémentaire de GLA. Pour ceux dont le niveau de triglycérides est élevé et dépasse de plus de la moitié le taux de cholestérol, je peux prescrire une dose supplémentaire d'EPA.

CHAPITRE 7

# Une nutrition basée sur les lipides

## Les triglycérides à chaîne moyenne : des lipides pour l'énergie et la perte de poids

LORSQUE NOUS PARLONS des dangers pour le cœur d'un taux élevé de triglycérides, nous faisons référence aux lipides à chaîne longue : des acides gras qui, biochimiquement parlant, ont une longue chaîne d'atomes de carbone. À cause de cette chaîne, ils ne sont pas très bien métabolisés et risquent donc de s'accumuler dans la circulation sanguine. Pire encore : ils sont stockés dans les adipocytes.

Cependant, lorsque la chaîne de carbone est un peu plus courte, les triglycérides ont un comportement tout à fait différent. Ils sont rapidement assimilés et transportés dans le foie pour être utilisés comme énergie. Ces triglycérides à chaîne moyenne (TCM) ne se dégradent pas, ne demeurent pas dans la circulation sanguine et ne s'accumulent pas sous forme de tissu adipeux. De telles propriétés n'en font pas des lipides essentiels, mais ils présentent cependant assez de qualités thérapeutiques pour être considérés comme un supplément précieux.

L'huile de TCM, la forme de supplément la plus commune et aux utilisations les plus diverses, fournit une source rapide d'énergie durable. C'est pourquoi elle est très appréciée des sportifs. Par exemple, des rats ayant reçu des TCM ont pu nager plus longtemps que des rats ayant reçu des triglycérides à chaîne longue. En tant que supplément, les TCM doivent également figurer dans votre programme d'amincissement. Ils partagent avec les lipides présents dans l'alimentation la vertu de provoquer une satiété et de ne pas modifier la glycémie. Mais comme ils sont brûlés presque immédiatement, ils ne se déposent pas sur les hanches ou le ventre. En outre, certaines recherches suggèrent qu'ils pourraient augmenter le métabolisme au repos, contribuant à brûler les lipides en excès.

Médicalement, les TCM peuvent contribuer à la thérapie du cancer, notamment des tumeurs cérébrales. Les cellules cancéreuses se nourrissent de glucose et les TCM aident l'organisme à imiter un état métabolique kétogénique qui prive les cellules cancéreuses de leur alimentation. Une autre étude suggère que le TCM joue un rôle dans le traitement de la fibrose cystique, de l'épilepsie, des calculs de cholestérol et de la cirrhose. Comme ils sont très rapidement absorbés par les intestins, ces lipides non stockables sont également devenus un élément reconnu des thérapeutiques nutritionnelles des troubles de la digestion.

## Suggestions de supplémentation

Bien que l'huile de TCM soit disponible en gélules de 1 g, la forme liquide offre des possibilités de consommation plus agréables. Utilisez-la en lieu et place du beurre (ou margarine), d'huile végétale ou d'assaisonnement. Avec son point de fumée élevé et sa consistance légère, elle est parfaite pour un sauté rapide et peut être mélangée à pratiquement toutes les épices. L'huile de TCM aromatisée au beurre est délicieuse dans un bol de pop-corn. Pour des objectifs de supplémentation plus terre à terre, comme une augmentation générale de l'énergie, prenez la dose quotidienne standard d'une cuillère à café ou de 5 gélules de 100 mg au cours des repas. Pour améliorer l'endurance sportive, essayez d'en prendre entre 1 et 3 cuillères à café par jour. La partie haute de cette fourchette a un inconvénient : si vous en absorbez plus que votre tractus intestinal ne peut en assimiler, vous risquez des diarrhées ou un ramollissement des selles, voire quelques nausées. Augmentez donc lentement la posologie.

## Squalène : oxygénateur et anti-cancéreux

L'OXYGÈNE EST LE GRAND NUTRIMENT oublié et l'on en oublie d'autant plus les effets de sa carence. Elle a été désignée comme la cause ou le facteur contributeur de presque toutes les maladies dégénératives.

Le squalène est ce qui se rapproche le plus pour nous d'un supplément d'oxygène. Ce composé remarquable imbibe les tissus et organes d'un élément revitalisant grâce à une simple interaction chimique avec l'eau. Le processus n'ayant rien à voir avec les poumons, ne prenez pas le squalène pour un nutriment permettant de faciliter la respiration. Il ne soulage ni l'asthme, ni les difficultés respiratoires et ne vous permet pas de plonger sans tuba, bien qu'il contribue à l'une des fonctions pulmonaires en libérant de l'oxygène dans les tissus.

Extrait huileux de faible viscosité, le squalène a été isolé pour la première fois dans le foie d'une espèce rare de requin d'eau profonde, mais il est naturellement présent dans le corps humain, principalement dans le derme. Nous savons maintenant que l'huile d'olive en est également une source abondante. En fait, cette substance est probablement responsable de la plupart des propriétés cardiaques de l'huile d'olive.

Les requins utilisent le squalène pour gérer les faibles quantités d'oxygène disponibles dans leur environnement en eau profonde. Au-dessus du niveau de la mer, notre atmosphère a perdu une partie de sa teneur en oxygène depuis un siècle, ce qui peut expliquer en partie les taux presque épidémiques de cancer, maladies cardiaques et troubles de l'immunité, entre autres maladies. En Allemagne, au Japon, en Corée et dans d'autres pays, les suppléments de squalène enrichissent les traitements du durcissement des artères, de l'insuffisance cardiaque ischémique, de l'excès de cholestérol, des troubles hépatiques et des problèmes dermatologiques.

***Maladies cardio-vasculaires.*** Les cellules cardiaques peuvent souffrir d'un manque d'oxygène. C'est pour cette raison que j'administre du squalène à mes patients atteints d'insuffisance cardiaque congestive, qui ont besoin de réapprovisionner un cœur privé d'oxygène. L'importance vitale de l'oxygène se paie cependant du risque d'oxydation. Le squalène aide à écarter tout risque supplémentaire, car c'est un antioxydant, œuvrant avec la vitamine E et des nutriments similaires pour protéger les cellules des dégâts permettant au cholestérol de s'accumuler dans les artères.

Les adversaires de la supplémentation argueront peut-être que le squalène est l'un des ingrédients mêmes que l'organisme utilise pour fabriquer le cholestérol. C'est exact. Mais les suppléments n'élèvent pas le taux sanguin de cholestérol. Au contraire, des études suggèrent que ce composé *abaisse* les trop fortes concentrations de cholestérol et triglycérides. Selon une étude, une dose quotidienne de 860 mg a augmenté la faculté de médicaments anti-cholestérol à diminuer le LDL et augmenter le HDL.

***Cancer.*** Une carence en oxygène combinée à l'oxydation des cellules étant les raisons principales du développement et de l'expansion de tumeurs, les propriétés anticancéreuses du squalène ne sont guère surprenantes. Les praticiens progressistes, dont moi-même, ainsi que nombre de leurs patients dans le monde entier, sont convaincus que le squalène contribue à maîtriser l'expansion des tumeurs malignes. Les recherches sur l'animal étayent cette opinion. Dans une étude en laboratoire, le squalène, associé à de la vitamine E et de l'aloé vera, a réduit des tumeurs de plus de 33 %.

***Faiblesses immunitaires.*** Notre capacité à combattre les maladies repose fondamentalement sur un système immunitaire dynamique, lequel dépend d'un apport constant en oxygène. Le squalène améliore les indicateurs de la vigueur du système immunitaire, notamment contre les tumeurs cancéreuses, et toute son activité. Les résultats progressent à mesure que la posologie augmente. Le squalène protège des substances responsables des cancers, bactéries, champignons, virus de l'herpès et d'Epstein-Barr (mononucléose), ainsi que des maladies auto-immunes telles que la leucémie. Le squalène détoxifie plusieurs substances chimiques dangereuses pour notre organisme. Sa présence a également empêché la mort d'animaux auxquels avaient été administrées expérimentalement des doses mortelles de théophylline, phénobarbital et strychnine : ils ont survécu grâce à la protection de cette huile. Des souris exposées à un niveau de radiations mortel ont survécu plus longtemps à la suite d'administration de squalène.

*Affections dermatologiques.* L'abondance de squalène dans le derme est une preuve suffisante de son importance. Il maintient l'hydratation, ce qui permet de conserver une peau douce et souple. Des études ont trouvé des indices certains de son rôle protecteur contre les radiations ultraviolettes et, conformément à son activité anticancéreuse et pro-immunitaire, contre certaines formes de cancer de la peau.

### Suggestions de supplémentation

N'ayant pas constaté par expérience ni relevé dans les études publiées d'effets indésirables d'une supplémentation prolongée en squalène, il n'y a aucun danger à redouter. Pour oxygéner l'organisme et améliorer l'état de santé général, je recommande généralement une posologie quotidienne de 1 à 3 g. Je prescris de 2 à 4 g aux cancéreux. D'après le nombre d'oncologistes européens qui l'utilisent, je m'attends à lire bientôt un article capital sur le succès clinique du squalène.

## Monolaurate de glycérol : thérapie antivirale

L'UNE DE MES PRESCRIPTIONS pour certaines infections virales est un type particulier d'acide gras dont la carence peut en partie être tenue pour responsable de l'accroissement de maladies infectieuses dans le monde entier.

### Cible thérapeutique : tout est dans l'enveloppe

Le monolaurate de glycérol, composé chimique de glycérine et d'un acide gras à chaîne moyenne appelé acide laurique, a révélé ses pouvoirs pour la première fois il y a plus d'une décennie.

Outre sa capacité à terrasser le virus de la grippe, il s'attaque aux virus de l'herpès I et II et aux trois principaux germes impliqués dans le syndrome d'asthénie chronique : le cytomégalovirus, le virus d'Epstein-Barr (mononucléose) et le virus de l'herpès VI. Dans des expériences en laboratoires effectuées dans les Centers for Disease Control, il a vaincu le nombre respectable de quatorze virus différents appelés « virus enveloppés ». Ces différents germes se distinguent par leur enveloppe d'acides gras qui leur permet de se fixer sur les cellules et de les infecter. Le monolaurate de glycérol dissout l'« enveloppe », rendant le virus incapable de se fixer sur les cellules et de se répandre.

## L'acide laurique est efficace

Cela fait longtemps que nous connaissons l'action anti-infectieuse et parfaitement sans danger de certains acides gras. Cependant, l'acide laurique a été victime de ses antécédents, car ses sources principales sont notamment l'huile de palme ou de noix de coco, et le beurre : toutes des matières grasses saturées que la sagesse médicale traditionnelle accuse d'élever le taux de cholestérol. Bien que ce soit encore la ligne officielle, des recherches plus approfondies nous apprennent à présent que ces acides gras élèvent en fait le niveau de « bon » cholestérol, le HDL. Chez les Polynésiens, dont le régime courant contient une grande quantité d'acide laurique provenant des huiles locales, les taux de maladies cardiaques sont très bas.

La présence de maladies infectieuses dans le monde entier semble correspondre avec la baisse de consommation des lipides à chaîne moyenne, ce qui a conduit certains chercheurs à spéculer que des lipides comme l'acide laurique pourraient présenter une certaine protection contre les virus. D'autres soulignent que le VIH et le HTLV sont des virus à enveloppe et donc plus susceptibles de se répandre dans un monde carencé en lipides à chaîne moyenne.

### Suggestions de supplémentation

Cela ne m'enthousiasme guère d'administrer des vaccins antigrippaux chaque hiver. Le plus souvent possible, je conseille à mes patients de les éviter. La meilleure protection contre les rhumes et d'autres virus plus graves est un système immunitaire bien nourri, allié à la stratégie d'un ensemble de vita-nutriments ciblés contre les premiers symptômes de type grippal. Le monolaurate de glycérol, que vous pouvez voir dans les magasins diététiques sous la dénomination commerciale de monolaurine ou lauricidine, est un élément capital de cet ensemble, avec les vitamines C et A, le zinc, l'huile d'origan et l'extrait de feuille d'olivier. Le premier jour, je prescris entre 4 et 6 gélules de 300 mg chacune quotidiennement. Lorsque la maladie commence à décliner, je descends à 2 à 4 gélules par jour.

## Alkylglycérols : le combattant de l'inflammation et du cancer

VOUS N'AVEZ PROBABLEMENT JAMAIS ENTENDU parler de ces composés liposolubles, mais si vous connaissez quelqu'un qui subit une radiothérapie ou une chimiothérapie, le sujet vous intéressera probablement. Les alkyglycérols renforcent les thérapies anticancéreuses traditionnelles tout en épargnant à l'organisme certains de leurs effets secondaires. Ces remarquables substances peuvent également provoquer une meilleure réponse immunitaire dans le cas des rhumes et de la grippe. Et, comme ils contribuent à réduire l'inflammation, ils pourraient être utiles contre l'arthrite et le psoriasis. Ils renforcent également la capacité des cellules à se protéger des dégâts causés par les radicaux libres.

J'ai limité l'utilisation des alkyglycérols principalement à mes patients cancéreux, en me fondant sur des recherches suédoises remontant aux années 1970. Une étude a découvert que la chimiothérapie, particulièrement dans le traitement du cancer de l'utérus, réduit les tumeurs de manière plus significative chez les patients prenant des suppléments d'alkyglycérols. En même temps, les alkyglycérols protègent les cellules saines des lésions causées par la radiothérapie.

Pour les personnes âgées ou pour tout individu souffrant d'une déficience immunitaire, les suppléments offrent un léger surcroît de résistance aux rhumes, à la grippe ou aux infections des bronches. Ils contribuent au renforcement de l'immunité en créant et en soutenant les globules blancs, chargés de lutter contre les bactéries, virus et autres envahisseurs. Contrairement aux médicaments, ils ne sont absolument pas toxiques et peuvent être utilisés indéfiniment. L'organisme ne développe aucune immunité à leur égard.

Les alkyglycérols, présents naturellement dans la rate, le foie, la moelle osseuse et le lait maternel, aident l'organisme à fabriquer globules blancs, globules rouges et plaquettes. Lorsqu'un de ces éléments est en quantité insuffisante, une supplémentation est bienvenue.

### Suggestions de supplémentation

Pour l'entretien d'une bonne santé au quotidien, je recommande 500 mg d'extrait d'huile de foie de requin, qui apporte 100 mg d'alkyglycérols. Si une infection grave, le cancer ou le sida exigent une réponse immunitaire renforcée, je prescris de 1 000 à 1 500 mg.

Peu de laboratoires étant capables d'effectuer correctement la difficile et délicate extraction des alkyglycérols du foie de requin, la qualité de nombreuses marques ne peut être certifiée. Plutôt que de prendre des risques avec un produit vendu dans le commerce, consultez un médecin nutritionniste.

## Cétyl myristoléate : le vrai remède de l'arthrite

EN DEHORS des publications médicales, c'est souvent dans les séminaires de médecins que je puise les idées de thérapies nutritionnelles que j'utilise en consultation et qui sont présentées dans ce livre. Deux organismes – la FAIM (Foundation for the Advancement of Innovative Medicine, Fondation pour l'encouragement de la médecine innovante), dont j'ai été le président fondateur, et l'ACAM (American College of Advancement in Medicine, Université américaine d'encouragement de la médecine innovante) – fournissent d'excellents forums où sont présentés en avant-première les innovations de la médecine nutritionnelle.

Les médecins des deux dernières réunions ne parlaient que de la prochaine disponibilité d'un nouveau traitement naturel et sans toxicité qui va remplacer les médicaments habituellement utilisés contre toutes les formes d'arthrite. Cette substance est appelée cétyl myristoléate, ou CM+.

J'ai demandé à ses partisans de me montrer la littérature publiée sur le CM+. Ils m'ont déclaré que rien n'avait encore été publié, mais qu'une étude intéressante allait l'être. Je l'ai finalement eue entre les mains, je l'ai trouvée si prometteuse que, une fois que je me suis assuré que le CM+ était parfaitement sans danger, j'ai commencé à le prescrire à mes patients qui souffraient encore d'arthrite rhumatoïde ou d'ostéoarthrite.

## L'étude européenne

Plus de quatre cents patients ont participé à cette étude et deux cents ont été traités au CM+. Une centaine d'entre eux ont reçu un traitement complémentaire (sulfate de glucosamine, extrait de cartilage et concombre de mer). Des patients atteints d'ostéoarthrite et arthrite rhumatoïde étaient présents dans les deux groupes. Par rapport aux arthritiques non traités, dont seuls 14 % ont présenté des améliorations, 63 % des utilisateurs de CM+ ont constaté une amélioration de leur état.

Le taux d'amélioration est monté à 87 % avec le traitement complémentaire. Les effets secondaires étaient négligeables. Si le résultat est confirmé, ce programme à lui seul pourrait devenir le traitement privilégié de toutes les formes d'arthrite.

Le CM+ provient de sources animales telles que le cachalot, la souris et le castor. Cette substance composée d'acide myristoléique et d'alcool cétylique, lubrifie les articulations, supprime l'inflammation et infléchit la réaction auto-immune qui affecte les articulations.

Le CM+ peut se révéler utile dans plusieurs affections inflammatoires. Étant donné qu'aucun des patients auxquels je l'ai prescrit n'a connu d'effet indésirable et que bon nombre d'entre eux ont constaté un net soulagement des symptômes, il me paraît tout à fait bienvenu d'explorer ces possibilités avec des patients souffrant de formes plus aiguës.

### Suggestion de supplémentation

J'ai utilisé le même protocole que dans l'étude européenne : un total de 180 gélules contenant chacune 100 mg de cétyl myristoléate. Ces gélules peuvent être administrées sur trente à quarante-cinq jours (entre quatre et six quotidiennement) avec le traitement complémentaire. Au bout de deux semaines, un soulagement des symptômes est généralement remarqué. L'enseignement initial est que le traitement au CM+ n'a pas besoin d'être poursuivi, sauf en cas de rechute, mais je suis partisan de prescrire une dose d'entretien de 2 à 4 gélules par jour.

CHAPITRE 8

# Les aides à la digestion

IL EXISTE UNE VASTE GAMME d'aides à la digestion, depuis les fibres, dont la valeur est très discutée, jusqu'à des sucres peu connus qui présentent des bénéfices particuliers. Commençons par les fibres.

## Fibres : pour vivre mieux

DENNIS BURKITT, un brillant médecin britannique qui a exercé en Afrique pendant vingt ans, y avait remarqué quelque chose d'exceptionnel dans les régions rurales : une quasi totale absence de diabète, varices, appendicite, maladies cardiaques, cancer et spasme du côlon, insuffisance de la vésicule biliaire, constipation et hernie hiatale. Étudiant de près le régime alimentaire des Africains, il remarqua qu'ils consommaient un aliment en bien plus grandes quantité que le monde « civilisé » : les fibres. Bien qu'il soit tentant de conclure de ses découvertes que les fibres soignent toute l'étendue du spectre des maladies modernes, ce n'étaient que de simples observations épidémiologiques. Ce type de recherche peut dégager des corrélations entre des faits, mais il ne s'agit pas d'un rapport de cause à effet. Ces découvertes pouvaient s'expliquer autrement : peut-être que le raffinage des aliments dans les pays occidentaux en enlève des nutriments primordiaux pour la santé. (Le Dr D. L. Cleave a confirmé ce schéma épidémiologique africain, mais considérait les hydrates de carbone comme les coupables.)

Bien que ce soit une explication tout aussi tentante, d'autres recherches ont démontré que les fibres font partie intégrante d'un régime sain. Elles jouent un rôle important dans l'entretien du système digestif et semblent avoir une valeur non négligeable dans la prévention des maladies cardio-vasculaires, du diabète, du cancer et d'autres affections. Une étude épidémiologique finnoise menée sur une grande échelle a récemment découvert qu'elles étaient associées à une réduction de 30 % des décès liés aux maladies cardiaques.

## Que sont les fibres ?

Les fibres sont la partie des aliments végétaux qui n'est pas digérée par l'organisme. C'est pour cette dernière raison que le Dr Burkitt et d'autres ont eu tant de mal à convaincre la médecine occidentale que cet élément inutilisé de l'alimentation avait une fonction importante. Les fibres nettoyant le tractus intestinal et renforçant son fonctionnement, elles sont bénéfiques pour presque toutes les affections du système digestif. Métabolisées par les bactéries intestinales en substances qui préviennent le cancer du côlon, les fibres diluent les carcinogènes et autres toxines de l'alimentation et accélèrent leur élimination, protégeant ainsi la délicate paroi intestinale. Elles contribuent également à mieux contrôler les taux sanguins de glucose et de cholestérol en ralentissant la digestion et en maximisant l'élimination de cholestérol. Les fibres sont présentes dans les céréales entières, haricots et légumineuses, fruits, légumes et noix, mais pas dans la viande, le poisson, les œufs, le fromage et les produits laitiers.

## Où sont passées les fibres ?

Le XXe siècle a assisté à la fois à une grande réduction de la consommation de fibres et à une nette augmentation de la consommation d'hydrates de carbone raffinés. Il ne peut être mis en doute que l'effrayante escalade générale des maladies dégénératives est due à ces deux phénomènes conjoints. Dans les années 1890 a commencé le raffinage à grande échelle des céréales et la farine blanche a fait son apparition partout. Au cours de la même décennie, la consommation de sucre a considérablement augmenté – alors que la folie du Coca-Cola s'emparait du pays –, au point que les Américains consomment aujourd'hui plus d'hydrates de carbone dépourvus de fibres en une semaine qu'ils n'en consommaient en un an au XIX$^{e}$ siècle. Et l'augmentation de 50 g par jour de consommation des hydrates de carbone des dix dernières années est entièrement due à une augmentation de ces hydrates de carbone sans fibres.

## Le revers de la médaille du raffinage

Les effets dévastateurs de ces hydrates de carbone raffinés ont commencé à se manifester dans les années 1920, lorsqu'un nouveau terme est entré dans le lexique médical : « infarctus du myocarde », dénomination scientifique des crises cardiaques. Si difficile à croire que cela puisse être, les crises cardiaques étaient inconnues avant le XX$^{e}$ siècle : la première description d'une crise cardiaque dans une publication médicale a eu lieu en 1912 et ce sont les industriels de l'alimentation que nous devons en remercier. La douleur fulgurante de l'angine de poitrine, également une rareté, est devenue bien plus commune à la même époque. Et, à mesure que les aliments riches en hydrates de carbone raffinés comme le pain blanc et les spaghettis occupaient les tables américaines, augmentait le risque de diverses maladies du système digestif – appendicite, hernie hiatale, hémorroïdes, constipation et diverticulose. Une alimentation pauvre en fibres et riche en hydrates de carbone augmente également le risque de cancer colorectal et de cancer du sein, et surtout de diabète et d'hypertension.

Étant donné que les aliments pauvres en fibres provoquent une satiété moins durable, nous avons commencé à trop nous nourrir. Le résultat, guère surprenant, est que le XX$^{e}$ siècle est devenu l'ère de l'obésité. Les États-Unis détiennent le titre de pays le plus obèse du monde, et c'est largement dû à notre surconsommation d'aliments raffinés et pauvres en fibres. L'obésité, à son tour, a contribué à multiplier de manière inquiétante les problèmes de santé que je viens d'évoquer.

## Retour aux aliments complets

Depuis des dizaines d'années, j'exhorte mes patients à réduire les hydrates de carbone (s'ils sont en surcharge pondérale) et à consommer plus de fibres. Pour beaucoup d'entre eux, c'est un dilemme qui exige une stratégie personnalisée. Comme ils ont besoin de sources en fibres qui contiennent des quantités faibles à modérées d'hydrates de carbone, je recommande souvent les légumes verts, la farine de lin fraîchement moulue, les noix et les céréales. Pour ceux qui n'ont pas besoin de réduire les hydrates de carbone, céréales entières, fruits et légumes constituent d'excellentes sources. N'imaginez pas que les bienfaits des fibres impliquent que vous pouvez consommer tous les aliments entiers riches en hydrates de carbone que vous voulez. Même s'ils sont nettement meilleurs pour vous que les farines blanches ou les pâtes, il n'en demeure pas moins que pour bien des gens un excès d'hydrates de carbone fait grossir. Si vous êtes dans ce cas, voici ma stratégie : la meilleure manière d'augmenter votre consommation de fibres est de les prendre en suppléments.

Les suppléments ont l'avantage d'éviter une consommation supplémentaire d'hydrates de carbone tout en conservant les bénéfices des fibres. Son de blé ou d'avoine, gomme de guar, pectine de pomme et tous les suppléments de fibres pures contiennent très peu d'hydrates de carbone digestibles et n'entrent donc pas dans le décompte calorique ni dans votre consommation totale d'hydrates de carbone. Vous savez maintenant pourquoi je prescris des suppléments de fibres !

## Les fibres : solubles et insolubles

Les fibres existent sous deux formes de base : solubles (elles se dissolvent dans l'eau) et insolubles. Les aliments riches en fibres solubles comprennent avoine et son d'avoine, orge, enveloppe de graine de psyllium, farine de lin, haricots, pois, carotte, agrumes et pommes. Il est prouvé que cette forme diminue les taux de cholestérol et de triglycérides et stabilise la glycémie en ralentissant l'absorption des sucres dans le système digestif. Cela rend les fibres solubles utiles pour les diabétiques, notamment depuis qu'il a été démontré qu'elles aidaient à faire baisser les taux d'insuline et de triglycérides. Les fibres solubles ont également l'avantage d'être dépourvues des phytates présents dans les fibres insolubles, et qui bloquent l'assimilation des minéraux.

Les fibres insolubles se trouvent dans des aliments tels que le son de blé et de maïs, le céleri et la peau des fruits et tubercules. La liste impressionnante de leurs bienfaits comprend notamment la réduction du risque de cancers intestinaux, la prévention de la constipation et des diverticulites, l'absorption des toxines présentes dans l'alimentation et la réduction de la production de toxines bactériennes dans le tractus gastro-intestinal. Idéalement, il convient d'équilibrer fibres solubles et insolubles pour associer leurs bénéfices respectifs.

***Enveloppe de graine de psyllium.*** Ce supplément en fibres, qui est parmi mes favoris contribue à soulager la constipation comme la diarrhée, notamment lorsqu'il est associé au riz ou au son de blé. Le psyllium est une excellente source de fibres solubles et de nombreuses études ont démontré qu'il abaissait le taux de cholestérol et de triglycérides. Ne confondez pas la poudre d'enveloppe de graine de psyllium avec les graines elles-mêmes. Je trouve la poudre d'enveloppe plus efficace, et contrairement aux graines, elle ne fournit pas d'hydrates de carbone.

***Pectine.*** Présente en abondance dans les pommes, fraises et agrumes, la pectine est prouvée comme l'une des formes les plus fiables de fibres pour abaisser les taux de cholestérol et de triglycérides. En ralentissant l'absorption des sucres dans le système digestif, la pectine contribue également à l'équilibre de la glycémie chez les diabétiques et individus souffrant d'hypoglycémie. Les études sur l'animal suggèrent qu'elle peut également diminuer l'accumulation de plaque sur les parois artérielles coronaires.

Selon ces études, la pectine semble améliorer les fonctions du tractus intestinal et même sa taille, bénéfice qui peut être important pour les sujets souffrant de problèmes de digestion. La pectine est également un supplément en fibres important pour les individus aux parois intestinales fragilisées par les effets secondaires de traitements antibiotiques ou aux analgésiques anti-inflammatoires. Les suppléments de pectine se sont également montrés précieux pour les survivants de la catastrophe de Tchernobyl en maintenant chez eux un taux normal d'antioxydants, renforçant leur protection contre les radiations absorbées. Cela est probablement dû à sa capacité à prévenir l'absorption des toxines.

La pectine ne provoque pas de ballonnements comme les autres sources de fibres, car elle est totalement métabolisée par la flore intestinale. En conséquence, elle ne peut être employée pour soulager la constipation. Prenez-en cependant si vous souhaitez équilibrer votre glycémie, abaisser votre taux de cholestérol, aider votre organisme à se débarrasser des toxines et améliorer l'état général de votre tractus gastro-intestinal.

***Farine de lin.*** Fréquemment utilisée en supplément, en raison de sa nature – graines de lin moulues – c'est cependant en réalité un aliment. Elle contient des hydrates de carbone, mais en quantité très faible par rapport à d'autres aliments riches en fibres. En même temps, ses bénéfices pour la santé sont impressionnants.

Les différentes fibres et acides gras présents dans la farine de lin fraîche sont extrêmement efficaces pour soulager la constipation et les inflammations de l'intestin. Mieux encore, ces graines pulvérisées contiennent des lignans, subtances qui contribuent à favoriser l'équilibre hormonal féminin et à réduire le risque de cancer d'origine hormonale. Cette double action en fait ma fibre privilégiée pour le traitement de ces cancers, ainsi que du syndrome prémenstruel, des fibromes de l'utérus, de l'endométriose, de la ménopause et de tout un ensemble de troubles liés au déséquilibre hormonal chez la femme.

Pour préparer vous-même votre farine de lin, achetez des graines de lin issues de l'agriculture biologique et passez-les au moulin à café. C'est important pour conserver une fraîcheur optimale et en tirer tous les bienfaits. Quelques entreprises proposent une farine de lin raisonnablement stable lorsqu'elle est conservée au réfrigérateur. Les sujets souffrant de difficultés digestives préféreront peut-être faire tremper les graines dans l'eau pendant la nuit avant de les moudre, ce qui leur permettra de mieux les digérer. Je recommande généralement entre 1 et 3 cuillères à soupe par jour dissoutes dans l'eau ou mélangées à un aliment semi solide comme la crème. Il est préférable de prendre en début de journée cet aliment énergétique qui peut compromettre l'endormissement.

Les individus suivant un régime pauvre en hydrates de carbone noteront que 28 g de farine de lin contiennent 11 g d'hydrates de carbone, dont 6 de fibres, ce qui ne laisse que 5 g d'hydrates de carbone digestibles.

***Gomme de guar.*** Cette fibre gélatineuse extraite du haricot guar, plante indienne, est capable comme d'autres fibres solubles d'abaisser le taux de cholestérol jusqu'à 28 %. Comme elle aide à ralentir la libération de sucres dans le tractus gastro-intestinal, elle peut donc être utilisée par les diabétiques de type 1 ou de type 2 qui désirent contrôler leurs taux de glucose et d'insuline. Les suppléments de gomme de guar diminuent également l'hypertension artérielle.

Je prescrirais régulièrement de la gomme de guar à mes patients diabétiques si elle ne présentait pas un effet secondaire : les flatulences. En outre, comme elle ralentit la libération des sucres, elle ralentit également la digestion. Les consommateurs de gomme de guar peuvent neutraliser cet effet secondaire en prenant un peu de fibres insolubles.

***Son d'avoine.*** Selon de nombreuses études effectuées sur plusieurs dizaines d'années, l'avoine complète et le son d'avoine qui en est extrait abaissent le taux de cholestérol. Bien que son effet soit peu prononcé, il est néanmoins bien reconnu. L'agent actif du son d'avoine semble être le bétaglucane, également présent dans l'orge. Cette substance augmente l'élimination du cholestérol par l'organisme. Les suppléments de bétaglucane présenteront peut-être plus d'effets sur le cholestérol que le son d'avoine. Cependant, le son d'avoine peut être plus efficace que l'extrait et présente le bénéfice supplémentaire d'être un ingrédient facile à utiliser dans de nombreuses recettes.

***Son de blé et de riz.*** La fibre soluble du son de blé est excellente pour éliminer la constipation et ramollir les selles. Elle peut également contribuer à élever le taux de bon cholestérol, le HDL. La plupart des individus tolèrent bien le son de blé, même ceux qui sont allergiques au blé. Pourquoi ? Parce que la protéine qui provoque cette allergie est absente du son. Cependant, si vous êtes extrêmement sensible, n'utilisez le son de blé que sous surveillance médicale. Le son de blé peut également contribuer à réguler le taux d'œstrogènes et, comme la farine de lin, se montrer utile dans la prévention et le traitement de troubles d'origine hormonale comme les fibromes de l'utérus, l'endométriose et le cancer du sein.

Le son de riz est également une excellente source de fibres insolubles, qui contient en outre de précieux composés tels que le gamma-oryzanol et des tocotriénols.

***Pectine d'agrume modifiée.*** Des études sur l'animal ont démontré que cette forme particulière de fibre soluble, la pectine d'agrume modifiée (PAM) contribuait à prévenir la propagation du cancer dans l'organisme, notamment le cancer de la prostate. La PAM est fabriquée en décomposant la longue chaîne moléculaire de la pectine en molécules plus petites que l'organisme peut assimiler. Ces molécules à chaîne courte semblent arrêter la croissance et la progression du cancer dans l'organisme. La pectine ordinaire n'a pas cette action, car ses molécules sont trop grosses pour être assimilées.

Chez les animaux recevant de la PAM en laboratoire, le cancer ne métastase ou ne se propage dans des régions saines qu'à la moitié de sa vitesse habituelle. Chez l'être humain, la PAM renforce l'action des cellules tueuses, composantes primordiales de notre système immunitaire. Cependant, des recherches plus approfondies doivent encore être effectuées car certaines montrent que la PAM stimule le système immunitaire. Cela signifie qu'elle pourrait être utile dans la lutte contre d'autres cancers que celui de la prostate. Les doses de traitement sont élevées : environ 15 g par jour, généralement en poudre afin de réduire le coût de ce supplément au prix élevé. Au Centre Atkins, la PAM est utilisée couramment chez les patients souffrant d'un cancer de la prostate, quel que soit son stade d'évolution, et seul un très faible pourcentage des malades développent des métastases. Il ne s'agit cependant pas d'étude scientifique, mais de traitement.

## Les pièges de la publicité

Ne soyez pas victime des campagnes publicitaires pour les céréales, pains et autres aliments enrichis en psyllium, son d'avoine ou autres fibres. Malgré leur aura nutritionnelle, ces aliments sont riches en sucres. Se contenter d'ajouter des fibres à une barre chocolatée ne la rend pas plus saine. Examinez la liste des ingrédients sur l'étiquette, pas seulement le contenu en fibres. Les composants d'un petit déjeuner riches en fibres sont des céréales pures et non traitées : par exemple, du porridge et du riz brun cuit et servi chaud, de préférence saupoudré de farine de lin. Les haricots sont une source de bonne qualité, ainsi que les lentilles. Pour les personnes suivant un régime pauvre en hydrates de carbone, noix et légumes verts sont également de bonnes sources.

## Suggestion de supplémentation

Quelle quantité de fibres faut-il manger ? Les Américains en consomment environ 10 à 12 g par jour, alors que je ne suis même pas sûr que 30 g soit une quantité suffisante. Dans certaines régions rurales de Chine, on en consomme jusqu'à 75 g par jour. Essayez de prendre quotidiennement 1 à 3 cuillères à soupe d'un mélange de psyllium, farine de lin, son de blé et de riz. Il est préférable de procéder progressivement. Une brusque augmentation de l'apport en fibres peut bouleverser le système digestif et provoquer de désagréables ballonnements, notamment chez les personnes qui n'en consomment que très peu depuis des années.

Je préfère nettement les formes pulvérisées aux gélules et cachets. Elles sont plus faciles à absorber et sont essentielles pour obéir à la règle cardinale de la supplémentation en fibres : les prendre avec beaucoup d'eau. Dans l'intestin, les fibres absorbent l'eau comme une éponge. Si vous avez déjà des gélules ou cachets, trempez-les dans un verre d'eau et attendez une minute avant de les boire.

Pour un meilleur équilibre de leurs propriétés, choisissez des fibres insolubles et des fibres solubles, en mettant l'accent sur celles qui correspondent le plus à vos besoins. Enfin, ne prenez pas les fibres en même temps que les autres suppléments de votre programme nutritionnel. Elles peuvent empêcher leur assimilation.

# Bactéries amies : la véritable protection des intestins

## Les alliées de l'intérieur

Il y a longtemps, Pasteur avait supputé qu'abriter des bactéries dans l'intestin était essentiel à la santé et la science moderne a confirmé sa théorie. Mais même Pasteur ne comprenait pas toute la portée du rôle de cette « flore amicale » en cas de troubles ou de maladies. Les bactéries amies représentent une minorité des milliards d'organismes présents dans les intestins humains. La totalité de ces colonies bactériennes, qui pèsent jusqu'à 1,5 kg, est si fondamentale pour la santé qu'on les a parfois appelées « l'organe oublié ».

Pendant très longtemps, l'importance de cette présence bactérienne dans nos intestins est restée inconnue, car la nature avait conçu là un système autorégulé. Cependant, au cours des cinquante dernières années, le monde occidental a donné naissance à une nouvelle forme de pathologie dont les conséquences ont amené les bactéries alliées sous le feu des projecteurs. Les principaux coupables de ce drame sont les antibiotiques, qui détruisent sans discriminations bonnes comme mauvaises bactéries. Leur surutilisation inconsidérée dérange le délicat équilibre bactérien des intestins, laissant le champ libre à des micro-organismes plus dangereux, comme les levures, et permettant également l'apparition de microbes mutants. D'autres facteurs compromettant cet équilibre sont un mauvais régime alimentaire, le stress et la pollution chimique : par exemple, le chlore et les fluorures ajoutés dans l'eau du robinet ont pour conséquence regrettable de tuer la plupart de nos bactéries alliées.

## Les gentils

Pour compenser les effets secondaires d'une antibiothérapie, les médecins les plus prudents conseillent à leurs patients un traitement aux « probiotiques », nom donné à ces bactéries alliées. Outre qu'ils favorisent la digestion et la santé de tout le système digestif, ces organismes soutiennent nos défenses immunitaires et fabriquent même certains nutriments tels que l'acide folique, la biotine et la vitamine K. Une carence en bactéries amies peut causer ou accentuer bon nombre de maladies, telles les allergies alimentaires, dont découlent des problèmes de santé. Repeupler la flore intestinale est vital pour vaincre la diarrhée et d'autres troubles intestinaux et soulage également l'intolérance au lactose.

## Les trois mousquetaires

Il existe de nombreuses espèces de bactéries amies, mais j'ai mes trois préférées : le *Lactobacillus acidophilus*, le bifidobacterium et le *Lactobacillus bulgaricus*. Étudiés de manière plus approfondie que les autres, ces trois bactéries semblent être associées à la plupart des bénéfices de santé et ce sont celles que j'utilise le plus dans mes traitements. Examinons-les rapidement :

***Lactobacillus acidophilus.*** Ce probiotique empêche la croissance de la levure *Candida albicans*, de la bactérie *E. coli* et d'autres germes nuisibles. En aidant l'organisme à fabriquer de l'interféron, il soutient également les fonctions immunitaires. Bien que résidant principalement dans l'intestin grêle, l'*acidophilus* fait également partie de la flore protectrice du vagin, où il est capital pour prévenir l'infection à levures. La recherche a démontré que la consommation de yaourt contenant des cultures actives d'*acidophilus* peut faire baisser l'incidence des infections vaginales à levures. À mon avis, étant donné la forte teneur en sucres et en hydrates de carbone de la plupart des yaourts du commerce, des suppléments d'*acidophilus* sont d'évidence un meilleur choix.

***Bifidobacterium.*** Élément le plus important et le plus abondant de la flore intestinale, le bifidobacterium contribue à abaisser le taux de cholestérol, prévenir les intoxications alimentaires, digérer le lactose et fabriquer de nombreuses vitamines du groupe B. Résidant dans le gros intestin, ce probiotique abaisse également le taux sanguin d'ammoniaque (toxique pour l'organisme) et prévient la formation de nombreux autres composés dangereux. Il peut être extrêmement utile pour combattre l'intolérance au lactose. Avant de partir pour l'étranger, faites le plein de suppléments de bifidobacterium. Ils offrent à votre organisme une protection maximale contre les nombreuses bactéries étrangères ou nouvelles qui peuvent causer la fameuse turista, diarrhée du voyageur.

***Lactobacillus bulgaricus.*** Ce probiotique peut stimuler le système immunitaire plus efficacement que l'*acidophilus*. Dans une encourageante étude sur cent cancéreux, la souche de *bulgaricus*, connue sous le nom de LB-51, a donné de très impressionnants résultats comme traitement d'appoint dans plusieurs types de cancers. Il a prolongé la vie des patients, arrêté ou ralenti la croissance des tumeurs et empêché le cancer de se répandre dans l'organisme.

## Au secours du tractus intestinal

Les bactéries amies sont la pierre angulaire de mes traitement de pratiquement tous les troubles intestinaux, y compris la maladie de Crohn, la colite, le syndrome du côlon irritable, et la prolifération de *Candida albicans*. Presque toutes ces affections sont causées en partie par une carence en bactéries amies. Lorsqu'on soupçonne une allergie alimentaire de causer une affection, les probiotiques se révèlent efficaces. Une récente étude sur des nourrissons atteints d'eczéma atopique l'a parfaitement souligné.

La constipation est peut-être le problème intestinal le plus répandu provenant d'un déséquilibre bactérien. Alors que fibres, magnésium, vitamine C, quantité d'eau bue et fonctionnement correct de la glande thyroïde sont importants pour rétablir l'équilibre, le remède le plus efficace reste les supplémentations de probiotiques. J'ai eu des patients constipés depuis des années malgré une ingestion régulière de fibres qui, après avoir pris mon trio de probiotiques pendant une semaine, revenaient me voir parfaitement guéris. Pourquoi ? Une grande partie des selles sont composées de bactéries et en repeupler la flore intestinale des intestins augmente la quantité de selles, obligeant le tractus gastro-intestinal à reprendre un fonctionnement normal.

## Une large sphère d'influence

Il est logique que les problèmes intestinaux soient liés à l'état du tractus intestinal. Vous serez peut-être surpris d'apprendre cependant que d'autres maladies du reste de l'organisme sont également influencées par les bactéries amies.

***Arthrite.*** Pour des raisons que les scientifiques ne comprennent pas encore totalement, les bactéries nocives présentes dans le système digestif peuvent causer ou provoquer de l'arthrite. Cette maladie est fortement associée à des problèmes gastro-intestinaux tels que la maladie de Crohn, la colite et la maladie cœliaque. Les bactéries amies sont un élément primordial du traitement – et peut-être de la prévention – des troubles articulaires. La surconsommation d'antibiotiques, qui déciment la flore intestinale, est probablement l'une des causes de l'envolée des cas d'arthrite aux États-Unis. Les personnes âgées sont plus sujettes à manquer de bactéries amies, ce qui pourrait expliquer pourquoi elles sont plus prédisposées à l'arthrite.

***Troubles cérébraux.*** Des recherches ont avancé qu'une surcharge en toxines dans le tractus intestinal et le foie pouvaient être une cause des maladies d'Alzheimer et de Parkinson. Des bactéries nocives dans le système digestif secrètent de nombreuses toxines dont l'excès dans l'organisme peut tuer les cellules cérébrales et nerveuses et par là provoquer ces maladies. L'hyperactivité des enfants pourrait également être causée par ces mêmes toxines. Des suppléments de probiotiques, par bonheur, peuvent réduire la sécrétion de ces poisons métaboliques.

***Dégâts causés par l'oxydation.*** Nous savons que les nutriments antioxydants comme les vitamines C et E combattent les radicaux libres instables qui endommagent les tissus et provoquent ou font empirer pratiquement toutes nos pestes modernes – cancer, maladies cardiaques, arthrite, sclérodermie et drépanocytose. Au lieu de repousser les attaques des radicaux libres, il serait plus ingénieux d'en empêcher en amont la formation. Le site principal de leur production est le côlon, où ils sont libérés par les bactéries nocives. En empêchant la prolifération de ces dernières, la flore intestinale amie renforce nos défenses antioxydants.

## Suggestions de supplémentation

Il existe d'autres manières de soutenir la croissance des bactéries amies que de prendre des suppléments. Tout d'abord, assurez-vous que vous n'avez pas dans le côlon de prolifération de *Candida albicans* qui empêcherait celle des probiotiques. Vous aurez besoin de recourir à une analyse en laboratoire. Ensuite, rappelez-vous que les fibres, notamment les formes insolubles du son de blé et de maïs peuvent nourrir les bactéries amies du gros intestin, mais vous ne devrez pas en abuser. Éviter l'alcool, les antibiotiques et les aliments riches en glucides est une autre manière de prévenir la prolifération des bactéries nocives, tout comme diminuer le stress. Les fructo-oligosaccharides (FOS, voir page XXX) favorisent particulièrement le bifidobacterium.

Ces stratégies de soutien, malgré leur importance, ne sont pas un substitut aux suppléments probiotiques de haute qualité. Presque tout le monde – même les individus sans problèmes intestinaux – devrait prendre des suppléments d'*acidophilus*, *bulgaricus* et bifidobacterium. Non seulement ils représentent l'une des plus importantes stratégies de lutte contre le vieillissement et les maladies, mais ils assurent probablement une meilleure assimilation de tous les vita-nutriments, qu'ils soient alimentaires ou contenus dans des gélules. Pour un bénéfice maximum, consommez-en régulièrement, au moins une fois par semaine. Leur utilisation est absolument cruciale si vous avez suivi un traitement d'antibiotiques à large spectre.

Efficacité et pureté sont importantes pour tous les nutriments, mais c'est particulièrement vrai pour les bactéries amies. N'oubliez pas qu'elles sont vivantes. En les achetant, vérifiez la date limite de consommation, le nombre et la souche des bactéries viables. Comme je l'ai indiqué plus haut, la souche LB-51 de *bulgaricus* semble la plus efficace. Certaines souches d'*acidophilus* (DDS-1) et de bifidobacterium (la souche de Caroline du Nord) sont également meilleures que les autres. Le fabricant devrait pouvoir attester que la souche est bénéfique pour l'être humain.

Vous trouverez de meilleurs suppléments de bactéries au rayon frais des boutiques diététiques, car une température peu élevée permet leur meilleure conservation. Les cultures peuvent être faites sur un grand nombre de supports, dont le soja, le riz et le lait. Évitez cette dernière. J'utilise généralement les formes en poudre, parce qu'elles sont plus faciles à prendre pour le traitement des troubles de la digestion. Pour des applications plus thérapeutiques, je recommande de prendre entre 1/2 et 1 cuillère à café chacun d'*acidophilus* et de bifidobacterium. Mélangez-les dans un verre d'eau à température ambiante et prenez-en chaque jour, de préférence le matin et vingt minutes avant le petit déjeuner. Le ratio bifidobacterium/*acidophilus* est généralement de 2 pour 1. En conséquence, si vous prenez 1/4 de cuillère à café d'*acidophilus*, vous devrez prendre 1/2 cuillère à café de bifidobacterium. Le *bulgaricus* doit être également pris avant les repas, et à la même dose que l'*acidophilus*.

Ne concluez pas que la trinité de probiotiques que j'ai abordée dans cette partie de l'ouvrage représente l'ensemble de nos bactéries amies. Il en existe des douzaines d'autres. Par exemple, des patients atteints de prolifération de *Candida* ont connu de bons résultats avec l'administration d'une espèce de *laterosporus*. L'enseignement que nous devons en retirer, c'est que nous pouvons tous connaître les bienfaits d'une prise régulière de différents probiotiques.

## Les aides à la digestion : rendez la nourriture assimilable

Lorsqu'ils évaluent le régime alimentaire d'un individu, la plupart des diététiciens traditionnels additionnent les différents aliments absorbés. Partir du principe que l'individu assimile tout ce qu'il absorbe est loin d'être juste. En fait, favoriser l'assimilation est peut-être l'une des meilleures stratégies que propose la nutrition. Les aliments et nutriments absorbés sont souvent bloqués et corriger ce problème change parfois beaucoup de choses.

Vous aurez besoin de l'assistance d'un médecin nutritionniste pour déterminer si votre chaîne digestive comporte des maillons faibles. Si les analyses en laboratoire du médecin révèlent que le taux de certains nutriments est plus bas que prévu, vous pourrez envisager un certain nombre d'aides à la digestion.

# Acide chlorhydrique

DES SYMPTÔMES tels que ballonnements, flatulences ou nausées après la prise de vitamines sont le premier indice d'une carence en acide chlorhydrique (HCl), le principal acide gastrique.

Une telle carence en acide gastrique est commune. C'est le résultat du vieillissement, de la génétique, de l'utilisation de certains médicaments et d'un ensemble d'autres facteurs. Près de la moitié des individus de plus de soixante ans ne secrètent pas assez d'HCl, qui constitue la première étape dans la digestion des protéines. Une insuffisance de cet acide peut causer ou aggraver toutes sortes de problèmes – notamment l'asthme, le diabète, les allergies alimentaires, l'ostéoporose, l'anémie par carence en fer, l'anémie pernicieuse (anémie de Biermer) et la prolifération de *Candida albicans*. Des observations remontant à soixante-quinze ans lient un faible taux d'HCl à l'arthrite rhumatoïde, aux infections intestinales, et à des maladies dermatologiques telles que le psoriasis, le vitiligo, l'urticaire, l'eczéma, la dermatite herpétiforme et l'acné. Il peut également augmenter le risque de cancer de l'estomac.

Un faible taux d'HCl compromet l'assimilation de minéraux et d'autres nutriments, notamment l'acide folique. Si nous ne digérons pas suffisamment les protéines, auxquelles l'acide folique est lié, nous n'en assimilerons pas assez. La meilleure manière de déterminer vos besoins en HCl est le test d'Heidelberg, ou gastrogramme, qui consiste à avaler un émetteur électrique (sans risque, de très petite taille et évacué par la suite) qui fournira des informations sur la production d'acides digestifs dans l'estomac. Un test respiratoire magnésium-hydrogène peut également mesurer votre besoin en acide.

Bien que rétablir une sécrétion suffisante d'HCl soit un très bon traitement, il ne doit pas être fait sans surveillance médicale. L'HCl, pris en trop grandes quantités ou sans raison physiologique, peut irriter le tractus gastro-intestinal, provoquer des ulcères ou une perte de minéraux. L'agent le plus communément utilisé pour remplacer l'acide gastrique est appelé bétaïne HCl. Pris juste avant les repas, elle libère assez d'HCl pour compenser celui qui vous manque. Elle comporte un risque de surdose, et si son absorption n'est pas suivie aussitôt d'un repas, peut irriter la paroi stomacale. Les sujets manquant d'HCl pourront constater des résultats mesurables en prenant de 2 à 4 cachets de bétaïne-HCl répartis au cours du repas.

## Enzymes pancréatiques

LA PLUPART DES NUTRIMENTS entrent dans la circulation sanguine par l'intestin grêle, organe de quelque six mètres de longueur et enroulé sur lui-même, disposant d'une surface d'absorption de la taille d'un court de tennis. Les aliments (qu'il s'agisse de protides, lipides ou glucides) sont correctement assimilés à cet endroit uniquement s'ils ont été décomposés par les enzymes pancréatiques. Des flatulences ou des ballonnements environ une heure après le repas peuvent être le signe d'un manque de ces substances, mais là encore, la meilleure manière de le savoir est de procéder à des analyses en laboratoire.

Alors que les enzymes d'origine animale peuvent être plus efficaces, celles extraites de plantes sont mieux tolérées et demeurent actives dans tout le tractus gastro-intestinal. Les enzymes pancréatiques d'origine animale agissent seulement dans l'environnement alcalin de l'intestin grêle. Les enzymes d'origine végétale sont également actives en milieu acide ou neutre.

L'incapacité à digérer les aliments conduit fréquemment à de graves problèmes dans un autre domaine. Chaque fois, nous absorbons des particules longues mal digérées, appelées macromolécules, qui provoquent une affection grave. Cette affection, appelée intestin perméable, induit des troubles sérieux, comme les allergies alimentaires, la colite et des faiblesses immunitaires.

Une enzyme fongique (celle qui a été le mieux étudiée provient de l'*Aspergillus oryzae*) semble la mieux à même de corriger le syndrome de l'intestin perméable. Elle agit également sur les nombreux symptômes d'intolérance au gluten et au lactose, d'allergies alimentaires et de malabsorption si fréquents. En outre, elle contribue même à dissoudre les caillots sanguins, ce qui en fait un candidat de substitution à la thérapie standard par anticoagulants.

## Thérapie enzymatique systémique

LES TROIS MILLE et quelques enzymes de notre organisme font plus que digérer les aliments. Entre autres, elles contribuent à la synthèse de l'ADN, réduisent l'inflammation, renforcent l'immunité et luttent contre le cancer. Les enzymes protéolytiques, qui digèrent les protéines, ont une renommée thérapeutique particulière. Objet de vingt-cinq années de recherches pour la plupart conduites en Allemagne, où elles sont connues depuis comme la thérapie Wobenzyme, les enzymes peuvent apporter la guérison dans des affections comme l'arthrite, l'insuffisance immunitaire, la pancréatite et certaines blessures sportives. Les premiers chercheurs à s'intéresser au laétrile, suivis par les spécialistes alternatifs du cancer, comme les docteurs William Donald Kelley et Nicholas Gonzalez, ont tous incorporé ces enzymes dérivées du pancréas dans leurs protocoles anticancer, et nos médecins du Centre Atkins les administrent désormais couramment pour lutter contre les tumeurs malignes.

Ici, l'objectif n'est pas d'améliorer la digestion. Selon une théorie, lorsqu'elles sont présentes en permanence à un taux élevé dans le sang, les enzymes pancréatiques peuvent éroder la protection que les cellules cancéreuses fabriquent contre le système immunitaire. Un mécanisme similaire peut fonctionner contre les maladies auto-immunes. Suivant la piste allemande démontrant une action dans le contrôle des rechutes aiguës dont souffrent les nombreux patients atteints de sclérose multiple, je lance une salve protéolytique dès qu'une inflammation se déclare chez l'un de mes patients atteints de sclérose multiple. Bien souvent, ils bénéficient d'une réaction rapide et spectaculaire.

Les maladies graves comme le cancer et la sclérose multiple exigent des doses d'enzymes extrêmement élevées. Je peux prescrire de 6 à 20 cachets d'extraits pancréatiques animaux bruts pour fournir un traitement à l'efficacité maximale. Pour une action sur la digestion, une ou deux gélules d'enzymes pancréatiques à chaque repas sont une dose suffisante. Je dois vous mettre en garde contre les considérables variations d'un produit à l'autre. En conséquence, donner ici un conseil de posologie pourrait induire en erreur.

# Fructo-oligosaccharides (FOS) : les sucres amis

DEPUIS VINGT-CINQ ANS, j'avertis les gens que la consommation de glucides sur le long terme est le plus sûr moyen de provoquer une maladie. Pourtant, une aide digestive particulière, proche des sucres, et appelée « fructo-oligosaccharides » peut présenter des bénéfices que le sucre de table ne fournira jamais : ils peuvent contribuer à abaisser la glycémie et, action tout aussi surprenante, prévenir les caries.

Les FOS réussissent ces prodiges parce qu'ils ne sont pas absorbés par l'organisme. Au lieu de cela, ils nourrissent la flore intestinale. Consommer cette substance permet à nos bactéries amies de croître et se multiplier. Le terme appliqué à ces bienfaiteurs des probiotiques est « prébiotiques ». Les FOS sont les plus importants de ce groupe. Plus nous en avons, meilleure est notre santé. Outre la prévention des caries et la diminution de la glycémie, les FOS peuvent agir favorablement sur la tension artérielle, le cholestérol et les triglycérides, selon les quelques études menées jusqu'à présent. En nourrissant les bactéries amies, ils peuvent également soulager constipation et diarrhée. J'ai trouvé dans les FOS un traitement utile pour soulager les symptômes d'ulcères.

Les FOS sont naturellement présents dans de nombreux fruits et légumes, dont les bananes, les oignons, l'orge, les tomates, les asperges et l'ail. Cependant, vous ne pouvez en absorber une quantité thérapeutique dans l'alimentation et la présence d'autres glucides diminue ou annihile leurs effets. Pour en tirer le moindre bénéfice, il faut les prendre en extrait pur, soit en sirop, soit en poudre.

## Suggestions de supplémentation

Si vous n'êtes pas habitué aux FOS, vous devrez commencer lentement la cure. L'organisme a besoin d'un certain temps pour s'y accoutumer. Si votre flore intestinale est diminuée, des doses élevées peuvent provoquer des diarrhées. Au début, commencez par — de cuillère à café par jour avec un supplément bactérien.

À mesure que la flore intestinale se repeuple, vous pourrez plus facilement en tolérer des doses plus élevées.

En l'absence de problèmes de santé majeurs, conservez une dose de 1/4 de cuillère à café par jour. Si vous souffrez de diabète ou d'hypertension, montez jusqu'à 1/2 à 1 cuillère à café par jour. Soyez prudent si vous souffrez d'un excès de levures : le symptôme le plus caractéristique est un ballonnement du bas-ventre et les flatulences associées. Une infime fraction des FOS (jusqu'à 3 %) sera digérée. Certaines personnes sont sensibles même à une aussi faible quantité.

Aux papilles, le FOS étant moitié moins sucré que les autres glucides, il peut remplacer la moitié du sucre indiqué dans la plupart des recettes. Vous verrez que l'extrait, notamment le sirop, est excellent pour préserver l'humidité des plats.

## Charbon : Pour absorber les poisons

IL DEVRAIT Y AVOIR du charbon dans chaque maison. Non, pas pour un barbecue improvisé, mais dans l'armoire à pharmacie. Bien qu'il ne doive pas être considéré comme un supplément quotidien, le charbon est le meilleur remède anti-poison disponible, notamment pour les surdoses de médicaments. Les études prouvent que les familles qui disposent de ce remède sont nettement mieux équipées pour traiter les empoisonnements accidentels des enfants.

Le charbon absorbe pratiquement tout, y compris, malheureusement, les nutriments. C'est pourquoi il ne peut être utilisé au quotidien, ni considéré comme un antidote pour les excès alimentaires (une orgie de sucreries ou d'alcool, par exemple). C'est cependant un excellent traitement d'urgence contre l'intoxication alimentaire, notamment en association avec 2 à 4 gouttes d'huile d'origan.

De nombreuses personnes prennent des traitements à base de charbon pour soulager les flatulences et c'est certainement le remède idéal lorsque ce trouble devient excessif ou gênant. Mais le charbon n'est qu'un palliatif temporaire qui traite les symptômes et non la cause. Les flatulences sont causées par une mauvaise digestion dans le tractus intestinal et la présence de bactéries nocives. Sur le long terme, des suppléments d'enzymes digestives et de bactéries amies sont un traitement plus efficace.

## Suggestions de supplémentation

*Si vous soupçonnez un empoisonnement, qu'il s'agisse d'intoxication alimentaire ou chimique, ne prenez pas un peu de charbon en vous imaginant que cela suffit.* Vous devez tout de même contacter un médecin, les urgences ou le centre anti-poisons le plus proche. Pris de manière répétée à des *doses élevées*, le charbon peut causer des problèmes intestinaux qui seront atténués si vous consommez en même temps des aliments riches en fibres. Comme geste de premier secours en cas d'intoxication, prenez une dose unique de 1 mg par kilo de masse corporelle.

CHAPITRE 9

# Les superaliments riches en nutriments : tous les nutriments de la nature

SI LA NATURE DOTE LÉGUMES et autres aliments de généreuses quantités de complexes de nutriments, certains semblent particulièrement favorisés et contiennent une variété exceptionnelle de nutriments en fortes concentrations. Ces « superaliments » riches en nutriments contribuent à la croissance des générations futures de chaque espèce en rassemblant tous les nutriments devant jouer un rôle dans leur perpétuation. Privilégier ces aliments ne fournirait pas seulement tous les nutriments synergiques sans en omettre aucun, mais aussi tous les nutriments qui n'ont pas encore été découverts. Vous devriez vous assurer de consommer au moins un de ces superaliments, surtout si vous ne consommez pas une grande variété d'aliments protéinés et de légumes frais.

Les suppléments de ces sources nutritives exceptionnelles sont récemment devenus très populaires, bien que le concept ne soit guère nouveau. Les larges éventails de complexes nutritifs contenus dans la levure de bière et les extraits de foie ont retenu l'attention des nutritionnistes, il y a déjà de cela deux générations. Malheureusement, notre penchant pour les antibiotiques et d'autres facteurs ont donné naissance à des millions de personnes souffrant d'une prolifération de *Candida albicans*, qui ne peuvent tolérer la levure sous aucune forme. Les extraits de foie, source concentrée de la plupart des nutriments, sont également tombés en disgrâce, leur réputation ternie par leur association avec la panoplie de pesticides, hormones et produits chimiques présents dans le bétail et tout l'écosystème de la planète.

Par bonheur, la nature a distribué ses richesses nutritives à d'autres substances. Parmi elles, j'ai sélectionné mes quelques préférées : pousses d'orge et de blé, chlorelle, spiruline, produits de l'apiculture (pollen, propolis et gelée royale).

## Jus de pousses d'orge et de blé : l'essentiel des grains germés

DURANT SEPT ANS, le roi Nabuchodonosor ne mangea rien d'autre que des plantes pour retrouver santé et clarté d'esprit. Je ne sais pas si c'est lui qui a lancé la vogue des régimes, mais je soupçonne fortement que c'était là la première utilisation médicinale des plantes céréalières.

Lorsqu'ils sortent du sol, blé, orge, kamut et autres céréales sont extraordinairement riches en vitamines, minéraux, chlorophylle, acides aminés et autres nutriments. À mesure qu'ils poussent, leur teneur en hydrates de carbone augmente et la concentration en nutriment s'affaiblit considérablement. Lorsqu'ils sont moissonnés, moulus, transformés et emballés, ils ne recèlent plus rien ou très peu de leur valeur nutritionnelle initiale. Cependant, la consommation de formes concentrées de ces jeunes pousses nous offre un merveilleux éventail de tous les éléments thérapeutiques de l'aliment complet.

Les analyses en laboratoire montrent que les extraits de pousses de blé et d'orge contiennent des composés qui peuvent protéger les cellules de la dégénérescence cancéreuse. Bien que nous ignorions si une utilisation prolongée empêche l'apparition du cancer chez l'être humain, les scientifiques ont vérifié que cette action protectrice est unique aux plantes et indépendante de tout nutriment. Le système immunitaire en bénéficie également.

### Suggestions de supplémentation

Les extraits de pousses d'orge et de blé sont vendus en cachets ou en poudre, mais les fanatiques soutiennent que les breuvages fraîchement pressés, souvent appelés « boissons vertes » sont plus efficaces. Certains auront du mal à s'habituer à leur goût, mais nombre de mes patients ont déclaré avoir surmonté de graves maladies en adoptant un jeûne soutenu par ces boissons vertes. Les poudres et jus contiennent généralement tous d'autres ingrédients sains comme des extraits de plantes et de la chlorelle.

Le concept de boisson verte s'accommode bien avec mes recommandations nutritionnelles, mais je suggère de vérifier sur les étiquettes que ces toniques ou poudres sont pauvres en hydrates de carbone et ne contiennent ni jus de pomme ni autre édulcorant naturel. Même les individus sensibles au blé peuvent consommer ces produits, car les protéines qui peuvent déclencher l'allergie ne sont pas encore formées dans les jeunes pousses.

## Chlorelle : la *Chlorophyll connection*

À L'ORIGINE CULTIVÉE comme substitut à la viande animale pour les pays du tiers-monde, cette algue monocellulaire s'est révélée nous apporter bien plus que des protéines. Elle pourrait être l'antidote parfait de certains problèmes de santé provoqués par les aliments raffinés, régimes carencés en nutriments et pollution de l'environnement.

La chlorelle est riche en nutriments et composés spécifiques, dont les vitamines B (elle contient plus d'acide pantothénique que toute autre source naturelle), magnésium et autres minéraux trace. Sa forte concentration en chlorophylle, substance pigmentaire verte aux remarquables qualités dépuratives, est nécessaire pour tout programme de détoxification ou purification de l'organisme et c'est une source de fer organique. Elle aide également l'organisme à éliminer cadmium et uranium, deux métaux toxiques. Le spectre complet de caroténoïdes présents dans cette algue est supérieur au bêta-carotène pour la défense des cellules contre l'oxydation. Un autre de ses composants, la chlorellane, renforce le système immunitaire en contribuant à la production d'interféron.

En stimulant la croissance des bactéries amies dans les intestins, la chlorelle favorise la cicatrisation tout au long du tractus gastro-intestinal. Ulcères, colite, maladie de Crohn et diverticulose semblent toutes s'améliorer en présence de chlorelle dans l'alimentation. Des études sur l'animal confirment qu'elle aide à la guérison des ulcères. Pour réduire l'excès de cholestérol, l'algue (à une dose de 5 g par jour pendant trois mois) est aussi efficace que bien des médicaments, et dénuée d'effets secondaires. C'est un excellent nettoyant pour le visage et, appliquée directement sur la peau, elle aide à la cicatrisation de blessures. Certains sujets affirment qu'elle diminue leur appétit, mais je n'ai pas noté cet effet. D'autres déclarent qu'elle augmente leur énergie et leur bien-être.

## Suggestion de supplémentation

Pour une amélioration de l'état de santé général, la plupart des gens prennent simplement 1/2 cuillère à café de chlorelle par jour. Si vous souffrez de l'une des affections citées plus haut, passez à 1 à 2 cuillères à café. Des doses plus élevées peuvent être nécessaires pour les maladies dégénératives, mais ne les prenez que sous surveillance médicale. Ne prenez pas directement une dose élevée car l'intestin a besoin de s'habituer à la chlorelle.

De nombreux végétariens stricts utilisent la chlorelle et d'autres algues marines pour absorber des protéines et de la vitamine $B_{12}$ en s'appuyant sur le fait que l'algue contient des molécules similaires au nutriment du complexe B et qu'elle peut élever le taux sanguin de cette vitamine. Mais, bien que la moitié du poids sec de chlorelle soit une protéine facilement assimilée, ne la considérez pas comme une source fiable de vitamine $B_{12}$ : les végétariens stricts devraient prendre des suppléments de cette vitamine.

# Spiruline : l'algue bleu-vert

Lorsque les conquistadores du XVI$^{e}$ siècle virent les Aztèques récolter cette algue riche en nutriments, ils la surnommèrent « boue bleue ». La spiruline, nom qui recouvre quelques milliers d'espèces d'algues bleu-vert, apporte ses bienfaits aux populations depuis l'époque des Aztèques. Le traitement du cancer pourrait être le rôle le plus important de cette source de nutriments merveilleusement concentrée. Il est évident que d'autres recherches sont nécessaires, mais les premières études ont attiré l'attention des scientifiques comme des nutritionnistes.

D'après les résultats des expérimentations sur l'animal, la spiruline renforce le système immunitaire, particulièrement en stimulant les macrophages, type de globules blancs chargés d'éliminer les déchets de l'organisme. Certaines recherches sur l'être humain suggèrent que l'algue est capable de combattre les tumeurs buccales. Des scientifiques ont découvert que les lésions de la bouche, qui sont habituellement des précurseurs du cancer, ont totalement régressé chez presque la moitié de chiqueurs de tabac ayant pris des suppléments de spiruline pendant un an. Leur taux sanguin de bêta-carotène n'ayant pas augmenté, alors qu'il s'agit d'un des nombreux nutriments présents dans l'algue, cela indiquerait qu'un autre composé s'attaque au cancer.

## Suggestions de supplémentation

Outre les protéines, les vitamines du complexe B, l'acide gamma-linolénique et une forme de fer hautement assimilable, la spiruline contient ce qui semblerait être de la vitamine $B_{12}$, nutriment qui ne se trouve dans aucune autre plante. Mais, comme pour la chlorelle, il n'est pas possible de compter uniquement sur les algues pour répondre à la demande de l'organisme pour ce nutriment primordial. Cette forme de $B_{12}$ n'est pas facilement assimilée. Les doses habituelles sont de 1 à 2 cuillères à café ou de 6 à 9 cachets.

# Produits de l'apiculture : pollen, propolis et gelée royale

CONNAISSEZ-VOUS le lien particulier qui réunit supplémentation en nutriments et système reproducteur ? Le rôle essentiel des abeilles est d'aider la nature à concentrer les nutriments dans les systèmes reproducteurs des plantes et des animaux. Nous connaissons mieux les aliments germinatifs comme les noix, les graines, les œufs de poisson ou de volaille, qui sont effectivement parmi les meilleures sources alimentaires de nutriments. Mais ne pas tirer profit des trois produits des abeilles – pollen, propolis et gelée royale – revient à nous priver du meilleur.

***Pollen.*** Entre la fleur et la ruche, le pollen est une source complète de protéines, vitamines, minéraux et acides gras, assez nourrissante pour alimenter des animaux de laboratoire sur plusieurs générations. C'est une source particulièrement bonne de rutine, un bioflavonoïde qui renforce les vaisseaux capillaires et traite le glaucome. Certaines recherches suggèrent que le pollen contient des composés antibiotiques naturels utiles contre la salmonelle et d'autres bactéries dangereuses.

Son application la plus passionnante, cependant, a été le traitement de l'hypertrophie bénigne de la prostate, la prostatite et autres troubles de cette glande. Un extrait de pollen de fleurs a été utilisé avec succès en Europe pendant trente ans. Et le pollen pourrait se trouver aux côtés du palmier nain et du *pygeum* pour soulager les symptômes des troubles de la prostate. Nous ne savons pas encore définitivement quel composant du pollen possède ces propriétés thérapeutiques. Les nutriments, présents en abondance, ne semblent pas en quantité suffisante, c'est donc un composé unique et encore non identifié qui pourrait être responsable.

***Propolis.*** Considérée comme un produit de l'abeille, la propolis est en réalité une substance végétale modifiée par l'insecte. Comme elle tire principalement ses propriétés des flavonoïdes, considérez-la comme un puissant extrait de flavonoïdes préparé pour nous par nos bourdonnantes amies.

Les abeilles utilisent cette substance collante et résineuse dans la construction de leurs ruches pour étayer les alvéoles et colmater les trous. Nous pouvons profiter nous aussi de sa protection contre les microbes. Des recherches ont démontré ses propriétés contre les parasites, infections fongiques et virus, notamment l'herpès et la grippe. Son action bactéricide est précieuse dans les infections des voies respiratoires supérieures. Et, probablement grâce aux flavonoïdes, c'est également un antioxydant.

En application locale, la propolis cicatrise les blessures. Sur les gencives, elle pourrait être particulièrement efficace pour les affections parodontales. Certaines études sur l'animal ont indiqué qu'en l'appliquant directement sur des cellules cancéreuses, elle en inhibait la malignité et diminuaient la taille des tumeurs jusqu'à 74 %. Par voie orale, elle aide à la cicatrisation des ulcères. Bien que les études sur l'être humain soient peu nombreuses, les premières sont encourageantes.

***Gelée royale.*** Avec sa taille stupéfiante, sa longévité et son rôle de reproductrice, ce n'est pas par hasard que la reine des abeilles gouverne la ruche. Elle règne sur les cohortes d'ouvrières parce qu'elle ne se nourrit que de gelée royale. Que ce soit dans le monde des abeilles ou des hommes, ce superaliment hautement concentré est véritablement celui des reines.

La gelée royale est devenue un supplément populaire pour l'énergie qu'il apporte, le renforcement des glandes surrénales et du système immunitaire. Parmi ses nombreuses propriétés thérapeutiques, la plus importante pourrait être sa capacité à augmenter l'assimilation des nutriments, en permettant à notre organisme de tirer le meilleur parti des aliments ingérés. C'est aussi une source concentrée de nutriments, notamment des minéraux, vitamines B et composés introuvables ailleurs. Par exemple, les scientifiques y ont identifié deux substances bactéricides uniques : une protéine appelée royalisine et un acide gras appelé 10-HDA. D'autres agents bactéricides plus puissants attendent peut-être d'être découverts, car la gelée royale fait montre d'un pouvoir désinfectant dix fois plus puissant que ces deux substances prises isolément. Pour moi, c'est aussi une preuve supplémentaire qu'en nutrition le tout est plus grand que la somme des parties.

Parmi les composants chimiques de la gelée royale se trouvent des précurseurs d'hormones humaines, ce qui valide l'utilisation originelle de cette substance comme aliment renforçant la fertilité. Elle agit également comme l'insuline dans l'organisme. D'autres recherches ont affirmé sa capacité à diminuer le taux total de cholestérol et à améliorer le ratio LDL/HDL. En outre, en injection, selon les expériences sur l'animal, la gelée royale lutte contre le cancer. Des souris cancéreuses sont restées en vie et en bonne santé plus de douze mois après avoir reçu des injections soit de 10-HDA, soit de la gelée royale non décomposée. Les souris qui n'en avaient pas reçu sont mortes au bout de douze jours.

## Suggestions de supplémentation

Étant donné mes mises en garde répétées contre les glucides naturels et leurs effets néfastes sur notre santé, vous vous demandez peut-être comment je peux recommander d'autres produits de nos faiseuses de miel. Certains fabricants ajoutent du miel ou d'autres édulcorants dans leurs produits, mais sous leur forme naturelle, pollen, propolis et gelée royale ne contiennent pas de grandes quantité de miel ou d'hydrates de carbone (bien que dans quelques rares cas de sensibilité, en présence de diabète ou d'insulinorésistance, ces suppléments soient déconseillés). La plupart des individus peuvent en tirer tous les bienfaits, s'ils suivent ces quelques conseils :

- Gelée royale. Ayant une consistance de pâte jaunâtre plus que de gelée et dotée d'un goût légèrement amer, elle est généralement stockée au rayon frais des magasins diététiques. Les apiculteurs régionaux la commercialisent également. Achetez une gelée royale la moins manipulée possible et non lyophilisée : ses protéines et délicats acides gras auront plus de chances d'être intacts. Évitez les mélanges au miel qui sont plus un édulcorant que de la substance. Je recommande une dose de 1/4 de cuillère à café par jour, prise à jeun. Des semaines ou des mois peuvent passer avant que vous remarquiez une augmentation de l'énergie ou d'autres bénéfices, mais cela en vaut la peine.

- Pollen. Si vous êtes allergique, utilisez ces suppléments avec précaution. Le pollen issu des abeilles peut provoquer une réaction allergique comme tout autre pollen. La plupart de ses partisans prennent une cuillerée à café de ces granulés chaque matin. Sa haute concentration en nutriments en fait un ingrédient idéal pour confectionner une boisson énergisante.

- Propolis. Les teintures alcooliques sont peut-être la meilleure manière de bénéficier des propriétés anti-infectieuses et immunitaires de la propolis. La dose préventive habituelle est de 1/2 compte-gouttes de teinture diluée dans une tisane ou de l'eau. Pour un rhume, une grippe ou toute autre infection respiratoire, je suggère 2 compte-gouttes. Vous souhaiterez peut-être essayer un spray herbal à la propolis ou un sirop. Certaines personnes y sont cependant sensibles et peuvent développer une dermatite de contact. Appliquez-en une petite quantité sur la peau pour vous assurer que vous n'y êtes pas allergique.

Certaines entreprises utilisent les trois produits de l'apiculture ensemble. Ce mélange administré en doses élevées un seul matin a joué un rôle historique crucial dans la création de l'Office of Alternative Medecine fédéral (OAM). Le bénéficiaire était le sénateur de l'Iowa, Tom Harkin, et la rapide éradication de ses allergies l'a conduit à juger que les thérapies alternatives méritaient de l'intérêt. Harkin est depuis devenu le champion de la médecine alternative au Sénat et la force qui anime l'OAM.

CHAPITRE 10

# Vita-nutriments à rôles spécifiques

## Coenzyme $Q_{10}$ (Ubiquinone) : le nutriment vital

LORSQUE J'AI INVENTÉ le terme « vita-nutriment », j'avais en tête la coenzyme $Q_{10}$ ou $CoQ_{10}$. Ce n'est ni une vitamine (l'organisme peut la fabriquer à partir d'autres nutriments) ni un minéral ni un acide aminé, mais elle est cependant absolument vitale pour notre santé et il est primordial que nous en ayons suffisamment. La $CoQ_{10}$ est essentielle à la production d'énergie dans toutes nos cellules et leur permet de vivre plus longtemps. Elle est universellement présente dans l'organisme, à tel point que la science, reconnaissant cette ubiquité, l'a baptisée « ubiquinone ».

Concentrés sur leur méthodologie étroite, les premiers chercheurs ne se sont jamais demandé pourquoi un composé biochimique supposé « non essentiel » était omniprésent. Heureusement, certains scientifiques progressistes se sont posé la question et ont fini par avoir la réponse : en quantité assez élevée, il présente un large éventail de fonctions essentielles à une santé optimale. Apparemment, la nature a voulu qu'il soit disponible dans le moindre recoin de l'organisme.

Au-delà de la production d'énergie, la $CoQ_{10}$peut protéger l'organisme des radicaux libres destructeurs et renforcer nos défenses immunitaires, ce qui la rend extrêmement importante pour la prévention et le traitement des insuffisances cardiaques, du diabète, des affections parodontales, de l'hypertension, de l'obésité, du cancer et d'une série toujours plus longue de maladies neurologiques. Et, par-dessus le marché, elle peut nous aider à freiner le processus du vieillissement.

Tous les bénéfices figurant sur cette liste hétéroclite peuvent être obtenus – mais uniquement si nous disposons de la quantité optimale de $CoQ_{10}$, ce qui n'est possible qu'avec des suppléments. Les aliments n'en contiennent que des traces et notre organisme ne la fabrique jamais en quantité optimale. Les carences sont malheureusement très fréquentes.

## La santé commence avec le cœur

Tous les organes consommant beaucoup d'énergie exigent une grande quantité de $CoQ_{10}$, et le plus important est le cœur. Au début des années 1990, une cinquantaine d'études du monde entier ont attesté l'impact de la $CoQ_{10}$ sur la cardiomyopathie, l'arythmie, la maladie coronarienne, l'insuffisance cardiaque congestive, le prolapsus de la valve mitrale et l'hypertension. Lorsque des sujets nécessitant une greffe du cœur ont pris ce nutriment, leur état s'est tellement amélioré que la greffe n'était plus nécessaire. Administrée après un pontage coronaire, la $CoQ_{10}$ réduit la durée de convalescence. Et trois études distinctes ont montré qu'avec une dose quotidienne de 100 mg, plus de 75 % de plusieurs milliers d'individus souffrant d'insuffisance cardiaque, ont présenté une amélioration de leurs fonctions pulmonaires et une diminution de l'œdème et des palpitations, sans effets secondaires. Aucun remède de la médecine traditionnelle n'approche un tel taux de succès.

Je suis particulièrement impressionné par la puissante action thérapeutique de la $CoQ_{10}$ sur la cardiomyopathie, ensemble d'affections hétéroclites du muscle cardiaque qui constitue la troisième forme la plus commune de trouble cardio-vasculaire. La cardiomyopathie est souvent la plus mortelle de toutes les maladies du cœur et c'est probablement la principale cause de greffe. La supplémentation améliore le pronostic dans tellement de cas que, selon moi, cette maladie mériterait d'être qualifiée de carence en $CoQ_{10}$.

Des doses importantes de $CoQ_{10}$ ont soulagé une grande majorité de mes patients cardiomyopathes et plusieurs d'entre eux, qui étaient sur liste d'attente pour une greffe, ont découvert que leur bon vieux cœur pouvait encore très bien servir. Mon expérience n'est absolument pas isolée, comme en attestent d'abondantes recherches publiées. Dans une étude sur cent vingt-six patients cardiomyopathes, 87 % ont présenté de sensibles améliorations de leurs fonctions cardiaques, là encore sans effets secondaires, avec une dose de 100 mg par jour.

Cette absence d'effets secondaires pourrait être le plus grand avantage de la $CoQ_{10}$. Les médicaments se contentent de masquer les symptômes : ils ne soignent pas leur origine, qui, le plus souvent, est la présence de plaque athérosclérotique qui finit par obstruer les vaisseaux sanguins. Non seulement la plupart des médicaments ne parviennent pas à traiter le durcissement des artères, mais, dans bien des cas, ils l'augmentent, exposant les patients à un danger pire encore. Au contraire, la $CoQ_{10}$ traite efficacement la plupart des facteurs causes d'athérosclérose.

Le cœur dépend totalement de la $CoQ_{10}$ pour répondre à ses besoins énergétiques : le muscle contient deux fois plus de nutriments que tout autre organe ou tissu de l'organisme. Les malades du cœur ont 25 % en moins de $CoQ_{10}$ que les sujets sains. Selon certains experts, si cette déficience atteignait 75 %, le cœur cesserait de battre.

Cela explique peut-être pourquoi la lovastatine et les autres médicaments sur ordonnance destinés à faire baisser le taux de cholestérol ont de si médiocres états de service : l'un de leurs effets secondaire est d'empêcher la synthèse naturelle de $CoQ_{10}$ par l'organisme. Une enquête a rapporté six cas de cardiomyopathie causés par la lovastatine. Les hypolipidémiants portent en eux la cause de leur échec : la quinone omniprésente est en fait un bon antioxydant qui contribue à empêcher l'oxydation du cholestérol LDL, considéré comme la substance favorisant le plus l'obstruction des artères. Comme la $CoQ_{10}$ migre naturellement vers le cœur, certains chercheurs considèrent qu'elle pourrait être l'antioxydant le plus important de tous pour la prévention de l'athérosclérose.

***Hypertension artérielle.*** L'hypertension est un facteur de risque majeur de défaillance cardiaque, mais la contribution de la $CoQ_{10}$ dans la lutte contre cette affection vaut la peine d'être traitée à part. En grande partie grâce à ce nutriment, 85 % des individus que nous traitons pour hypertension peuvent cesser de compter sur leurs médicaments hypotenseurs. La plupart des études confirment qu'une posologie de 60 à 100 mg par jour diminue la tension de manière significative. C'est à cause de cette propriété qu'il m'arrive de mettre en garde les personnes souffrant d'une faible tension de prendre de la $CoQ_{10}$ : elle risque de la faire baisser encore plus.

***Diabète.*** Cette maladie est indiscutablement la cause métabolique la plus commune de défaillance cardiaque. Heureusement, une dose quotidienne de 60 mg de $CoQ_{10}$ peut contribuer à diminuer en six mois l'hyperglycémie des patients. Comme le durcissement des artères est une complication fréquente du diabète, la $CoQ_{10}$ est doublement importante.

***Obésité.*** Avoir vu depuis des dizaines d'années des obèses mincir m'a convaincu que le régime Atkins ou tout autre régime pauvre en hydrates de carbone sont la meilleure manière de perdre des kilos. Selon les chercheurs, la $CoQ_{10}$ contribue à vous y aider en facilitant l'utilisation des lipides stockés comme carburant. Près de la moitié des individus souffrant d'obésité sont carencés en $CoQ_{10}$, ce qui peut expliquer pourquoi ils sont susceptibles de diabète et de maladies cardiaques.

La valeur de la $CoQ_{10}$ est évidente dans une étude sur des obèses suivant un régime basses calories. Les carencés en $CoQ_{10}$ en ont reçu une dose quotidienne de 100 mg. Les autres n'ont reçu aucune supplémentation. Au bout de deux mois, les premiers avaient perdu près de 14 kilos, soit considérablement plus que les seconds – 6 kilos seulement.

***Cancer.*** La présence de cancer est fortement liée à une baisse de $CoQ_{10}$. Les médecins pratiquant la supplémentation le savent depuis longtemps et les études sur l'animal corroborent ce lien. L'hypothèse a contrario commence à être confirmée à son tour et je suis désormais convaincu que la $CoQ_{10}$ devrait faire partie du traitement du cancer. Si les conclusions des recherches sont avérées pour tous les individus, nous avons peut-être entre les mains une substance capable de donner un coup d'arrêt à certains cancers.

Voici quelques années, des chercheurs danois ont administré quotidiennement 390 mg de $CoQ_{10}$ (une dose élevée) à des femmes atteintes de cancer du sein métastatique. Au bout de plusieurs mois, quatre des femmes ont vu une rémission. Au bout de onze mois, le cancer de l'une d'elles, qui avait gagné le foie, avait totalement disparu et son état de santé était excellent.

La posologie est apparemment la clé ici. Dans une étude précédente, des chercheurs danois avaient donné 90 mg par jour à un groupe de patientes atteintes d'un cancer du sein. Cette dose n'avait pu faire régresser le processus cancéreux, bien qu'elle ait probablement contribué à allonger leur espérance de vie.

Comme la plupart des thérapies complémentaires du cancer, la $CoQ_{10}$ semble agir en revitalisant le système immunitaire et non en attaquant directement les tumeurs. Si ce fait est vérifié, nous en sommes d'autant plus désavantagés en raison de certaines réglementations alambiquées imposées aux chercheurs sur le cancer par le National Cancer Institute. Le NCI n'autorise la recherche sur des substances potentiellement thérapeutiques que si elles sont des « agents doué d'efficacité », le terme « efficacité » étant défini par l'institut comme la capacité à tuer les cellules cancéreuses. Si une substances s'attaque au cancer d'une autre manière, elle n'est pas reconnue. La $CoQ_{10}$ (ou d'autres agents sans risques et non toxiques qui aident nos défenses anti-cancéreuses à obtenir ce résultat) est donc considérée comme « inefficace » et sans intérêt. Cette réglementation encourage les scientifiques à ne travailler que sur la radiothérapie et la chimiothérapie, deux traitements aussi inutiles que mortels.

***Autres affections.*** Toute la portée thérapeutique de la $CoQ_{10}$ est encore très mal connue. Elle ne se révélera peut-être pas comme la panacée, mais de nombreuses études laissent entrevoir tout un éventail de possibilités. Contre l'Alzheimer, pour ne donner qu'un exemple, la $CoQ_{10}$ s'est alliée au fer et à la vitamine $B_6$ pour diminuer les symptômes de démence et ralentir la perte progressive de mémoire. Pour certains sujets de l'étude, les symptômes ont même suffisamment reculé pour que les chercheurs les diagnostiquent comme « normaux ».

D'autres travaux suggèrent pour cette enzyme de l'énergie un rôle dans la prévention des fausses couches et le traitement de nombreux troubles : acouphènes, maladie de Ménière, paralysie faciale essentielle, surdité, dystrophie musculaire, maladie de Huntington, ulcères et hypospermie. Plusieurs essais cliniques ont démontré sa capacité à faire régresser des affections parodontaires. Comme elle renforce le système immunitaire, la $CoQ_{10}$ appuie également mon traitement général du syndrome d'asthénie chronique. Pour la même raison, elle pourrait même soulager les malades du sida.

***Asthénie.*** En partie parce que c'est un antioxydant et en partie parce qu'elle transforme les aliments en énergie, la $CoQ_{10}$ est l'adversaire de l'asthénie par excellence. Elle est particulièrement utile pour les sportifs de haut niveau, comme les marathoniens ou triathlètes, qui doivent fourni un effort aérobique prolongé. Cette activité produit des radicaux libres capables d'endommager les mitochondries, ces petites centrales d'énergie qu'abritent toutes nos cellules. C'est là que la $CoQ_{10}$ fait montre de tout son pouvoir protecteur. Selon toute probabilité, les sportifs qui brûlent leurs réserves prématurément et ne sont plus capables des mêmes performances sont en réalité victimes d'une relative carence en $CoQ_{10}$.

Avec la supplémentation, les individus ayant des problèmes de santé remarqueront de plus grandes améliorations que les sportifs de haut niveau. Lorsque, par exemple, un groupe de sujets atteints d'affection pulmonaire chronique a pris 90 mg de $CoQ_{10}$ pendant huit semaines, ils ont présenté une normalisation significative de leur taux d'oxygène. Au contraire, un groupe de jeunes hommes sédentaires, mais sains, n'a présenté qu'une amélioration modérée (3 à 12 %) de leur capacité pulmonaire.

Dans les rares maladies où les mitochondries sont responsables, comme l'encéphalopathie mitochondriale, l'administration de $CoQ_{10}$ produit une inversion remarquable des symptômes.

## Suggestions de supplémentation

Notre besoin en suppléments de $CoQ_{10}$ peut être prononcé, particulièrement après la quarantaine, lorsque nous commençons à moins bien assimiler les nutriments. La production de l'organisme atteint son maximum vers vingt ans, puis descend à 60 % au-dessous de ce maximum lorsque nous atteignons quatre-vingts ans. Les sujets suivant un régime pauvre en lipides présentent des réserves de $CoQ_{10}$ plus basses que la normale parce que nos meilleures sources alimentaires sont les abats (cœur et rognons, par exemple), d'autres viandes rouges, les noix et les huiles végétales non raffinées. Le son et les légumes verts en apportent une quantité moindre. Consommer ce nutriment avec une huile ou une matière grasse en favorise l'assimilation, alors que sa production dans l'organisme repose sur la présence d'une quantité suffisante de vitamines du complexe B.

Je prends quotidiennement de la $CoQ_{10}$ et je la prescris couramment à tout sujet souffrant de troubles liés au cœur, à la tension, au métabolisme ou à l'énergie, et aux cancéreux. Cela revient à dire presque tous mes patients. Dans la plupart des cas, 90 mg est la dose quotidienne minimum pour obtenir un résultat. Pour le cancer, la dose habituelle est de 200 à 400 mg par jour. Des études non publiées circulant dans l'industrie des vitamines signalent que la plus grande partie de la $CoQ_{10}$ disponible dans le commerce est médiocrement assimilée. Les produits étiquetés « hydrosoluble » se retrouveraient à un taux plus élevé dans la circulation. Si vous trouvez de tels produits, vous pourrez peut-être obtenir des résultats équivalents avec une posologie diminuée de moitié.

## Acide lipoïque : un traitement du diabète qui a fait ses preuves

IL Y A ENCORE quelques années, personne n'avait entendu parler de l'acide lipoïque, également appelé alpha-lipoïque ou thiotique. Cependant, aujourd'hui, les plus progressistes le reconnaissent comme un antioxydant universel et un traitement capital pour la neuropathie diabétique. Si elle tient les promesses annoncées par la recherche, cette substance deviendra l'un de nos plus précieux nutriments pour contribuer à prévenir les nombreuses répercussions de l'hyperglycémie et peut-être même le processus de vieillissement lui-même.

Le secret de l'acide lipoïque est son rôle double dans l'organisme. Comme un footballeur qui jouerait à la fois en défenseur et en attaquant, il agit comme un antioxydant et comme protecteur des antioxydants hydrosolubles et liposolubles, dont le glutathion, les vitamines C et E et la $CoQ_{10}$. C'est un exploit dont aucun autre nutriment n'est capable. En outre, l'acide lipoïque aide l'organisme à convertir plus efficacement les aliments en énergie, contribue à les empêcher à se déposer sous forme de graisse et participe à l'élimination des toxines et autres sous-produits du métabolisme des lipides.

## La défense contre le diabète

Peu de composés sont plus précieux pour un diabétique, qu'il soit de type 1 ou 2, deux formes très différentes de cette affection. Basant mon opinion sur des recherches européennes, où il est utilisé depuis environ trente ans, je suis convaincu que l'acide lipoïque est destiné à devenir notre seule thérapeutique efficace contre la neuropathie diabétique. En particulier parce que aucun autre traitement n'existe, c'est un excellent exemple de substance qui mérite – sans l'avoir reçu – le rang de traitement privilégié de cette douloureuse dégénérescence des nerfs des membres inférieurs et supérieurs causée par le diabète.

Dans une étude, une dose quotidienne de 300 à 600 mg d'acide lipoïque a diminué les douleurs en douze semaines, même si les fonctions des nerfs ne se sont pas améliorées. Dans une autre étude, un soulagement durable a été observé avec des doses orales et intraveineuses de 600 mg. Et dans une troisième, des chercheurs ont relevé une amélioration de 80 % des symptômes chez 320 patients hospitalisés pour neuropathie après une prise de ce nutriment pendant trois semaines.

L'excès de glucose dans le sang peut provoquer une rétinopathie diabétique. Ce processus, appelé « glycation », est l'une des formes de destruction cellulaire que les scientifiques associent au vieillissement. En conséquence, tout ce qui peut contrôler plus strictement le taux de glucose sanguin pourrait ralentir, sinon inverser, les conséquences du vieillissement.

L'acide lipoïque combat l'insulinorésistance et stimule nettement l'absorption du glucose par les cellules. Par exemple, une dose intraveineuse de 1 000 mg a augmenté cette absorption de 50 %. Les résultats d'expérimentations sur l'animal démontrent que l'acide lipoïque protège également les cellules du pancréas qui fabriquent l'insuline. La destruction de ces cellules conduit à une dépendance aux piqûres d'insuline. En théorie, l'acide lipoïque devrait être utile dans le traitement des premiers stades du diabète de type 1, lorsque toutes les cellules du pancréas synthétisant l'insuline n'ont pas encore été anéanties. J'ai commencé à l'utiliser dans ce but, mais je n'ai pas encore traité suffisamment de patients pour pouvoir faire part de mes conclusions.

## Une réponse à des besoins universels

Toute personne obèse ou ayant une alimentation riche en hydrates de carbone risque de développer un trouble insulinodépendant, l'acide lipoïque est donc potentiellement utile pour la plupart d'entre nous. D'autres problèmes de santé communs peuvent en augmenter le besoin. Ce nutriment ralentit toutes les formes d'oxydation aux radicaux libres, dans les artères comme dans les yeux. Dans le cerveau, il contribue à diminuer ou prévenir la destruction des cellules dans la maladie d'Alzheimer. Les recherches sur l'animal ont démontré sa capacité à améliorer la mémoire et la fonction cognitive.

L'acide lipoïque est également un puissant protecteur du foie, où il combat les effets toxiques de l'alcool, selon une étude sur des buveurs de vin. C'est aussi un composant vital de la thérapie contre le sida, car il empêche la réplication du VIH. Enfin, il pourrait être utile comme agent chélateur, notamment pour éliminer les excès de cuivre de l'organisme.

## Suggestions de supplémentation

En l'absence de problèmes médicaux, une posologie quotidienne de 100 à 300 mg d'acide lipoïque est indiquée. Prenez également de la vitamine $B_1$ en soutien. Pour des maladies qui exigent une forte réponse antioxydante pour vaincre la résistance métabolique à la perte de poids, je prescris entre 300 et 600 mg par jour. Dans le cadre d'un traitement contre le diabète, le cancer ou le sida, je prescris de 600 à 900 mg.

En dehors de rares réactions dermatologiques, l'acide lipoïque ne présente aucun effet secondaire ni interaction médicamenteuse. La seule conséquence médicale possible peut être la nécessité pour les diabétiques de réduire leur dépendance à l'insuline ou à tout autre médicament antidiabétique, sous surveillance médicale. Mais après tout, ce devrait être l'un de vos principaux objectifs.

## Phosphatidyl sérine : le nutriment intelligent

DE TOUS LES NUTRIMENTS pour le cerveau que j'utilise et recommande, la phosphatidyl sérine (PS) est peut-être le plus efficace. En maximisant la transmission nerveuse entre les neurones, la PS peut, comme l'a conclu un chercheur, inverser le déclin mental.

Je considère la PS comme un détergent biologique pour le cerveau. Elle garde les membranes des cellules fluides et liposolubles, et protège la souplesse des neurones cérébraux. Elle peut d'ailleurs également augmenter le nombre de sites récepteurs sur les cellules du cerveau, nous offrant davantage de points d'ancrage et de circuits pour la communication neurale. L'impact combiné est une amélioration de la mémoire, une meilleure réflexion et une protection contre les dégâts neurologiques liés au stress. Les performances mentales augmentent même chez les sujets atteints de maladie d'Alzheimer ou de Parkinson.

### Protection du cerveau contre le vieillissement

Notre cerveau baigne dans les acides gras essentiels et les phospholipides, dont l'un est la phosphatidyl sérine. Environ 60 % du tissu cérébral est composé de lipides et, s'il en manque, le cerveau ne fonctionne pas correctement. La relation entre santé mentale et lipides alimentaires est importante. Sans lipides, le cerveau ne peut produire et transmettre l'énergie électrique de manière fluide. Un manque de phospholipides comme la PS ralentit également nos processus mentaux, quel que soit l'âge. Comme le démontrent une vingtaine d'études, rétablir le niveau de PS dynamise le cerveau, améliore l'humeur et les capacités d'apprentissage, les bénéfices les plus prononcés étant observés chez les personnes âgées.

Elle agit en contribuant à combattre de graves troubles mentaux et neurologiques, comme nous le verrons plus loin, et contre la perte de mémoire « normale » liée au vieillissement, comme l'a démontré une étude sur cent quarante-neuf sujets âgés de plus de cinquante ans. Certains ont pris 300 mg de PS par jour pendant douze semaines, les autres étaient sous placebo. À la fin de l'étude, les utilisateurs de PS avaient amélioré de 15 % leurs résultats aux tests de mémoire et d'apprentissage. C'est chez les sujets souffrant des troubles les plus importants qu'a été constatée la plus grande amélioration. Les bénéfices ont perduré jusqu'à quatre semaines après l'arrêt du traitement. L'un des auteurs de cette étude a conclu que la PS semblait contrer les effets de douze ans de déclin mental.

***Dégâts liés au stress.*** Une prise régulière de PS peut diminuer la production de cortisol, l'une des hormones secrétées par l'organisme en réaction à un stress physique ou émotionnel. L'exercice intense et le processus même de vieillissement engendrent également une plus grande libération de cortisol. Alors que cette hormone est essentielle à la vie, son excès se paie également : il peut empêcher le cerveau de s'alimenter en glucose et les neurones de communiquer entre eux, endommager les vaisseaux sanguins, décomposer le tissu musculaire et affaiblir le système immunitaire, pour ne citer que quelques-uns de ses effets.

***Dépression hivernale.*** Je prescris de la PS à tous les patients que je traite pour dépression. Elle est particulièrement utile pour soulager la dépression hivernale provoquée par le manque d'exposition à la lumière naturelle. Le nutriment peut être pris en même temps que des antidépresseurs sans causer aucune complication, et nombre de mes patients me déclarent qu'ils n'ont plus besoin de leur traitement médicamenteux une fois qu'ils prennent de la PS.

***Maladie de Parkinson.*** Les modifications du taux de phospholipides sont associées à une carence en dopamine, le neurotransmetteur absent dans le tissu cérébral des parkinsoniens. La médecine connaît ce fait depuis plus de vingt ans, mais elle préconise une thérapie de L-dopa pour traiter cette maladie neurologique dégénérative. Des suppléments de PS à des doses de 300 à 500 mg par jour pendant trois à six mois ont notablement augmenté l'activité cérébrale.

***Maladie d'Alzheimer.*** Les individus souffrant d'un accès précoce de cette maladie qui affecte la mémoire présentent une nette augmentation de l'utilisation de l'énergie de leurs neurones avec des doses régulières de PS. Ils se rappellent mieux les noms, l'emplacement d'objets égarés, les détails d'événements récents, et font montre d'une meilleure concentration. C'est une grande nouvelle et un motif d'optimisme que de savoir que la nutrition, et non les médicaments, a le pouvoir de nous protéger de la détérioration de notre cerveau produite par le vieillissement, voire de la faire régresser.

***Récupération après l'effort.*** L'activité physique intense déclenche la libération de cortisol et d'autres hormones du stress qui détériorent le tissu musculaire. Afin de limiter cette augmentation de sécrétion, les culturistes et sportifs prennent des suppléments de PS.

***Effets de l'alcool.*** Vous ne trouverez rien à ce sujet dans aucune étude. Prise avant une dégustation de vins ou une soirée, la PS peut vous rendre nettement plus résistant à l'ivresse alcoolique. Vous devrez bien sûr vous abstenir de conduire, mais vous serez en meilleure possession de vos facultés. La PS ne protégera pas votre foie ou votre ligne des effets de l'alcool. Je ne vous encourage pas à boire : je milite pour la sobriété.

## Suggestions de supplémentation

La PS est tout à fait sans danger et n'a aucun effet secondaire. Comme pour tout nutriment agissant sur le cerveau, elle ne doit pas être prise le soir car elle peut vous empêcher de dormir. Mieux vaut l'utiliser le matin pour bénéficier d'un coup de fouet au petit déjeuner. La dose quotidienne habituelle est de 300 mg pendant un mois, suivie d'une dose d'entretien de 100 mg par jour. Si vous êtes déprimé, souffrant de dépression hivernale, de la maladie d'Alzheimer ou de Parkinson, vous aurez peut-être besoin d'en prendre de 300 à 500 mg par jour indéfiniment. Comme c'est un lipide, la PS est sensible aux radicaux libres et doit donc être prise avec un complexe antioxydant à base de vitamines E et C et de sélénium.

Vous ne pouvez pas augmenter vos réserves en PS par le biais de l'alimentation. Elle est présente dans tous les aliments, mais en quantités infimes. C'est pourquoi, même si le soja est utilisé pour la fabrication de la PS disponible dans le commerce, vous n'en assimilerez pas suffisamment en prenant de la lécithine, elle-même riche en autres phospholipides. La production de l'organisme est également très loin de la quantité optimale nécessaire.

Depuis une décennie s'est produit un engouement pour les « smart drugs », terme appliqué aux médicaments qui améliorent les fonctions cérébrales. Mais, à présent que des vita-nutriments comme la PS, l'acétylcarnitine et la NADH sont disponibles en vente libre, le ratio bénéfice-risque a connu une élévation exponentielle et les médicaments vont jouer un rôle de plus en plus restreint.

## DMSO : L'agent soignant

VOUS VOUS DEMANDEREZ peut-être pourquoi j'ai mis un solvant pour peintures dans cette liste. Le DMSO (diméthyl sulfoxyde) est un extraordinaire curatif naturel. Qu'il soit utilisé localement ou par voie intraveineuse, il favorise la cicatrisation des blessures, soulage la douleur, prévient la détérioration cellulaire et atténue les symptômes de toute une série de maladies auto-immunes. Depuis les entorses de la cheville et les douleurs de l'arthrite jusqu'au dysfonctionnement urinaire jusqu'alors impossible à soigner, le nombre de problèmes que le DMSO peut traiter est incroyable. Plus de quarante mille études ont été menées sur ce produit, principalement sur les bénéfices pour l'être humain. Les conclusions, si elles ne sont pas unanimes, réaffirment les précieuses propriétés de ce solvant. Cependant, en contrepartie du soulagement qu'il apporte, ses utilisateurs doivent tolérer un effet secondaire inhabituel : une très déplaisante odeur qui émane de leur haleine et de leur corps.

L'odeur, qui rappelle celle de l'ail, est certainement l'une des raisons pour lesquelles nous ne l'utilisons pas au Centre Atkins aussi couramment qu'il le mérite. Lorsque nous y recourons cependant, l'odeur imprègne les locaux pendant des jours. Cette caractéristique peut expliquer du moins en partie pourquoi les scientifiques n'ont pas mené d'essais en double aveugle sur le DMSO. L'absence d'utilisation à grande échelle est selon moi attribuable moins à son manque d'efficacité ou à son danger qu'à son faible avantage potentiel.

## L'odeur du succès

La FDA a fréquemment freiné les recherches sur le DMSO, n'autorisant que quelques utilisations très spécifiques : la conservation d'organes destinés à des greffes, le traitement des traumatismes crâniens fermés et une douloureuse affection de la vessie appelée cystite interstitielle. Pourtant, le DMSO peut être utilisé dans bien d'autres cas. Sa plus importante application peut être le soulagement de la douleur, sur laquelle il agit en bloquant la conduction des fibres nerveuses transmettant les signaux de douleur. Pourtant, la FDA semble peu disposée à autoriser l'étude de cette application. L'ironie (ou peut-être la raison) est que le DMSO se révélerait probablement plus efficace et moins dangereux que nombre des médicaments prescrits actuellement. Il agit souvent là où les analgésiques sont impuissants.

Le DMSO possède trois autres qualités : c'est un antioxydant, il agit par voie percutanée et c'est un anti-inflammatoire. Ces trois caractéristiques prises ensemble en font un remède idéal pour les arthritiques. C'est dans ce domaine que je l'utilise, lui ou son cousin biologique, le méthyl sulfonyl méthane (MSM), avec de bons résultats. Le faible nombre de travaux publiés sur ce traitement de l'arthrite est en conséquence plutôt surprenant. D'autres applications sont documentées plus abondamment.

***Ulcères.*** Le DMSO concurrence très favorablement la cimétidine, médicament très répandu pour le traitement des ulcères. Dans une étude, deux cent vingt patients souffrant d'ulcère duodénal ont pris quotidiennement 500 mg de DMSO par voie orale. À la fin de l'étude, ils présentaient moins de la moitié de récurrences d'ulcères que les patients prenant uniquement de la cimétidine.

***Sclérodermie.*** Cette maladie généralement fatale, dans laquelle un tissu fibreux se propage dans la peau et les organes internes, ne serait pas considérée comme incurable si la médecine s'intéressait de plus près au DMSO. Il a donné de remarquables résultats sur vingt-six des quarante-deux patients participant à une petite étude. En outre, le solvant est apparemment le traitement le plus efficace disponible pour protéger les reins de l'amyloïdose secondaire, affection où des excroissances fibrillaires de type sclérodermique apparaissent en liaison avec certaines affections chroniques.

***Cystite interstitielle.*** Pendant des années, la médecine traditionnelle a ignoré cette curieuse affection de la vessie, jugeant infondées les déclarations de ses victimes, presque toutes des femmes. Aucune infection ni anomalie n'a jamais été identifiée, mais les symptômes, comprenant des douleurs ou une sensation cuisante lors de la miction et un besoin presque constant d'uriner, sont réels. Le DMSO est l'une des quelques substances qui soulagent cette douleur. Dans une étude à grande échelle, une majorité des participantes ont tiré un bénéfice mesurable de l'injection par voie urétrale dans la vessie d'un cocktail de DMSO, stéroïdes, héparine et bicarbonate. Les résultats étaient si uniformément bons que la FDA s'est sentie dans l'obligation d'autoriser l'utilisation de ce solvant pour cette unique affection. Ce faisant, elle a permis à des dizaines de milliers de patients de démontrer qu'il est sans danger pour l'être humain.

***Problèmes d'assimilation.*** Lorsque le DMSO pénètre dans la peau, ce qu'il fait rapidement, il entraîne avec lui tout ce qui y est mélangé, ce qui permet des applications très intéressantes. Nous savons que des problèmes de digestion empêchent l'assimilation des nutriments chez les personnes âgées, ce qui les rend vulnérables à un grand nombre d'affections. Dans une étude sur la dégénérescence maculaire, un groupe de patients âgés a vu sa vision s'améliorer simplement par l'application sur la peau d'une solution de DMSO contenant des nutriments connus pour inverser la progression de leur maladie. Cette propriété pénétrante, avec laquelle ne rivalise qu'une seule autre substance naturelle, l'acide hyaluronique, renforce également l'action d'un médicament antifongique efficace contre les infections des ongles et celle de l'alpha-interféron dans le traitement de l'herpès génital. Le DMSO dissout également certaines hémorroïdes en vingt-quatre heures.

***Entorses de la cheville.*** L'une des applications les plus largement répandues du DMSO, en particulier par les équipes sportives professionnelles, est le traitement des entorses. En massant directement l'articulation lésée, la douleur et le gonflement diminuent en une heure. On peut en déduire que la cheville n'est pas le seul site où peuvent se produire des entorses répondant au traitement par le DMSO.

### Suggestions de supplémentation

La qualité du DMSO varie considérablement. Je recommande une marque vendue en pharmacie qui contienne de 50 à 70 % de diméthyle sulfoxyde pur. Vous devrez également recourir à la surveillance d'un praticien familier de son utilisation. À cause de son absorption exceptionnelle, des précautions particulières doivent être observées. Le DMSO entraîne avec lui dans la circulation sanguine presque tout ce qui se trouve sur votre peau. Lavez et rincez soigneusement la zone où vous l'appliquerez ainsi que vos mains.

## Calcium AEP (Phosphate de colamine) : le nutriment le plus sous-évalué, sauveur des maladies auto-immunes

POUR UN NUTRIMENT d'une valeur médicale presque sans prix, le calcium AEP (phosphate de colamine) est tragiquement sous-utilisé et sous-étudié. C'est le premier minéral auquel j'ai recours dans le traitement de la sclérose multiple, du diabète de type 1 et de la plupart des autres maladies provoquées par une maladie auto-immune.

Le sel de calcium d'amino-2 éthanol phosphate, ou calcium AEP, est largement distribué dans tout notre organisme, et nous n'en connaissons pas la fonction. Mais les rares médecins qui l'utilisent comprennent qu'il offre un véritable espoir thérapeutique contre les maladies auto-immunes, affections où le système immunitaire s'attaque aux cellules mêmes de l'organisme, aux articulations, nerfs ou autres tissus, comme s'il s'agissait de virus ou d'une autre substance étrangère.

La médecine conventionnelle n'offre aucune thérapie efficace contre les maladies auto-immunes en dehors des stéroïdes de la famille du prednisolone et de médicaments qui dépriment le système immunitaire et exposent donc les patients à une série d'effets secondaires dangereux. Le calcium AEP n'agit pas ainsi. Dans le cas d'une maladie auto-immune comme la sclérose multiple, il permet de véritables améliorations neurologiques. Et il n'agit pas que sur quelques patients, mais sur la majorité.

Un médecin, le Dr Hans Nieper, mérite tout le crédit de la découverte des impressionnants bénéfices du calcium AEP il y a plus de trente-cinq ans. Ce cancérologue et cardiologue allemand l'a administré avec d'excellents résultats à plus de quatre mille patients. J'en ai moi-même traité plus de mille et je peux confirmer les découvertes de Nieper.

Le plus difficile est d'en informer le reste du monde. Depuis la première publication des recherches de Nieper en 1966-1968, presque aucun autre chercheur ne s'est donné la peine d'étudier cette remarquable substance. Pour des raisons obscures, la FDA interdit cette substance sans danger et s'oppose régulièrement aux tentatives d'utilisation aux États-Unis. C'est fort regrettable, et ce précieux composé est donc encore largement ignoré.

## Un calcium qui sort de l'ordinaire

Peut-être devrais-je appeler le calcium AEP sous son autre nom, phosphate de colamine. Quand j'expose ses vertus, mes patients répondent généralement qu'ils prennent déjà du calcium et qu'ils n'en ont donc pas besoin. Certes, mais ce n'est pas un supplément de calcium ordinaire. C'est l'AEP le principe actif de ce composé. Il transporte le long des membranes cellulaires des minéraux comme le calcium, le magnésium et le potassium, qui les protègent tout en laissant pénétrer des nutriments et composés biochimiques. En référence à ces propriétés, Nieper a appelé le calcium AEP « facteur d'intégrité de la membrane », ou vitamine $M_i$, en abrégé.

Le garde-fou offert par l'AEP est donc idéal pour le traitement de toute maladie auto-immune – notamment arthrite rhumatoïde, lupus, sclérodermie, maladie de Crohn, colite, fibrose pulmonaire et gastrite. Bien que j'utilise le phosphate de colamine dès qu'une analyse sanguine révèle une élévation du taux d'ANA – un composé biochimique associé aux troubles auto-immuns – les résultats les plus étonnants se remarquent chez les patients atteints de sclérose multiple ou de diabète de type 1 au premier stade.

***Sclérose multiple.*** Durant les premiers stades de cette maladie auto-immune, marquée par l'érosion par le système immunitaire de la myéline, couche protectrice entourant les nerfs, le phosphate de colamine offre généralement un net soulagement sinon une rémission complète. La coordination du patient s'améliore, l'engourdissement des membres s'estompe, il éprouve moins de spasmes musculaires et voit souvent son énergie revenir de façon spectaculaire. Cet effet thérapeutique n'est pas toujours aussi positif lorsque la maladie est plus avancée. Mais mon expérience le place à des années-lumière d'avance par rapport à tous les traitements actuellement utilisés.

Cependant, ne me croyez pas sur parole et demandez plutôt à ceux qui l'ont utilisée ; 63 % des cent cinquante et un patients américains de Nieper ont déclaré que leur sclérose multiple s'était atténuée avec le calcium AEP ; 19 % ont rapporté qu'elle s'était stabilisée, résultat considéré comme tout aussi remarquable dans le cadre de cette maladie dégénérative. Seuls 3 % ont déclaré avoir vu leur état empirer, ce qui est le malheureux destin de la plupart des patients suivant un traitement conventionnel. Les résultats de mes patients confirment ceux de Nieper. La plupart déclarent éprouver moins de fatigue, de spasmes musculaires et de sensations d'engourdissement, tout en constatant des améliorations de l'énergie, de l'équilibre et des fonctions de la vessie, ainsi qu'une démarche plus assurée.

Comparez ces résultats avec ceux du bêta-interféron, coûteux traitement médicamenteux largement favorisé et officiellement autorisé. Les milieux médicaux se sont émerveillés devant son prétendu succès, alors que le bêta-interféron se contente de ralentir la progression de la maladie. Lorsque l'échec devient le critère de l'efficacité, l'inutilité des traitements conventionnels apparaît clairement.

***Diabète insulinodépendant.*** C'est auprès des diabétiques de type 1 au premier stade que je connais ma réussite la plus spectaculaire avec le calcium AEP. Dans cette affection, le système immunitaire agresse les cellules du pancréas qui synthétisent l'insuline. À partir d'un certain nombre de cellules détruites, l'organisme ne peut plus fabriquer assez d'insuline pour contribuer au métabolisme des glucides de l'alimentation. Des injections quotidiennes d'insuline doivent compenser la perte de l'hormone et une lutte qui durera toute la vie commence contre la glycémie instable et ses nombreuses conséquences indésirables. Cependant, des injections régulières de calcium AEP peuvent prévenir la maladie pendant des années – à condition qu'elle soit traitée assez tôt. C'est là le problème : le temps qu'un diabète de type 1 soit diagnostiqué chez un individu, le mécanisme de l'insuline est déjà irrémédiablement endommagé. Marie Speller, dont je vous ai parlé, est l'un des succès de notre thérapie calcium AEP, mais nous n'avons pas eu suffisamment de diabétiques de type 1 au premier stade pour pouvoir affirmer que nous pouvons contrer la progression des dégâts à chaque fois.

***Cancer.*** Curieusement, peu des patients de Nieper atteints de sclérose multiple ont développé un cancer, ce qui va à l'encontre de toute attente et laisse à penser que le calcium AEP peut prévenir cette maladie. Nieper est certain que des recherches futures confirmeront le rôle du calcium AEP dans la diminution du risque de cancer. Espérons qu'il ait raison. L'idée que le calcium fixé sur une molécule est transporté jusqu'à sa cible signifie que le calcium AEP contribuerait à reconstituer les pertes osseuses survenant dans l'ostéoporose ou le cancer des os. L'expérience de Nieper dans ces deux domaines l'a conduit à me confier que c'était son traitement privilégié.

### Suggestions de supplémentation

Le calcium AEP injectable n'est pas disponible aux États-Unis et doit être acheté à l'étranger. Vous devrez trouver un médecin qui accepte de vous l'administrer. Pour un plein effet thérapeutique, il doit être injecté en intraveineuse et jamais en intramusculaire. La dose la plus communément utilisée est de 400 mg pour une ampoule de 10 cc, injectés trois fois par semaine.

Les formes orales, qu'il s'agisse de calcium AEP ou d'un mélange de sels de calcium, magnésium et potassium de l'AEP, peuvent être commandés par correspondance. Je les administre à mes patients pour renforcer l'effet des intraveineuses, mais, en elles-mêmes, elles ne possèdent pas l'efficacité du calcium AEP injectable.

## Créatine : l'étoffe des muscles

LA CRÉATINE est l'une des protéines les plus abondantes et importantes dans l'organisme. C'est le substrat principal de la phosphocréatine, qui alimente les contractions des muscles, et il est donc logique que les sportifs de compétition la testent actuellement.

La plupart des individus possèdent environ 120 à 140 g de créatine dans les muscles, mais le nutriment n'est pas essentiel à notre alimentation. Les végétariens n'absorbent essentiellement aucune créatine, sans cependant en être carencés, la synthétisant à partir des acides aminés de leur alimentation – arginine, glycine et méthionine.

### Un renforcement des performances

La valeur de la créatine semble être le renforcement des performances sportives à court terme, comme les sprints, échappées cyclistes ou soulevés d'haltères. Des doses de 20 à 25 g ont été utilisées dans la plupart des études. La créatine semble agir en maintenant au plus haut niveau nos réserves d'énergie. Elle empêche également le taux d'ammoniaque dans le plasma d'augmenter, ce qui diminuerait d'autant les performances sportives. Rien ne prouve que la créatine améliore les performances générales sur le long terme. Mais elle permet aux haltérophiles d'augmenter leur masse musculaire d'environ 2 kg, selon un médecin suédois du sport.

### Sa valeur thérapeutique

La créatine semble être utile dans le traitement et la prévention des irrégularités du rythme cardiaque. Chez cinquante sujets devant subir le remplacement chirurgical d'une valve cardiaque, la supplémentation a réduit l'arythmie de 75 %. Des sujets souffrant d'insuffisance cardiaque chronique ont également utilisé ce supplément à une dose quotidienne de 20 g, pour accroître leur capacité d'exercice. D'autres recherches suggèrent qu'elle pourrait avoir une action anticancéreuse.

### Suggestions de supplémentation

La dose efficace de créatine semble être d'environ 20 g par jour, ce qui peut revenir cher. Il n'est pas avéré que des doses plus faibles aient le moindre effet. Son utilisation pourrait donc être limitée aux sportifs et haltérophiles, ou à certains sujets cardiaques. La dose de 20 g paraît très sûre et sans le moindre effet secondaire. Il est préférable de la prendre sous forme de poudre (en vente dans les magasins de diététique). Quatre cuillères à café (soit 20 g) sont recommandés comme dose avant l'entraînement.

## Octacosanol : le carburant fiable du cerveau

AU DÉBUT DE MA CARRIÈRE de nutritionniste, j'ai eu la chance de travailler aux côtés du Dr Carlton Fredericks, l'un des grands noms de la médecine nutritionnelle. Avec des intubations d'octacosanol, il a permis à des dizaines de patients de sortir de comas devant lesquels les médecins traditionnels restaient impuissants. Les cas étaient si nombreux et les résultats si spectaculaires que les témoins ne pouvaient que conclure que l'octacosanol est un nutriment cérébral miraculeusement efficace. Mais, bien que les résultats aient été impressionnants, peu d'études médicales les ont examinés ou ont tenté de les expliquer. La triste vérité est la suivante : sans étude, il ne peut y avoir de reconnaissance publique.

J'ai commencé par prescrire l'octacosanol aux patients se plaignant d'un manque général d'énergie. Impressionné par les améliorations, j'ai concentré mon attention sur un groupe de patients dont l'asthénie était associée à une affection cérébrale, la sclérose multiple (un manque d'énergie est l'un des symptômes les plus répandus de cette maladie auto-immune). Depuis lors, des centaines d'entre eux peuvent mener une existence plus active et plus remplie. J'estimerais que 90 % des malades de sclérose multiple ont déclaré que notre programme, qui a toujours compris de l'octacosanol, réduisait leur sensation de fatigue générale. Même lorsque les bénéfices du traitement n'étaient pas neurologiquement manifestes, ces patients se disaient plus actifs et s'en sentaient mieux.

La valeur de l'octacosanol a été découverte et prouvée par le Dr Thomas Cureton, pionnier dans ce domaine de la physiologie. Il a démontré que des suppléments d'huile de germe de blé, d'où est extrait l'octacosanol, pouvaient augmenter l'endurance d'un sportif et la consommation d'oxygène à haute altitude. Par la suite, des scientifiques ont identifié l'octacosanol comme le principe le plus actif de l'huile de germe de blé, bien que d'autres composants (triacontanol, tétracosanol et hexacosanol, notamment) puissent également renforcer son efficacité, comme le pensait le Dr Fredericks.

## Affections neurologiques

Le faible nombre d'études scientifiques publiées tend à confirmer que la meilleure application thérapeutique de l'octacosanol est la lutte contre certaines maladies neurologiques dégénératives. Une petite étude a prouvé que la prise de 5 mg par jour améliorait la coordination musculaire de parkinsoniens. J'ai découvert qu'une dose plus élevée était encore plus efficace. Les individus atteints de la maladie de Charcot (sclérose latérale amyotrophique, SLA) ont remarqué une légère diminution de leur symptômes en prenant 40 mg par jour d'octacosanol, bien que les changements ne soient pas spectaculaires. D'après d'autres études, l'octacosanol pourrait également aider les patients atteints de dystrophie musculaire, mais le bénéfice pourrait en l'occurrence provenir d'autres composants de l'huile de germe de blé.

### Suggestions de supplémentation

Sur le plan thérapeutique, un extrait naturel de germe de blé agit mieux que l'octacosanol synthétique. Dans le petit nombre d'études publiées, la posologie varie de 40 à 80 mg par jour, bien que l'individu adulte moyen puisse tolérer jusqu'à 150 mg. Je donne généralement à mes patients souffrant de sclérose multiple entre 15 et 30 mg par jour. C'est également une bonne dose pour toute personne souhaitant mieux nourrir son système nerveux central. Des doses plus élevées sont quelque peu coûteuses mais en valent la peine et sont apparemment sans danger.

## Gamma-oryzanol : le guérisseur des ulcères

J'ESPÈRE QUE VOUS PARTAGEREZ mon enthousiasme pour le gamma-oryzanol, un extrait de l'huile de son de riz dont les propriétés cicatrisantes sur les maladies gastriques et cardio-vasculaires ont été l'objet d'études depuis vingt ans en dehors des États-Unis et plus particulièrement en Extrême-Orient. Des scientifiques japonais sont à la pointe de ces recherches. Une vingtaine d'études, en grande partie sur des patients hospitalisés, attestent de ses propriétés médicales contre les ulcères, la gastrite, le syndrome du côlon irritable, ainsi que sur l'excès de cholestérol et les symptômes de la ménopause.

***Problèmes digestifs.*** Des suppléments de gamma-oryzanol contribuent à favoriser le soulagement des problèmes gastro-intestinaux en quelques semaines à peine. L'une des études les plus vastes de toute la médecine nutritionnelle a comparé la prise quotidienne de 300 à 600 mg de gamma-oryzanol face aux traitements conventionnels des affections gastro-intestinales. Cette étude a été menée dans 375 hôpitaux japonais sur des milliers de patients. Au bout de trois semaines, plus de 90 % des utilisateurs de gamma-oryzanol présentaient une meilleure convalescence que ceux qui utilisaient les thérapies conventionnelles.

***Affections cardiaques.*** Une baisse considérable des taux de triglycérides et de cholestérol LDL accompagne typiquement la supplémentation en gamma-oryzanol. Le taux de HDL peut également augmenter modérément. Des doses de 300 à 600 mg par jour parviennent apparemment à cette action en bloquant l'absorption de cholestérol et en accélérant sa conversion en bile.

***Ménopause.*** Bouffées de chaleur, sueurs nocturnes et autres symptômes de la ménopause diminuent chez nombre de patientes prenant régulièrement du gamma-oryzanol. En fonction des études, le pourcentage de patients remarquant un bénéfice peut monter jusqu'à 85 %. Les doses efficaces quotidiennes vont de 30 à 300 mg.

***Autres affections.*** Les résultats préliminaires d'autres recherches suggèrent des utilisations possibles du gamma-oryzanol dans le traitement de la dépression et l'accroissement de la masse musculaire chez les haltérophiles. Certains patients déclarent qu'il soulage les symptômes associés aux affections de la prostate. Au Japon, l'utilisation du gamma-oryzanol est très répandue. Cette liste assez hétéroclite d'usages cliniques pourrait n'être que la partie émergée d'un iceberg thérapeutique.

## Suggestions de supplémentation

Pour les affections gastro-intestinales et les troubles graves du cholestérol, je prescris généralement de 450 à 600 mg de gamma-oryzanol par jour. Lorsque ces problèmes sont dérivés d'une autre affection ou que je traite la ménopause, je réduis normalement la posologie à 150-450 mg par jour. Les doses élevées ne comportent aucun risque. C'est simplement que j'ai constaté qu'une dose plus faible est tout aussi efficace.

## DMG (Diméthylglycine) : l'adversaire de la fatigue et le vainqueur de l'autisme

POUR LA FATIGUE ORDINAIRE, la DMG (diméthylglycine) est le coup de pouce idéal et sans risque qui dure presque toute la journée. J'ai prescrit ce nutriment avant qu'il devienne l'un des suppléments les plus en vogue des années 1970 (il avait alors été baptisé par erreur « vitamine $B_{15}$ »). Je continue de le prescrire aujourd'hui comme traitement non spécifique de la fatigue.

La DMG a tout pour être bien plus qu'un coup de fouet naturel. Comme c'est l'un des « donneurs de méthyle », l'organisme l'utilise pour des myriades de réactions biochimiques en ajoutant un simple groupement de carbone supplémentaire, convertissant donc un composé chimique en un autre, neutralisant les toxines et protégeant nos gènes. Le succès de la DMG auprès de mes patients m'a convaincu que bon nombre des individus connaissent une relative carence en nutriments fournisseurs de méthyle. Les recherches publiées sur la DMG sont peu nombreuses, mais nous pouvons glaner quelques indices de ces autres actions thérapeutiques dans l'expérience des praticiens qui l'utilisent.

***Fonctions immunitaires.*** La DMG a quadruplé la réponse immunitaire de patients à une dose quotidienne de 120 mg pendant dix semaines, selon les résultats d'une étude. Les chercheurs ont conclu que la DMG renforce les défenses de l'organismes aux niveaux cellulaire et hormonal. Elle aide également les cellules à utiliser plus efficacement l'oxygène.

***Endurance sportive.*** La réputation de la DMG a été souillée parce qu'on l'a confondue avec un composé similaire, l'acide pangamique, qui a été étudié pour la première fois en Russie. Les chercheurs ont démontré que l'acide pangamique augmentait l'endurance sportive en empêchant la sécrétion d'acide lactique dans l'organisme. On a également considéré que la DMG pouvait améliorer les performances sportives, mais la question reste ouverte aujourd'hui, peu d'études démontrant qu'elle offre le moindre bénéfice sportif. Cependant, l'une des expérimentations positives a conclu que la prise de 56 mg par jour permet à un sportif de s'entraîner plus longtemps et retarde la sensation physique d'épuisement. Dans une autre série d'expériences, une dose de 1,6 mg par kilo de masse corporelle a produit chez des chevaux une augmentation de l'énergie et une baisse de l'acide lactique.

***Fréquence des crises épileptiques.*** Bien que des études sur l'animal suggèrent que la DMG pourrait diminuer la fréquence des crises d'épilepsie, les petits essais cliniques sur l'être humain n'ont pas démontré de bénéfice. En revanche, des médecins qui le prescrivent font entendre un autre son de cloche. Selon des études de cas, le nombre de crises a baissé de manière significative chez les épileptiques prenant quotidiennement 180 mg de DMG. Lorsqu'ils ont interrompu le traitement, les crises ont repris en nettement plus grand nombre.

***Thérapie de l'autisme.*** Le plus éminent partisan de la médecine nutritionnelle contre l'autisme, le Dr Bernard Rimland, présente des études de cas démontrant que le DMG peut prolonger l'attention d'enfants autistes, améliorer leur humeur et réduire leurs colères et leurs comportements obsessionnels-compulsifs. Dans plusieurs cas, des enfants autistes mutiques se sont mis à parler du jour au lendemain. Aucune étude officielle n'a été faite, mais l'absence de recherche documentée n'infirme aucunement ces témoignages directs. Les expériences cliniques personnelles peuvent être très convaincantes et contribuent considérablement à la formation d'un médecin. Les patients de Rimland témoignent d'un vaste succès chez les enfants présentant des symptômes obsessionnels-compulsifs.

***Action antioxydante.*** Le Dr Gary Price Todd, un ophtalmologiste nutritionniste de renom, a rapporté que des doses quotidiennes de 250 mg de DMG faisaient régresser le développement précoce de la cataracte chez certains de ses patients. Là encore, aucune recherche ne vient soutenir ce fait, mais les rapports de

Todd donnent effectivement crédit aux conclusions d'une étude sur l'immunité présentant les propriétés antioxydantes de la DMG.

### Suggestions de supplémentation

L'expérience clinique personnelle étant souvent l'un de mes meilleurs guides, le manque de confirmation par des études n'a que peu d'importance. Je suis convaincu des nombreuses utilités thérapeutiques de la DMG et nous devons procéder à des recherches et des observations pratiques pour les identifier. En attendant, je continuerai de me fier à ce que je vois et à recommander ce supplément à l'essai comme remède à la fatigue. Si un patient note une augmentation de son énergie, j'en ferai une prescription régulière. La médecine conventionnelle encourage souvent ce genre de spéculation avec les médicaments, même lorsque ceux-ci comportent des effets secondaires nocifs. Quelles que soient les vertus que l'on attribue ou pas à la DMG, elle est au moins totalement sans danger, d'après ce qui a été constaté.

Les cachets de DMG pure en contiennent 125 mg et sont la seule forme disponible. Placée sous la langue, elle est absorbée en quelques secondes et, si elle doit atténuer votre léthargie, vous le remarquerez donc en quelques minutes.

## Triméthylglycine (Bétaïne) : donneur de méthyle, adversaire de l'homocystéine

SI DEUX GROUPES DE MÉTHYLE sont bienfaisants, trois doivent l'être plus encore. Beaucoup de scientifiques pensent que c'est le cas et je partage leur point de vue. La triméthylglycine, également appelée bétaïne, n'est peut-être pas un nutriment immédiatement reconnaissable, mais elle est très facilement disponible (sous la forme de chlorhydrate de bétaïne) comme aide à la digestion. Pour des millions d'individus qui souffrent d'une insuffisance d'acides gastriques, c'est un supplément véritablement utile.

Dernièrement, l'intérêt pour la bétaïne, en dehors du chlorhydrate qui libère de l'acide chlorhydrique, s'est ranimé parce qu'elle réduit le taux sanguin d'homocystéine, un acide aminé toxique constituant un dangereux facteur de risque indépendant de défaillance cardiaque, entre autres. Il n'est pas nécessaire de nous supplémenter en bétaïne pour le contrôle de l'homocystéine car l'acide folique et les vitamines $B_6$ et $B_{12}$ s'en chargent très bien.

Sa véritable valeur, cependant, réside dans sa propriété de généreux donneur de méthyle, due à la présence d'un troisième groupe méthyle. La bétaïne neutralise l'homocystéine lors de cette réaction en la convertissant en un acide aminé, la méthionine. Selon certaines études sur l'animal, le processus pourrait également être lié à la protection contre le cancer, les troubles hépatiques et le processus même de vieillissement.

Les recherches dans ces directions sont encore trop récentes et fragmentaires pour que nous sachions ce qu'il en est, mais je soupçonne qu'elles démontreront qu'elle est plus utile que la DMG. La dose la plus souvent utilisée est de 125 mg trois ou quatre fois par jour.

## NADH : l'énergie des cellules

QUICONQUE COMPREND la biochimie du métabolisme de l'énergie connaît le rôle central que jour le NAD (nicotinamide adénine dinucléotide) dans la production d'énergie pour notre organisme. Lorsqu'il est sous sa forme oxydée habituelle, il sert de véhicule pour pratiquement toutes les réactions énergétiques qui ont lieu dans nos cellules. Sous sa forme réduite (c'est-à-dire après l'adjonction d'un atome d'hydrogène), il est prêt à fournir de l'énergie en cédant cet atome. Il faut peut-être être biochimiste pour comprendre cette réaction, mais une chose est claire : le NAD réduit, également appelé NADH ou coenzyme 1, est la manière spécifique par laquelle nos cellules tirent de l'énergie. Voilà qui ferait du NADH le vita-nutriment quintessenciel pour l'énergie, s'il n'y avait un hic. Jusqu'à une date récente, personne n'avait pu fabriquer cette molécule hautement active sous une forme assez stable pour figurer dans une prescription orale. Heureusement, des scientifiques européens sont parvenus à fabriquer la coenzyme 1 sous une forme disponible en supplément.

Lorsque des parkinsoniens ont pris cette forme de vitamine $B_3$ (qui tire son nom de la partie nicotinamide de la molécule), les tremblements des mains ont cessé et ils ont retrouvé une démarche assurée. Les patients atteints de la maladie d'Alzheimer ont vu leur mémoire s'améliorer. Tout individu prenant ce supplément peut en attendre un renforcement de l'énergie qui favorise les performances sportives, combat la dépression, les affections cardiaques et d'autres maladies.

Tout le monde ne connaîtra pas une évolution aussi prononcée en prenant de la coenzyme 1, mais la plupart des échecs sont dus à une dose trop faible, puisque tout le monde ne peut pas faire face au coût élevé représenté par les fortes doses nécessaires. Présent naturellement dans le cœur et le cerveau, le NADH étend la protection antioxydante à la source d'énergie des cellules, les mitochondries. L'organisme synthétise normalement son propre NADH à partir du niacinamide, mais le vieillissement et les maladies altèrent ce processus.

***Maladie de Parkinson.*** Lorsqu'un de mes patients parkinsoniens présente un soulagement mesurable de ses symptômes, je n'ai pas de mots pour exprimer toute ma satisfaction. Le changement peut être remarquable chez les personnes âgées, qui semblent en tirer un plus grand bénéfice que les patients plus jeunes. Je laisse la recherche parler pour elle-même :

Sur environ neuf cents parkinsoniens ayant pris du NADH régulièrement, 80 % ont présenté une diminution modérée à excellente des tremblements des mains et de la tête, des raideurs des membres, de la démarche, de la fatigue et d'autres symptômes de la maladie. Au bout de plusieurs années d'utilisation régulière, elle semble ralentir la détérioration de leur système nerveux.

Dans le cerveau, le NADH aide les neurones à fabriquer de la dopamine, un neurotransmetteur dont sont relativement carencés les parkinsoniens. La médecine conventionnelle traite la maladie avec de la L-dopa, un substitut médicamenteux de la dopamine qui, à long terme, inhibe encore davantage la synthèse par le cerveau du neurotransmetteur. Pour ces raisons, le Dr Jorg Birkmayer, chercheur australien qui a développé le produit et mené les premières études sur le NADH, recommande que les médecins autorisent leurs patients parkinsoniens à prendre une plus faible dose de L-dopa lorsqu'ils tentent une thérapie au

NADH. La L-dopa provoque la libération de radicaux libres qui peuvent endommager les neurones, alors que le NADH est l'un des antioxydants du cerveau parmi les plus puissants. Le NADH offre généralement les mêmes bénéfices que la L-dopa, mais sans les effets secondaires indésirables.

*Maladie d'Alzheimer.* J'ai utilisé le NADH sur des patients souffrant de pertes de mémoire plus ou moins prononcées, et un pourcentage étonnamment élevé d'entre eux a récupéré au moins une partie de leur mémoire à court terme. Birkmayer a testé le supplément sur dix-sept personnes atteintes d'Alzheimer, qui partage de nombreuses similitudes biochimiques avec la maladie de Parkinson. Tous ses patients ont amélioré de manière significative leurs performances dans les tests de mémoire courants. La progression de la détérioration du cerveau, pour l'heure actuelle conséquence inévitable de la maladie, a été également ralentie.

*Dépression.* La troisième affection que Birkmayer a étudiée formellement était la dépression ; 93 % de ses deux cent cinq patients déprimés ont tiré des bénéfices, bien qu'un bon nombre d'entre eux aient reçu une forme injectable de NADH.

*Insuffisance cardiaque.* Bien que des chercheurs commencent à explorer ses autres utilisations possibles, le NADH semble déjà d'une valeur certaine contre les insuffisances cardiaques. Il a déjà sauvé la vie de dix personnes atteintes d'insuffisance cardiaque terminale. Dans cette petite étude, lorsque des médecins ont administré par voie intraveineuse 15 mg du nutriment, ils donnaient à ces patients une espérance de vie de deux jours. Mais, contre toute attente, ceux-ci ont survécu largement au-delà du pronostic de leurs médecins.

Je soupçonne que l'association de NADH avec d'autres nutriments cardio-vasculaires habituels comme la coenzyme $Q_{10}$ et la carnitine soignera les patients atteints de nombreux types d'affections cardiaques. D'autres études montrent qu'il ferait baisser le taux de cholestérol et l'hypertension.

*Asthénie chronique.* Bien que cette affection débilitante et mal comprise ait plusieurs causes, les résultats préliminaires avec le NADH sont encourageants et des essais cliniques sont en cours.

***Renforcement de l'énergie.*** Encouragées par le succès des études européennes sur la performance sportive, des recherches américaines sont actuellement en cours. Dans la seule encore publiée, dix-sept sportifs âgés de dix-huit à trente-cinq ans ont présenté des temps de réaction plus rapides et une meilleure performance générale après avoir pris pendant quatre semaines 5 mg de NADH.

## Suggestions de supplémentation

Si vous en prenez trop, le NADH peut vous stimuler trop : utilisé en fin de journée, il peut vous empêcher de vous endormir. Il doit donc être pris à jeun dès le réveil. Si vous le prenez au cours d'un repas, les sucs digestifs peuvent en dissoudre l'enveloppe.

La meilleure source de suppléments de NADH est la prescription d'un médecin nutritionniste, car la forme efficace peut être difficile à se procurer. Les magasins spécialisés peuvent proposer un produit nommé NAD, mais il est inefficace. Dans ce livre, je n'ai fait aucune recommandation de marque, mais en l'occurrence, je ne connais qu'une seule forme efficace de NADH : celle fabriquée selon le procédé du Dr Birkmayer.

La posologie doit être personnalisée, car chaque individu y réagit différemment. Il est facile de déterminer votre dose idéale, car une trop grande quantité vous stimulera excessivement. Commencez donc par 2,5 mg chaque matin et augmentez la dose de 2,5 mg chaque semaine jusqu'à ce que vous constatiez l'équilibre optimal entre stimulation et capacité d'endormissement. Pour les maladies d'Alzheimer et de Parkinson, la dose thérapeutique efficace peut monter jusqu'à 20 mg par jour ou davantage.

CHAPITRE 11

# Nutriments d'apport aux cartilages

## Cartilage de bœuf et de requin : thérapie de l'arthrite et espoir contre le cancer

LA THÉRAPIE AU CARTILAGE a donné lieu à beaucoup de débats, non seulement de la part de ses adversaires, mais également parmi ses partisans. Bien qu'elle contribue presque certainement au traitement de maladies inflammatoires comme l'arthrite, elle allume la controverse comme thérapie contre le cancer.

Les partisans de la médecine alternative considèrent généralement le cartilage comme quelque chose de relativement utile et parfois d'essentiel. Parmi les tenants de ce traitement, toute la polémique repose sur le choix du meilleur cartilage : de bœuf ou de requin ? Chacun a son histoire.

***Cartilage de bœuf.*** Premier produit cartilagineux utilisé médicalement à partir des travaux du Dr John Prudden, le cartilage bovin a démontré sa valeur thérapeutique en améliorant la cicatrisation chez les sujets prenant de la cortisone. Il renforçait la qualité des tissus nouvellement formés et accélérait le processus de cicatrisation. Prudden a découvert que l'extrait de cartilage bovin appliqué directement sur une incision chirurgicale en accélérait considérablement la cicatrisation. L'alvéolite, une douloureuse complication survenant parfois après l'extraction d'une dent, est l'une des affections que le cartilage bovin soulage de manière spectaculaire.

Par la suite, Prudden a découvert que le cartilage bovin était un puissant anti-inflammatoire doté de certaines propriétés analgésiques dans l'ostéoarthrite et l'arthrite rhumatoïde. Le traitement diminuait la douleur et augmentait la mobilité des articulations.

Cependant, les critiques exigent que des études indépendantes confirment, comme le déclare Prudden, que le cartilage bovin, à raison de 9 g par jour, peut totalement guérir les cancers de la prostate et du pancréas. Il a également fait part de bons résultats dans le traitement des cancers du rein, du poumon et du côlon, ainsi que dans une forme de cancer cérébral appelée « glioblastome ». Selon l'une de ses études, le cartilage bovin a soulagé presque tous les trente et un patients cancéreux à qui il a été administré, et 35 % auraient été guéris.

***Cartilage de requin.*** Bien que mieux connu et bénéficiant de plus de publicité que son concurrent bovin, le cartilage de requin manque lui aussi d'une confirmation indépendante des propriétés anticancéreuses qui lui sont prêtées. Son plus éminent partisan, le Dr William Lane, déclare que ses recherches, effectuées à Cuba et au Mexique, prouvent son efficacité. Cependant, je n'ai rien lu qui confirme un pourcentage élevé de succès à long terme. Dans quelques cas, la taille des tumeurs a diminué, d'après des analyses en laboratoire provenant de Cuba, selon Lane. Cependant, Lane a plus intéressant : des clichés montrant des couches de tissu fibreux envahissant la tumeur. Il s'agit là d'une action classique de l'organisme pour maîtriser une maladie. Bien que la tumeur ait subsisté, ce tissu fibreux analogue à une cicatrice a remplacé le cancer, l'empêchant de se développer.

Comme remède aux affections inflammatoires, les deux préparations de cartilage – en fait, tout produit à base de cartilage – ont d'impressionnantes vertus. Après tout, ce sont des sources importantes de chondroïtine sulfate et de glycosaminoglycans qui partagent donc avec ces composés leurs propriétés curatives dans le cas de l'arthrite et d'autres affections inflammatoires. Des études non publiées font état de succès spectaculaires chez des patients atteints de cette maladie auto-immune qu'est la sclérodermie (provoquant un durcissement du tissu conjonctif) et suggèrent qu'un extrait de cartilage de requin peut se révéler la thérapeutique la plus efficace.

### Suggestions de supplémentation

Je ne peux départager les deux concurrents. Chacun semble avoir un effet impressionnant dans environ 20 % des cas, d'après mes observations sur des patients cancéreux du Centre Atkins. Étant donné que je soigne le cancer avec au moins vingt substances biochimiques presque simultanément, isoler l'impact de chacune peut être difficile. J'aimerais qu'il soit procédé à des analyses comparatives, mais je ne suis pas prêt à différer un traitement efficace sur un patient dans le but d'apprendre quelque chose.

Des traitements comme le cartilage – de bœuf ou de requin, les deux étant disponibles dans les magasins spécialisées – nous aident à parvenir à un objectif généralement rejeté par les milieux traditionnels : combattre le cancer jusqu'à en arrêter la progression sans même essayer de le guérir. Nombre de praticiens déclarent que le cartilage bovin agit mieux, mais je penche personnellement pour le cartilage de requin. Nous prenons souvent la décision en fonction de la facilité d'administration et du coût représenté. Pour traiter cancer ou sclérodermie, j'opte personnellement pour l'extrait de cartilage de requin lyophilisé. Il suffit d'en déposer chaque jour une cuillerée à café sous la langue. La poudre de cartilage de requin exige une dose quotidienne très élevée : au moins 1 g pour chaque kilo de masse corporelle, par voie orale ou rectale. La dose efficace de cartilage bovin, selon le Dr Prudden, est de 9 g par jour, qu'il s'agisse d'une affection inflammatoire ou maligne.

## Glucosamine : le meilleur traitement de l'ostéoarthrite

LE SULFATE DE GLUCOSAMINE est considéré par les médecins nutritionnistes comme le traitement privilégié pour l'ostéoarthrite, non seulement parce que nous avons tous eu de nombreux patients satisfaits, mais parce qu'il peut se targuer d'un impressionnant nombre d'études cliniques attestant de son efficacité.

Cependant, presque aucun rhumatologue traditionnel n'y recourait jusqu'au jour où tous leurs patients ont exigé qu'ils le prescrivent et lisent le best-seller du Dr Jason Theodosakis, *Le Remède à l'arthrite*.

La glucosamine opère en fournissant les briques constitutives de cartilage neuf, ce rembourrage protecteur qui empêche les os de se frotter directement l'un contre l'autre à chaque mouvement, mais qui s'usent lors de cette forme commune d'arthrite dégénérative. Elle nous permet de traiter efficacement cette maladie, peut-être pour la première fois dans l'histoire.

Pour les trente millions d'Américains souffrant d'ostéoarthrite, le traitement préféré des médecins est l'utilisation prolongée de médicaments analgésiques à court terme. Ces anti-inflammatoires non stéroïdiens (AINS) ne guérissent pas la détérioration des articulations ostéoarthritiques. Un grand nombre d'entre eux, dont l'aspirine, accélèrent cette détérioration et stoppent la croissance de cartilage.

Bien que les AINS puissent être utilisés pour un soulagement temporaire, leur consommation régulière est désastreuse, car ils ne font pas que tuer la douleur. Chaque année, environ vingt mille personnes en meurent. Des centaines de milliers d'autres contractent des ulcères saignants et des troubles hépatiques, pour ne citer que deux des effets secondaires indésirables de ces médicaments. Certains patients finissent sous dialyse.

## Réparation des articulations

Les articulations saines secrètent leur propre glucosamine, un constituant essentiel pour le cartilage. L'organisme fabrique le cartilage, mais uniquement si la glucosamine est présente en abondance. Lorsque la production de ce nutriment décline, les articulations commencent à perdre du cartilage, les os s'usent en se frottant l'un contre l'autre, et l'ostéoarthrite s'installe. À mesure que cette douloureuse maladie progresse, il arrive que la sécrétion de glucosamine cesse totalement.

Selon des études comparatives, la prise de suppléments (qui semblent déclencher la sécrétion du nutriment dans l'articulation) atténue la douleur et augmente la mobilité articulaire mieux que tout autre traitement pharmaceutique anti-douleurs. La thérapie par le nutriment présente également une certaine action anti-inflammatoire.

Le soulagement et la réparation provoqués par la glucosamine ne sont pas immédiats. Bien que des ostéoarthritiques remarquent une amélioration en quelques semaines, certains de mes patients ont dû en prendre pendant six mois avant de noter un effet. Mais le soulagement obtenu vaut la peine. Dans une étude de six semaines comparant glucosamine et ibuprofène (un analgésique courant contre l'ostéoarthrite), les participants ont déclaré qu'ils avaient connu un soulagement immédiat grâce à l'ibuprofène. Mais à la fin de l'expérience, les utilisateurs de glucosamine se sentaient nettement mieux. Les prélèvements cellulaires de leurs articulations en donnaient une preuve tangible : les articulations étaient réellement en train de guérir, phénomène jamais encore observé chez les utilisateurs d'ibuprofène.

## Suggestions de supplémentation

Différentes formulations de glucosamine sont disponibles et, si toutes agissent, on débat encore pour décider laquelle est la meilleure. Le sulfate de glucosamine, soutenu par plus de vingt études sur l'être humain, est probablement le mieux placé pour soulager l'ostéoarthrite. Il se trouve maintenant dans tous les magasins de diététique. Le chlorhydrate de glucosamine, qui a prouvé son pouvoir régénérant sur le cartilage dans des études sur l'animal, est le moins cher. La N-acétyl glucosamine ne libère pas autant de principe actif dans les articulations que les deux autres formes.

Quelle que soit celle que vous choisissez, la dose habituelle est de 500 mg trois fois par jour. La substance est sans danger et, en dehors de légers troubles de la digestion, ne présente aucun effet secondaire. Cependant, je ne vois pas de raison pour ne pas administrer 3 000 mg par jour et plus, puisqu'il n'y a pas de risques. Pour renforcer son action, je la combine avec du chondroïtine sulfate (voir page suivante), des huiles de poisson, du cartilage de bœuf ou de requin, du concombre de mer, du cétyl myristoléate et des antioxydants. Tout individu de plus de quarante ans peut vouloir en consommer à titre préventif de l'ostéoarthrite, que nous développons de manière plus ou moins prononcée à mesure que nous vieillissons. Une dose de 500 mg deux fois par jour retarde ce qui serait inévitable sans cela.

## Chondroïtine sulfate : pour la santé des articulations

NOUS DONNONS DES OS à notre chien parce que nous voulons qu'il ait un squelette solide. La même logique nous souffle que si nous voulons réparer nos cartilages, comme c'est le cas lorsque l'ostéoarthrite s'installe, peut-être devrions-nous consommer du cartilage.

Pendant des décennies, les scientifiques informés ont démontré l'efficacité du principal constituant du cartilage, le chondroïtine sulfate. Bien qu'il ne s'agisse pas d'une entité chimique unique, mais plutôt d'une classe de substances apparentées, la chondroïtine est dotée d'un éventail étonnamment large de propriétés. Elle tient son principe actif de sa teneur en un groupe de molécules de sucres complexes appelées glycosaminoglycans, qui, outre leur capacité à régénérer le cartilage, ont un effet anti-inflammatoire et une action sur les affections cardiaques.

Présent avant tout dans les os, le cartilage et le tissu conjonctif, le chondroïtine sulfate étend également son pouvoir curatif dans tout l'organisme en soulageant la douleur, contribuant à la cicatrisation et améliorant l'état du système cardio-vasculaire.

### L'autre remède à l'arthrite

Les douleurs ostéoarthritiques ont diminué dans un groupe de deux cents personnes participants à une étude sur le chondroïtine sulfate. L'action anti-inflammatoire leur a également permis de plier les genoux, les coudes et les autres articulations plus librement et sans subir les complications des traitements habituels contre l'arthrite. Les sujets affectés par la goutte peuvent également bénéficier d'un certain soulagement, car le supplément réduit leur taux d'acide urique.

### Les autres vertus de la chondroïtine

Dans le système cardio-vasculaire, le chondroïtine sulfate agit à plusieurs niveaux. Il stimule le métabolisme des lipides, abaisse le taux de cholestérol, réduit la coagulation sanguine, inhibe l'accumulation de plaque et améliore la circulation. Les incisions chirurgicales cicatrisent plus vite avec une application locale d'un concentré de chondroïtine sulfate. Selon une étude sur l'animal, les cellules normales sont plus disposées à devenir cancéreuses en cas de carence en chondroïtine sulfate, alors que d'autres expériences en laboratoire indiquent qu'il aurait une action directe sur le VIH.

### Suggestions de supplémentation

Pour l'arthrite ou les déséquilibres lipidiques dans le sang, prenez entre 250 mg et 1 g de chondroïtine sulfate par jour. Administré en association avec du sulfate de glucosamine pour l'ostéoarthrite, comme c'est désormais le cas à une large échelle, sa dose en milligrammes est généralement de 60 à 80 % de celle de glucosamine. Des médecins ayant prescrit des doses allant jusqu'à 10 g par jour pendant six ans sans remarquer d'effets secondaires, cette substance est donc remarquablement sûre. Bien que ses glycosaminoglycans soient des molécules de sucres complexes, elles ne fonctionnent pas comme le glucose et ne provoquent aucun problème en cas de diabète ou d'affection liée à l'insuline. Si vous ne pouvez trouver un produit étiqueté « chondroïtine sulfate », prenez du cartilage, de bœuf ou autre. C'est une autre bonne source.

## Concombre de mer : le soulagement des articulations

LE CONCOMBRE DE MER est un animal, et non un légume marin. Il doit son nom à son apparence, mais, s'il ne se mange pas en salade, il est plus efficace que son homonyme terrestre contre l'arthrite.

Le concombre de mer, ou holothurie, est l'un des traitements les plus efficaces contre l'arthrite. Sans le moindre effet secondaire, il soulage les douleurs articulaires et les raideurs, en particulier lorsqu'il est associé à des acides gras essentiels, du sulfate de glucosamine, du cétyl myristoléate et les autres nutriments de ma thérapie contre l'arthrite. Les Chinois connaissent ses vertus depuis des milliers d'années. La médecine moderne n'a pas tout à fait suivi, du moins pas aux États-Unis. L'équivalent australien de la FDA a désigné le concombre de mer comme traitement officiel de l'arthrite en 1992.

Cet animal de la famille des échinodermes, comme les étoiles de mer, provient des eaux de la Grande Barrière de Corail australienne. Des études sur le long terme doivent encore être menées, mais des expérimentations cliniques informelles montrent que les suppléments réduisent considérablement les douleurs articulaires et augmentent la mobilité des articulations chez environ 60 % des patients. Je le prescris depuis des années et cette amélioration de 60 % me paraît sous-évaluée. Le concombre de mer fournit des glycosaminoglycans, ce qui en fait un substitut de la chondroïtine. Je le soupçonne d'être doté d'autres principes actifs et, comme il n'a aucun effet secondaire indésirable, j'ai tendance à prescrire les deux.

## Suggestions de supplémentation

Le soulagement dépend de la dose. Avec mes nouveaux patients, j'ai tendance à commencer à trois ou quatre gélules de 500 mg par jour, pour descendre à deux par jour une fois que les premiers effets se sont manifestés.

CHAPITRE 12

# Les hormones et sécrétions glandulaires

Les hormones ne sont pas des nutriments. Ce sont des médicaments. En tant que tels, ils devraient être prescrits par un médecin. Mais les choses ont pris un tour curieux, bien qu'encourageant, car un certain nombre d'hormones sont désormais vendues sans ordonnances comme des vita-nutriments dans les pharmacies et magasins diététiques. Il est donc important de s'en informer, non seulement parce qu'elles sont disponibles, mais aussi pour leur puissante action sur de nombreuses fonctions de l'organisme.

Bien que ces suppléments sans ordonnance puissent satisfaire certains des besoins les plus fondamentaux de l'organisme, ils font partie des substances que votre médecin a le moins de chances de vous recommander. À bien des égards, déterminer quelles hormones sont adaptées à votre cas peut être bien plus important que décider de la posologie correcte en vitamines et minéraux. Regardons les choses en face : les hormones sont des modulateurs de la santé bien plus puissants que les nutriments. Et avoir à sa disposition un pouvoir accru, si fascinant soit-il, implique de se montrer plus responsable dans son utilisation.

Dans les pages qui vont suivre, gardez à l'esprit la grande différence entre les hormones vendues sans ordonnances et les autres suppléments. Les vitamines C et E et presque tous les autres nutriments sont sans danger dans une posologie assez large. Nous ne pouvons pas faire montre d'autant de légèreté avec les hormones. Elles exigent des dosages spécifiques et personnalisés, reposant sur des analyses de sang avant et après leur prise. Même si elles sont relativement dénuées de risques, leur utilisation exige la surveillance experte d'un médecin familier de leurs effets, indications et doses, et conscient de vos besoins spécifiques. Je ne vous présente mes conseils que parce que de tels praticiens ne courent pas les rues.

Les trois hormones vendues dans le commerce – la DHEA, la prégnénolone et la mélatonine – partagent une caractéristique remarquable : leur taux naturel dans l'organisme atteint son maximum vers nos vingt ans et décline régulièrement à mesure que nous vieillissons. Cette diminution est étroitement liée à plusieurs modifications de notre santé survenant avec l'âge. En fait, certaines de ces modifications peuvent être inversées en rétablissant les hormones à ce que j'appelle leur « niveau original », celui de votre organisme aux alentours de la trentaine. Une supplémentation prudente et mesurée peut y parvenir, mais pas des doses excessives.

## DHEA : la mère de toutes les hormones

S'IL EXISTE UN ANTIDOTE au vieillissement, ce pourrait bien être la DHEA. Une libido renforcée, une fonction immunitaire améliorée, une énergie et une endurance nouvelles, une meilleure humeur et une mémoire plus alerte : tous ces bienfaits ont été mis sur le compte du rétablissement du taux sanguin de la « mère de toutes les hormones », ainsi nommée parce qu'elle est la source de toutes les autres hormones stéroïdes et sexuelles. L'organisme fabrique la DHEA (déhydroépiandrostérone) à partir du cholestérol, ce lipide sanguin de si mauvaise réputation auquel j'accorde tant de prix et que la médecine traditionnelle vilipende tellement. La simple présence de DHEA est un autre exemple de notre besoin indéniable de cholestérol dans l'alimentation. Sans une quantité adéquate, nous serions privés de DHEA et de sa progéniture hormonale.

Lorsque le taux de DHEA tombe au-dessous de l'optimum, l'état de santé est moins qu'optimal. Lorsque nous atteignons soixante-dix ans, il ne nous reste que 10 % de la quantité dont nous disposions à vingt-cinq. Comme le démontre un remarquable ensemble de recherches, ce n'est pas un hasard si une bonne santé est associée à la jeunesse et à une forte concentration sanguine en DHEA. J'ai commencé à prescrire cette hormone il y a plusieurs années et, à présent, plus de la moitié de mes patients âgés en prennent.

L'idée m'est initialement venue d'une étude de l'université de Californie menée sous la direction du Dr Samuel Yen. Pendant trois mois, quotidiennement, il a administré 50 mg de DHEA ou un placebo à un petit groupe d'hommes et de femmes âgés de quarante à soixante-dix ans. Puis, les trois mois suivants, il a interverti les deux groupes.

Durant la période d'utilisation de la DHEA, plus des trois quarts des patients ont déclaré éprouver une extraordinaire amélioration de leur état physique et mental. Leurs symptômes d'arthrite se sont atténués, leur sommeil était plus reposant et leur énergie décuplée. Seuls 10 % du groupe placebo ont affirmé se sentir mieux. Dans ce type d'étude, de tels résultats statistiques à la question « Vous sentez-vous mieux ? » n'ont pratiquement eu aucun précédent.

Depuis que j'ai commencé à doser le taux sanguin de DHEA de mes patients, j'ai remarqué plusieurs corrélations intéressantes. L'une d'elles en particulier : mes patients les plus malades, quelle que soit leur affection, sont ceux qui présentent invariablement le taux le plus bas de DHEA. Même des patients plus jeunes qui ne réagissent pas bien à des thérapies spécifiques présentent un taux de DHEA très inférieur à la normale pour leur âge. Mais le plus important, cependant, c'est que la majorité de tous ces patients, jeunes comme âgés, commence à se sentir mieux dès que la supplémentation élève leur taux de DHEA à un niveau optimal.

Bien que l'hormone améliore l'état de santé général et la sensation de bien-être, la littérature médicale et les déclarations de mes propres patients isolent plusieurs bénéfices spécifiques :

***Asthénie.*** L'une des raisons les plus répandues de prescription de DHEA est l'asthénie. Nos glandes surrénales, de plus en plus usées et fatiguées avec l'âge, secrètent une quantité de plus en plus faible d'hormones, dont la DHEA. Les suppléments, notamment pour les patients ayant passé la cinquantaine, peuvent rééquilibrer le niveau d'énergie dans une période allant de quelques jours à quelques semaines.

***Déficience immunitaire.*** Dans les expériences en laboratoire, des chercheurs ont constaté que la DHEA protégeait le système immunitaire de certains des dégâts infligés par le stress et par la libération de cortisone et autres glucocorticoïdes qu'il provoque. Elle renforce également certains composants de notre système de défense, dont les cellules tueuses et les lymphocytes T. Qu'est-ce que cela signifie, en pratique ? Eh bien, pour nombre de mes patients atteints du syndrome d'asthénie chronique, du sida et d'autres dépressions immunitaires, les taux de DHEA sont souvent très bas avant la prise de suppléments, et la correction de la carence, tout aussi logiquement, renforce la fonction immunitaire et l'énergie, soulage la dépression et redonne une acuité mentale.

***Maladies auto-immunes.*** La DHEA peut régulariser les défenses internes d'une autre manière – lorsque le système immunitaire s'attaque à l'organisme même qu'il doit protéger. Une cure de DHEA de six mois à une dose quotidienne de 200 mg a nettement diminué les symptômes de lupus chez un petit groupe de femmes participant à une étude sur cette hormone. Étant donné les améliorations, les chercheurs ont pu réduire les doses de médicaments de ces patients (c'est toujours un objectif recherché, étant donné les effets secondaires de ces traitements immunosuppresseurs).

L'arthrite rhumatoïde est une autre maladie auto-immune pour laquelle je prescris la DHEA. La plupart des individus qui luttent contre cette maladie articulaire dégénérative présentent des taux de cette hormone plus bas que la normale.

***Cancer.*** Peu de recherches sur l'être humain ont été publiées sur le potentiel anti-cancer de la DHEA, mais beaucoup de travaux sont en cours, notamment des études dans lesquelles des doses allant jusqu'à 3 g par jour sont administrées à des patients atteints de cancer actif. Les sexagénaires courent un risque de cancer dix fois plus élevé qu'un individu de vingt ans, et la baisse du taux de DHEA pourrait être l'une des explications. Les concentrations sanguines sont plus basses chez les sujets atteints de cancer de la vessie que chez les sujets sains. Il semblerait donc que la DHEA soit un bon garde-fou contre de nombreux types de malignités.

Il y a cependant une exception : le cancer de la prostate. La DHEA peut stimuler la production de testostérone et l'hormone masculine nourrit les tumeurs prostatiques. Tout sujet atteint de cancer de la prostate ou courant un risque élevé devrait prendre des suppléments de DHEA – mais uniquement prescrits par un médecin qui 1) connaît les risques et les bénéfices, et 2) est disposé à surveiller très régulièrement le taux sanguin de PSA (indicateur du risque de cancer de la prostate).

***Affections cardiaques.*** Diminuer la consommation de cholestérol ne fera probablement pas baisser le taux de cholestérol dans le sang, mais peut inhiber la production de DHEA. Prendre des suppléments de DHEA, en revanche, peut réduire un excès de cholestérol. Ce n'est que l'une des manières dont cette hormone prévient les affections cardiaques. Elle empêche également la formation de caillots et peut favoriser la relaxation des vaisseaux sanguins, ce qui peut abaisser la tension artérielle. Chez les hommes ayant eu une attaque cardiaque mortelle, le niveau de DHEA était notablement bas, tout comme chez les hommes dont les artères sont rétrécies.

***Perte de poids.*** Une grande partie de l'engouement de la presse pour la DHEA est liée à sa capacité supposée à brûler les graisses. Des expériences en laboratoire sur l'animal démontrent en effet une baisse des lipides, mais uniquement à des doses très élevées. Les performances de la DHEA en matière d'amaigrissement que j'ai constatées chez mes patients restent très marginales.

***Libido diminuée.*** Bien qu'une vérification médicale reste nécessaire, les témoignages sont bien là. La DHEA ranime le désir sexuel chez les adultes âgés, hommes et femmes. Les hommes présentant un taux nettement faible semblent en bénéficier le plus, probablement parce que leur organisme utilise la DHEA pour fabriquer la testostérone. Une efficacité plus grande dans ce domaine pourrait être présentée par un métabolite de la DHEA appelé « androstènedione », qui sert de précurseur immédiat de la testostérone et est capable d'élever le taux sanguin d'hormone masculine.

***Troubles mentaux.*** Comme démontré par une étude de quatre semaines sur des adultes âgés ayant pris 75 mg de suppléments par jour, la DHEA améliore la mémoire et l'humeur. Elle pourrait également protéger de la maladie d'Alzheimer, mais, pour le moment, les recherches dans cette direction n'ont rien prouvé.

***Troubles de la glycémie.*** Les études sur l'être humain (mais pas l'animal) sont également peu nombreuses dans ce domaine. Si les résultats des expérimentations animales s'appliquent aux humains, les suppléments peuvent améliorer la sensibilité de l'organisme à l'insuline, laquelle régule le taux de glucose dans le sang.

## Prégnénolone : la grand-mère des hormones

SI LA DHEA est la « mère des hormones », la prégnénolone en est la « grand-mère ». C'est la substance à partir de laquelle l'organisme synthétise la DHEA et presque toutes les hormones sexuelles stéroïdes, y compris testostérone, œstrogènes, cortisol et aldostérone. Cependant, la prégnénolone, contrairement à la DHEA, peut conduire à la production de progestérone, ce qui en fait un supplément particulièrement vital pour les femmes en conservant un équilibre avec les œstrogènes permettant de réduire le risque de certains cancers typiquement féminins.

L'intérêt pour la prégnénolone remonte aux années 1940, lorsque le Dr Hans Selye, père de la théorie « lutter ou fuir » du stress, a étudié son utilité contre l'anxiété et la fatigue. Dans les années 1950, ses confrères ont étudié ses propriétés contre l'arthrite rhumatoïde. La prégnénolone agissait sur la douleur, les gonflements et d'autres symptômes de la maladie, ainsi que sur les autres hormones stéroïdes surrénaliennes de l'organisme, mais avec une différence importante : c'était la seule hormone testée qui ne provoquait pas d'effets secondaires métaboliques.

Malheureusement, les milieux médicaux ont abandonné la prégnénolone, peut-être parce que les laboratoires ne pouvaient pas breveter cette substance naturelle, et ont concentré leur attention sur l'un de ses dérivés, le cortisol et ses sous-produits synthétiques. Les médecins ont très vite qualifié les dérivés du cortisol de « médicaments miracles » pour le soulagement de l'arthrite rhumatoïde et d'autres maladies inflammatoires ou auto-immunes. Certes, la prégnénolone n'était pas tout à fait aussi efficace que la prednisone, la prednisolone ou d'autres médicaments similaires. Mais elle ne provoquait aucun des effets secondaires épouvantables des corticostéroïdes – rétention d'eau, hypertension, sensibilité aux infections, prise de poids, augmentation du risque de diabète, ainsi que ce gonflement du visage, la fameuse « moon face ».

De nos jours, de nombreux médecins hésitent à mettre leurs patients sous corticostéroïdes, reconnaissant que le traitement peut être pire que la maladie. J'ai été stupéfait d'apprendre l'histoire de la prégnénolone, dont nous redécouvrons aujourd'hui les passionnantes possibilités. Les médecins du Centre Atkins utilisent désormais cette hormone en supplément pour traiter toute affection où serait prescrite la prednisone : arthrite, sclérose multiple, asthme, artérite temporale (maladie de Horton) et lupus, pour n'en citer que quelques-unes.

En association avec la DHEA, la prégnénolone se révèle très utile dans le soulagement de la dépression. Enfin, si les résultats de certaines recherches récentes sur l'animal se confirment chez l'être humain, la grand-mère des hormones pourrait devenir l'une des substances les plus puissantes jamais découvertes pour renforcer la mémoire.

En raison de son rôle précurseur dans la production de progestérone, la prégnénolone pourrait devenir le traitement privilégié de plusieurs problèmes de santé liés aux œstrogènes. Dans l'organisme de la femme, la progestérone ne se contente pas de déclencher le cycle menstruel. Elle infléchit la tendance de certains œstrogènes à stimuler excessivement les cellules mammaires et utérines. Sans l'intervention de la progestérone, cette surstimulation peut conduire au cancer du sein, à des fibromes utérins et à la mastose sclérokystique.

## Mélatonine : le mystère de la glande pinéale

EN DEHORS DE SA CLASSIFICATION comme hormone et du fait que notre taux diminue avec l'âge, la mélatonine a peu de points communs avec la DHEA, la prégnénolone ou toute autre sécrétion surrénale naturelle. En tant que thérapie, et peut-être traitement préventif, elle pourrait connaître un usage plus large, depuis le traitement de l'insomnie jusqu'à la prévention du cancer.

Plus nous en apprenons sur la mélatonine, hormone active de la glande pinéale, plus elle se distingue comme antioxydant de premier ordre. En stimulant notre hormone antioxydante numéro un, elle nous protège de deux des plus dangereux radicaux libres, l'hydroxyle et le peroxyle. En conséquence, en quantité optimale, la mélatonine peut nous protéger de la cataracte, des affections cardiaques et neurologiques, et peut-être du cancer. Je commencerai cependant par son utilisation la plus répandue.

***Insomnie.*** En libérant de la mélatonine, notre glande pinéale maintient notre cycle de sommeil en synchronisation parfaite avec le jour et la nuit. Pour presque tous les individus qui ne peuvent s'assoupir au repos, la mélatonine est le meilleur somnifère physiologiquement actif qui existe.

En particulier pour les personnes âgées, c'est une solution idéale contre l'insomnie. Une étude a démontré qu'il suffit d'une dose de 0,3 mg de mélatonine au moment du coucher (j'en prends dix fois plus) pour améliorer notablement le sommeil des personnes âgées ayant du mal à s'endormir et à ne pas se réveiller au cours de la nuit. La plupart des consommateurs déclarent que leur sommeil est plus profond et durable et qu'ils se réveillent en se sentant reposés et dispos.

C'est avec une précision suisse que la mélatonine règle notre horloge interne, ce qui en fait la potion idéale pour les voyageurs ou les personnes faisant les trois-huit. Son action contre les symptômes du décalage horaire a été confirmée. Une utilisation à court terme dans ce domaine est sans danger pour pratiquement tout individu adulte. Une dose de 1 à 3 mg chaque soir pendant une semaine vous habitue rapidement à de nouveaux horaires de sommeil, permettant de dormir profondément (dès la nuit) et de se sentir le moins fatigué possible (dès le jour).

Les formules à effet retard, dont les dosages sont d'un seul milligramme, peuvent être plus avantageuses. Elles évitent un pic de l'hormone trop précoce qui vous réveillerait trop tôt.

*Cancer.* Prévention ou traitement, la mélatonine pourrait devenir une arme importante contre certains cancers, notamment ceux du sein, de la peau et de la prostate. La liste s'allongera, j'en suis certain, à mesure que s'étendront les domaines de recherche. L'hormone rajeunit plusieurs composants de notre système de défense naturel et ce renforcement provoque une meilleure immunité. La mélatonine pourrait notamment combattre les cancers en stimulant les cellules tueuses du système immunitaire. D'autres études confirment que l'hormone envoie aux globules blancs un signal pour protéger l'organisme et les recherches sur l'animal soulignent sa capacité à renforcer globalement l'immunité. Certains scientifiques avancent que cet impact immunitaire pourrait être ciblé contre le sida.

Je préconise à la majorité des patients cancéreux du Centre Atkins la prise de 12 à 20 mg de mélatonine chaque soir. Dans certaines études, des sujets atteints de cancer métastatique ont vécu plus longtemps en prenant au moins cette dose. Même une posologie quotidienne de 200 mg est sans danger, selon des chercheurs européens.

*Affections cardiaques.* Dans un avenir peu éloigné, les cardiologues se baseront peut-être sur le taux sanguin de mélatonine pour déterminer votre risque de maladie cardiaque. Selon des recherches, à mesure que sa concentration faiblit, la probabilité de maladie cardiaque s'élève. Une carence est également associée à un taux sanguin élevé de cholestérol et de triglycérides.

*Céphalées.* J'ai découvert une étude pilote prometteuse avançant que la mélatonine (10 g) pourrait empêcher l'apparition des algies vasculaires de la face. Si cette étude est reproduite, des millions de patients pourraient en retirer un soulagement.

*Maladie d'Alzheimer.* Une carence en mélatonine apparaît communément chez les patients souffrant de cette maladie débilitante. Cela implique bien sûr que des suppléments pourraient jouer un rôle de prévention ou de traitement. Les cellules cérébrales affectées par l'Alzheimer sont également endommagées par l'hydroxyle, l'une des molécules de radicaux libres que la mélatonine régule si efficacement.

Autre application possible : des médecins italiens ont signalé un succès rapide et remarquable en administrant une dose quotidienne de 20 mg de mélatonine à deux patients atteints de sarcoïdose.

## Suggestions de supplémentation

Le rétablissement du taux hormonal n'est pas du bricolage. Les besoins de chaque individu sont différents. Vous devrez recourir à un médecin qui puisse mesurer vos taux sanguins et les surveiller durant la prise de suppléments. Je mesure les concentrations sanguines de chaque hormone et rédige ma prescription en fonction, en ajustant les posologies selon les analyses suivantes. Cependant, l'expérience enseigne que ces examens ne sont pas les seuls déterminants. Chez un patient, une faible dose peut élever la concentration sanguine de manière spectaculaire, tandis que chez un autre, une forte dose peut n'avoir qu'un impact minimal.

La DHEA et la prégnénolone semblant agir l'une sur l'autre, je détermine leur posologie conjointement. Cependant, dans cet ouvrage, je traiterai individuellement de chacune des trois hormones.

***DHEA.*** La qualité et l'absorptivité des suppléments de DHEA varie selon la marque, et je ne suis pas du tout certain que tout ce qui porte l'étiquette « DHEA » en soit réellement. Certains produits contiennent de la *Dioscorea villosa* (également appelé « yam sauvage »), que les fabricants prétendent être de la DHEA véritable ou l'un de ses précurseurs naturels. Ne vous laissez pas berner. Il n'existe aucune voie métabolique permettant de convertir cet extrait végétal en DHEA.

Demandez à un médecin bien informé de vous conseiller une marque réputée ou voyez un pharmacien spécialisé dans les préparations. Vous aurez besoin d'une ordonnance pour vous procurer de la DHEA auprès d'un pharmacien, mais vous serez assuré de la qualité du produit. Vous pouvez également vous procurer mélatonine et prégnénolone auprès de lui.

À vingt ans, l'organisme humain en produit environ 20 à 30 mg par jour. À soixante-dix ans, il n'en produit plus qu'un dixième. En conséquence, de nombreux adultes prennent entre 5 et 25 mg par jour. Cependant, les scientifiques n'ayant pas encore clairement déterminé si nous assimilons la totalité du supplément, des doses plus élevées peuvent être nécessaires pour rétablir une concentration sanguine optimale.

En règle générale, j'essaie d'obtenir un taux sanguin de DHEA-S (sulfate de DHEA, forme résultant de sa métabolisation) situé entre 400 et 600 μg/dl pour les hommes et 300 et 500 μg/dl pour les femmes. Cependant, le taux de chacun est unique et quelques points en plus ou en moins peuvent changer beaucoup. Si vous ne vous en remettez pas à votre médecin pour déterminer la dose optimale, vous n'aurez pas tous les atouts de votre côté.

Lorsqu'elle est sécrétée durant la jeunesse, la DHEA fait un pic le matin. Pour imiter cette fluctuation naturelle, prenez votre supplément dès le réveil. Les effets secondaires sont relativement mineurs et peuvent être corrigés en ajustant la posologie. La DHEA pouvant élever légèrement le taux de testostérone, hommes et femmes développent parfois un peu d'acné. Les femmes pourront également noter une légère pousse de poils sur le visage. Mais l'avantage avec la DHEA, c'est que vous saurez si elle vous profite : vous devriez éprouver un changement remarquable en un bref laps de temps. Et, si la DHEA vous permet de vivre plus longtemps, vous bénéficierez d'une santé exceptionnelle durant ces années supplémentaires.

***Prégnenolone.*** La grand-mère des hormones n'ayant pas été étudiée autant que la DHEA, nous avons moins de conseils pour son utilisation. Nous savons que le cholestérol est le constituant principal de la prégnénolone, ce qui pourrait signifier qu'un effort soutenu pour en faire baisser le taux, soit en modifiant votre régime ou en prenant un traitement, pourrait provoquer une carence en prégnénolone.

Comme nous le savons, l'alimentation ne nous fournit pas souvent une quantité suffisante des éléments nécessaires à la santé, qu'il s'agisse des nutriments ou des éléments constitutifs des hormones. En conséquence, un individu moyen de soixante-quinze ans aura environ 60 % de moins de prégnénolone qu'un sujet de trente-cinq ans. Selon les résultats des analyses sanguines, je commencerais par une dose quotidienne de 20 à 40 mg prise le matin. Au bout d'environ deux mois et après une seconde analyse, il se peut que j'augmente progressivement cette dose. Les symptômes signalant une dose trop élevée sont les gonflements et la rétention de liquides, qui rappellent le syndrome prémenstruel – lorsque la progestérone est à son taux maximum.

Les gélules sont disponibles en doses de 5 à 100 mg. Des cachets sublinguaux et des aérosols sont également vendus. Dans la majorité des cas, ne prenez pas plus de 60 mg par jour sans surveillance médicale. Quand j'essaie de remplacer la prednisone dans le traitement de l'arthrite rhumatoïde, par exemple, je peux en prescrire jusqu'à 200 mg par jour, même si les analyses sanguines indiquent une dose plus basse. Cependant, habituellement, j'en prescris entre 60 et 100 mg, associés à une dose double de DHEA.

***Mélatonine.*** Plusieurs facteurs différents peuvent diminuer la production naturelle de cette hormone, notamment la consommation d'alcool, le manque de sommeil et une exposition insuffisante à l'obscurité. Les radiations électromagnétiques, comme celles émises par une couverture électrique ou le chauffage d'un matelas d'eau, peuvent également réduire la production de la glande pinéale.

Pour donner à votre organisme la possibilité de synthétiser seul la mélatonine, ne buvez pas d'alcool, prenez le temps de vous reposer et ne vous endormez pas la lumière allumée. Certains nutriments renforcent sa production, notamment les protéines, le niacinamide, l'acétyl carnitine et les vitamines $B_6$ et $B_{12}$.

Cependant, les suppléments n'agissent pas sur tous les insomniaques. Un certain nombre de facteurs, physiologiques et psychologiques, influencent le sommeil, et tous ne sont pas régulés par l'hormone. Ses meilleures applications sont la correction d'une carence, qui est de plus en plus probable avec l'âge, et le réajustement d'un cycle sommeil/veille.

Certaines personnes peuvent connaître des effets indésirables, comme un rêve particulièrement réaliste ou désagréable. Cependant, je l'utilise personnellement et professionnellement, et j'ai rarement rencontré de tels effets secondaires.

Les analyses sanguines du taux de mélatonine étant assez peu pratiquées, je commence généralement par une dose quotidienne assez basse, entre 0,5 et 2 mg. Augmentez cette dose si vous ne remarquez aucun effet après plusieurs jours. Vous pouvez en prendre jusqu'à 200 mg sans bousculer l'équilibre hormonal de votre organisme, mais je vous conseille de vous en remettre à un médecin nutritionniste qui vous aidera à déterminer le dosage idéal.

## Extraits glandulaires (Protomorphogènes) : l'organe peut-il faire le travail ?

MANGER DU FOIE est bon pour le foie. C'est tout à fait logique, car la viande de cet abat est remplie des nutriments dont le foie a besoin. Il ne s'ensuit pas obligatoirement que manger de la glande thyroïde ou prendre un extrait surrénalien apporte quoi que ce soit d'utile à l'organe correspondant dans l'organisme. Même si la recherche n'apporte que très peu de preuves de l'efficacité de la prise de ces suppléments en vente libre, je sais que certains d'entre eux favorisent et rétablissent la santé et que d'autres jouent un rôle capital dans ma stratégie de traitement.

Les atouts thérapeutiques d'une glande, ce sont ses hormones. Légalement, les extraits glandulaires vendus sans ordonnance ne peuvent contenir d'hormone active en quantité appréciable. Cependant, il est prouvé que si elles sont correctement traitées, certaines protéines des glandes d'animaux peuvent survivre au processus digestif et être assimilées intactes. La recherche sur l'utilité de ces protomorphogènes, puisque telle est leur dénomination, en est encore à ses balbutiements, mais des milliers de praticiens ont rencontré un succès notable avec leur utilisation.

***Extrait de thymus.*** Le thymus est l'organe de l'immunité et, comme tel, sa production est vitale pour les patients dont le système immunitaire doit être renforcé. Pourtant, l'extrait est rarement utilisé en prescription. Même vidé de tout son contenu hormonal et transformé en supplément, l'extrait de thymus conserve une activité biologique qui peut contribuer à soutenir votre thymus. L'action des suppléments de haute qualité (je préfère ceux fabriqués en Allemagne) a été prouvée dans le renforcement de la fonction immunitaire, particulièrement dans le cas de l'hépatite. Je le prescris également à raison de 2 g par jour pour tout le spectre des problèmes immunitaires, notamment les infections récurrentes, proliférations de levures, cancer et sida.

Mais deux nouvelles découvertes promettent de faire de l'extrait de thymus une thérapie plus précieuse que jamais. Un tout nouveau processus d'extraction peut améliorer la qualité de l'extrait et en réduire le prix, autre facteur qui en limite l'utilisation. J'ai utilisé ces suppléments ces dernières années. Le nouveau procédé est basé sur la thérapie des cellules vivantes du Dr Paul Niehans, le médecin suisse renommé qui a traité Churchill, De Gaulle et nombre de personnalités du XX$^{e}$ siècle. Niehans injectait à ses patients un extrait animal d'un organe spécifique. Ces cellules migraient ensuite vers l'organe correspondant du patient, et les fonctions de cet organe s'amélioraient. Dans ce nouveau procédé d'extraction, un extrait animal de thymus congelé est utilisé. Après décongélation, le liquide est déposé sous la langue et selon toute présomption assimilé intact.

La seconde découverte est basée sur une nouvelle procédure dans laquelle les cellules de thymus sont cultivées. Elles produisent une protéine appelée protéine thymique A, qui renforce la fonction immunitaire. Je l'ai utilisée chez des patients, dont j'ai pu considérablement relever le taux de lymphocytes T.

***Extraits surrénaliens.*** Une fatigue persistante et un manque de vitalité apparemment inexplicable signalent souvent un épuisement surrénal. Le stress épuise facilement nos glandes surrénales, qui régulent la glycémie, l'acuité mentale et toute une série de fonctions de l'organisme. Bien que les extraits surrénaliens ne contiennent probablement pas une quantité significative d'hormones, des milliers de médecins attestent du spectaculaire rétablissement de l'énergie chez les patients ayant pris ces suppléments. Les extraits ovariens, testiculaires, hypophysaires et thyroïdiens, entre autres, ont tous été utilisés par des praticiens partisans de cette stratégie thérapeutique.

## Suggestions de supplémentation

La thérapie glandulaire présentant plus de questions que de réponses, n'essayez pas de l'appliquer seul. Procédez sous la surveillance d'un praticien expérimenté. Lui seul pourra déterminer la meilleure manière de répondre à vos besoins spécifiques et recommander les extraits d'organes d'animaux nourris biologiquement, de haute qualité.

CHAPITRE 13

# Les plantes

## La pharmacie de la nature

AU PREMIER ABORD, les plantes ne semblent pas à leur place dans un livre sur la thérapie nutritionnelle. Cependant, bon nombre d'entre elles sont en réalité des aliments, tels les champignons, la canneberge, l'ail, le gingembre et le poivre de Cayenne. Je ne pouvais passer en revue mes différentes stratégies thérapeutiques sans tenir compte du fait que les plantes sont une composante indissociable de la médecine nutritionnelle.

Si la distinction entre plantes et nutriments semble floue, prenons le temps de réfléchir à la différence entre plantes et médicaments. Un tiers environ des médicaments sur ordonnance – digitale, antispasmodiques, analgésiques et certains agents utilisés en chimiothérapie, pour ne citer que quelques exemples – dérivent des plantes. Il est d'autant plus ironique que la médecine conventionnelle ait tendance à mépriser les traitements à base de plantes médicinales. Cela n'a pas toujours été le cas. Jusque dans les années 1920 à peu près, les écoles de médecine enseignaient la valeur thérapeutique des plantes dans les cours de pharmacognosie et les pharmacies avaient en rayon les plantes que prescrivaient régulièrement les médecins. Mais, depuis, l'intérêt s'est porté sur les médicaments et la profession n'a plus eu accès à ce merveilleux savoir.

Bien que les laboratoires pharmaceutiques n'aient jamais perdu de vue le potentiel médicinal des plantes, ils ont toujours privilégié des profits que les remèdes naturels ne peuvent apporter. Comme les extraits de plantes et substances naturelles ne peuvent être brevetés, la voie du profit est coupée. En conséquence, les chercheurs ont commencé à chercher à isoler les principes actifs de chaque plante, qu'ils pouvaient synthétiser et breveter. Ce faisant, ils se sont concentrés sur la substance chimique de la plante dotée des propriétés médicinales, laissant de côté le pouvoir curatif équilibré des plantes entières et des extraits entiers.

La redécouverte actuelle d'une pharmacologie plus naturelle des plantes est survenue largement grâce aux travaux de chercheurs européens dont les traitements par les plantes sont encore courants en médecine conventionnelle et sont produits selon des standards aussi exigeants que pour les médicaments. Certains des laboratoires les plus estimés dans le monde fabriquent et promeuvent des remèdes à base de plantes. Par exemple, en Allemagne, les médecins rédigent chaque année des millions d'ordonnances pour l'extrait officinal de *Gingko biloba*. Ici, en Amérique, même si nous avons à disposition un gingko de même qualité, la médecine conventionnelle refuse encore d'en reconnaître le rôle médicinal.

Dans ce chapitre, j'ai réparti les plantes les plus communément utilisées en plusieurs catégories selon ma fréquence d'utilisation. Cette classification peut sembler arbitraire, mais c'est en raison de la nature même de nos plantes médicinales. La plupart sont rebelles à toute classification parce qu'elles agissent simultanément à plusieurs niveaux différents. Par exemple, la même plante prescrite à un patient comme remède contre le rhume peut également soigner le cancer chez un autre. Dans bien des cas, même les plantes à application spécifique peuvent améliorer notre santé d'autres manières, et heureusement, la plupart de ces extraits naturels sont disponibles sans ordonnance.

## Plantes à utilisations multiples

### Gingko biloba

Produit par l'une des espèces les plus anciennes du monde, le *Gingko biloba* est le remède à base de plantes le plus important qui soit. Souvent utilisé dans la médecine conventionnelle européenne, avec des ventes de plus de 1 % des ventes totales de produits pharmaceutiques, il est largement salué comme stimulant mental et vasculaire, et pour son action protectrice sur le cerveau, le foie, les yeux et la circulation.

Comme le démontrent plus de trois cents études, le gingko favorise une meilleure circulation dans tout l'organisme, notamment le cerveau, où il protège et améliore mémoire et mental, même chez les patients souffrant d'Alzheimer. Une circulation améliorée peut également stabiliser l'arythmie, favoriser une érection durable et soulager l'engourdissement et les douleurs de la claudication intermittente, trouble circulatoire des membres inférieurs. Prendre l'extrait peut également être utile pour traiter cataracte, rétinopathie, dégénérescence maculaire, acouphènes, vertiges, asthme, maux de tête, syndrome prémenstruel et dépression.

Presque toutes les recherches sur le gingko ont testé un extrait normalisé contenant une concentration de 24 % de flavonglycosides, l'un des principes actifs de la plante. Des préparations à dose plus faible pourraient être aussi efficaces, mais je préfère les produits dont l'étiquette spécifie une concentration de 24 %. Pour moi, aucun individu souffrant de troubles mentaux ou vasculaires ne devrait entamer un traitement médicamenteux sans d'abord essayer le gingko à une posologie de 240 à 360 mg par jour. Pour une acuité mentale générale, toute personne de plus de quarante ans devrait en prendre de 120 à 160 mg par jour. En fait, tout le monde devrait l'essayer en raison de son large éventail de bienfaits et de sa presque absence de risques.

## Ginseng

Le ginseng est connu comme « adaptogène », c'est-à-dire qu'il aide l'organisme à s'adapter. À quoi ? Eh bien, à pratiquement toutes sortes de stress physiologiques. Cette racine, appréciée depuis des millénaires, semble présenter la rare faculté de rétablir l'équilibre de l'organisme, soit en stimulant soit en atténuant certains processus biochimiques déréglés par différents facteurs de stress. C'est manifestement un remède naturel extrêmement utile.

Les deux principales variétés de ginseng ont des effets quelque peu différents. Selon le trouble, vous pouvez prendre de l'*Eleu-*

*therococcus senticosus*, connu sous le nom de « ginseng de Sibérie », ou le bien plus puissant panax, mieux connu sous le nom de « ginseng de Corée » ou de Chine. *Panax quinquefolium*, connu sous le nom de « ginseng d'Amérique » est une autre variété bien considérée.

***Ginseng de Sibérie (éleuthérocoque).*** Cette forme joue un rôle particulier dans le renforcement du système immunitaire et la régulation de la glycémie. Chez des diabétiques de type 1 ou 2, une dose quotidienne de 200 mg d'extrait normalisé a réduit leur taux sanguin de glucose, amélioré leur humeur et renforcé leur endurance. Nombre de mes patients au régime sont convaincus qu'il les a aidés à maigrir. Il n'est pas nécessaire d'avoir un trouble du métabolisme pour apprécier la stimulation mentale et physique du ginseng de Sibérie. Des études montrent qu'il permet de mieux travailler dans des conditions de stress. Les cancéreux ou malades du sida bénéficient du renforcement du système immunitaire, qui peut être mesuré dans leurs analyses.

***Ginseng Panax.*** Pour renforcer la résistance physique et mentale, le panax est plus puissant que l'éleuthérocoque. Une telle stimulation est idéale pour les cancéreux, qui ont besoin de son pouvoir revigorant. Le ginseng de Chine ou de Corée pourrait être trop puissant, d'ailleurs certains consommateurs se sont plaints d'irritabilité, d'anxiété et d'insomnie. C'est pourquoi je préfère utiliser le *Panax quinquefolium*. Son effet stimulant est moindre, mais son pouvoir revitalisant sur le système immunitaire est tout aussi excellent. Dans une étude contrôlée par placebo, leur association dans un composé européen qui a connu un grand succès commercial sous la marque Ginsana, a été reconnue comme très efficace contre le rhume ordinaire et le virus de la grippe.

Quelle que soit la variété de ginseng que vous choisissez, n'oubliez pas que ses effets ne se font pas ressentir immédiatement. Vous devrez peut-être prendre des suppléments pendant des semaines ou des mois avant de vous sentir plus dynamique ou l'esprit plus clair. Certains produits contiennent une forme pulvérisée de la racine, mais je préfère une gélule ou un extrait liquide de ginseng dont la concentration est normalisée et constante. Dans les villes dotées d'un quartier chinois, vous trouverez des magasins de ginseng où vous pouvez acheter la racine entière. Les experts en ginseng peuvent juger de leur efficacité simplement en les examinant. Traduire cette variabilité d'une racine à l'autre en recommandations de dosage est inutile. Vous obtiendrez de meilleurs résultats avec quelques gélules par jour et vous jugerez de l'effet par vous-même.

## Griffe de chat (*Uncaria*)

De nombreuses personnes, dont moi, ont l'étrange, mais plausible, conviction que la nature a créé une panacée botanique enfouie dans les profondeurs de quelque forêt tropicale où la civilisation n'a encore jamais pénétré. Un jour peut-être, nous découvrirons cette plante mythique. En attendant, nous avons la griffe de chat, considérée par bien des gens comme ce qui se rapproche le plus de la panacée végétale.

Récoltée dans la forêt pluviale du Pérou, la griffe de chat est l'une des plantes que je prescris le plus largement. Les herboristes sud-américains administrent cette liane depuis des siècles et je l'utilise pour traiter nombre des mêmes maladies : troubles de la digestion, ulcères, arthrite et maladies inflammatoires. Depuis les années 1970, les chercheurs européens ont confirmé solidement ces applications. Elle peut diminuer l'hypertension et le cholestérol et, comme le laissent penser les études sur l'animal, pourrait être un anti-coagulant. Elle contient également de nombreux composés qui, entre autres effets, peuvent renforcer le système immunitaire et prévenir le cancer.

Toutes les variétés de griffe de chat n'offrent pas les mêmes bénéfices. L'*Uncaria tomentosa* possède les plus fortes qualités thérapeutiques. Une variété parente, l'*Uncaria guianesis*, est efficace, mais il lui manque le composé médicalement le plus important de la *tomentosa*, une substance appelée « isoptérodine ». Les infusions et extraits dilués, connus sous le nom de teintures, sont probablement le meilleur moyen d'absorber les principes actifs de la griffe de chat, bien que les gélules semblent tout aussi efficaces si elles en contiennent l'extrait normalisé. Évitez les suppléments de poudre d'écorce. L'écorce n'est pas digestible et, en conséquence, probablement sans efficacité.

J'ai constaté des écarts de qualité inacceptables d'un produit à l'autre, ce qui rend les recommandations de dosage difficiles. Par exemple, la griffe de chat que je prescris à mes patients est efficace avec 3 à 6 gélules de 500 mg chacune. Un herboriste expérimenté pourra vous conseiller.

## Aloé vera (aloès)

Cette plante bien connue représente un véritable soin maison. Si l'aloé vera n'avait pas besoin de lumière, je vous conseillerais d'en ranger un pot dans votre armoire à pharmacie. Une plante vivante posée sur le rebord d'une fenêtre ensoleillée est la meilleure source d'aloé vera. Les lotions commerciales sont commodes et actives, mais rien ne remplace en efficacité et en économie la résine fraîche d'aloès provenant d'une feuille tout juste coupée.

La plupart des gens utilisent la « plante d'immortalité », comme l'appelaient les anciens Égyptiens, pour accélérer la cicatrisation des brûlures légères, égratignures et coupures, mais c'est aussi un baume apaisant pour les coups de soleil, la cellulite, les petites décharges électriques et les engelures. Appliquez le gel le plus tôt possible et essayez de laisser la lésion couverte pendant au moins vingt-quatre heures, ce qui devrait minimiser les traces, du moins dans le cas de brûlures. Bien que les études sur l'animal indiquent que l'aloé vera pourrait jouer un rôle dans le traitement des ulcères cutanés du diabète, ne l'utilisez pas sur des blessures profondes ou des lésions dermiques plus graves. Il pourrait en l'occurrence en empêcher la cicatrisation.

Certaines des recherches les plus récentes sur l'aloès soulignent d'autres propriétés de la plante contre les faiblesses immunitaires, les infections virales et peut-être le cancer. Des préparations plus concentrées sont alors nécessaires, mais elles pourraient être moins pratiques d'usage en raison des fortes doses requises. Les suppléments oraux sont fréquemment prescrits contre les toxines intestinales et la recherche démontre qu'ils peuvent contribuer à la thérapie des ulcères. D'autres recherches présentent un espoir pour les asthmatiques et les diabétiques de type 2.

Ne mangez pas des feuilles d'aloès pour bénéficier de leur potentiel thérapeutique et ne vous laissez pas séduire par la réputation de cette plante au point d'utiliser les produits à base d'aloé vera présentés comme « laxatifs naturels ». Si la peau de la plante contient une substance amère qui exerce un effet laxatif, c'est seulement au prix de violentes douleurs intestinales. Heureusement, la plupart des fabricants retirent le composé nocif de leurs produits.

D'autres principes actifs de l'aloès pourraient suffisamment renforcer le système immunitaire pour affecter le progrès d'infections virales et du cancer, mais les recherches sont trop peu nombreuses pour le prouver avec certitude. Nous savons cependant que le mieux connu de ces principes actifs, l'acemannane, est un traitement vétérinaire approuvé pour la leucémie féline, qui serait causée par un virus à l'action similaire au VIH. Les bénéfices de l'acemannane peuvent être tout à fait spectaculaires, selon ce que m'ont rapporté des confrères. Dans quelques petits essais cliniques, le supplément à relevé certains indicateurs d'activité immunitaire chez des malades du sida.

Le prix élevé et la difficulté de se procurer de l'acemannane sont deux obstacles majeurs à la poursuite d'expérimentations cliniques et personnelles. Le dosage quotidien efficace est d'au moins 800 mg – équivalent d'un litre et demi de jus d'aloès par jour. Si certaines personnes sont capables d'en boire cette quantité, notamment lorsque le cancer ou le sida sont leur motivation, nous ne pouvons être certains que le jus contienne de l'acemannane, qui est chimiquement instable. L'autre solution est de convaincre un vétérinaire que vous êtes un chat. Pour les problèmes dermatologiques, appliquez simplement le jus d'une feuille sur la zone lésée. Pour les troubles intestinaux, la dose quotidienne est de une cuillerée à soupe trois fois par jour.

## Réglisse (glycyrrhizine)

Bien avant de figurer chez tous les confiseurs, la réglisse était une plante très appréciée des Indiens d'Amérique, des médecins chinois et des Grecs de l'Antiquité. L'action anti-inflammatoire spectaculaire de son principal composant chimique, la glycyrrhizine, ralentit la dégradation des stéroïdes surrénaliens anti-inflammatoires secrétés par l'organisme et amplifie l'effet des autres plantes. La recherche soutient son utilisation dans le traitement de l'arthrite rhumatoïde, des allergies, des affections bronchiques, des virus, des lésions buccales (faites bouillir un peu de racine de réglisse dans de l'eau et utilisez-la en bains de bouche), de l'asthénie chronique, des troubles de la glycémie et de plusieurs affections dermatologiques, dont l'eczéma, les dermites et l'impétigo.

La science sait depuis le début des années 1960 que la réglisse peut calmer la toux aussi efficacement que la codéine. L'extrait renforce l'effet apaisant des antiacides de 80 %, divise par deux le risque d'ulcère causé par l'aspirine et peut même diminuer la plaque dentaire. Elle peut aussi prévenir le VIH de se déclarer en sida avéré et inhiber la croissance d'autres virus, dont celui de l'hépatite B et de la mononucléose.

Prise à haute dose sur une période prolongée, la glycyrrhizine peut élever la tension artérielle et provoquer une rétention de fluides – effets secondaires rappelant ceux des corticostéroïdes : c'est parce qu'elle empêche la décomposition des stéroïdes surrénaliens naturels de l'organisme. Pour éviter de tels problèmes, la plupart des herboristes utilisent la plante entière ou un extrait sans glycyrrhizine, bien qu'ils soient moins puissants que l'extrait pur. La réglisse déglycyrrhizinée est celle qui est la plus largement utilisée, et c'est le traitement privilégié de l'ulcère gastro-duodénal et d'autres troubles gastro-intestinaux. Dans une étude comparative, il a prévenu les ulcères plus efficacement que le médicament le plus vendu, la cimétidine.

N'allez pas dans une confiserie vous procurer de la réglisse. La spécialité vendue sous ce nom contient du sucre et des arômes artificiels, et peu ou pas de réglisse. Je prescris généralement 3 à 6 gélules de 300 à 600 mg à mes patients atteints d'ulcères, d'allergies ou d'états inflammatoires.

## Ail

Ce bulbe piquant mérite quatre chapitres et non quatre paragraphes. L'ail, l'une des plantes les mieux étudiées du monde, est une véritable panacée, qu'elle soit absorbée comme aliment ou sous forme d'extrait officinal. Son éventail de bienfaits est stupéfiant. Pour commencer, il renforce la fonction immunitaire, infléchissant favorablement la progression de presque toutes les infections. Il diminue le taux de glucose et pourrait soutenir suffisamment le métabolisme pour favoriser la perte de poids. Des doses élevées de l'extrait peuvent même contribuer à prévenir le cancer.

L'action la plus passionnante de l'ail, selon moi, est la diminution du risque d'accident cardiaque. Il diminue le taux de cholestérol, empêche les lipides sanguins de se déposer sur les parois artérielles et réduit la tension. Il inhibe également la libération de thromboxane $B_2$, substance qui contracte les vaisseaux sanguins et les bronches.

Quelle est la meilleure manière de prendre de l'ail ? Celle qui vous paraît la plus commode. Si vous n'en aimez pas le goût ou que vous ne pouvez en consommer tous les jours, essayez un extrait d'ail vieilli, soit en gélules, soit en liquide. Sans odeur ni saveur, c'est la forme que les chercheurs ont le plus étudiée. Comme les propriétés cicatrisantes de la plante augmentent proportionnellement à la dose, les suppléments sont le meilleur choix. Je recommande d'en prendre entre 2,4 et 3,2 g par jour.

Méfiez-vous des produits mettant en avant leur teneur en allicine. L'allicine est une substance instable libérée en écrasant l'ail. Elle n'est pas absorbée par l'intestin et pour une bonne raison – elle endommage les globules rouges et irrite les tissus organiques, selon des études en laboratoire.

## Gingembre

Vous le connaissez certainement comme ingrédient de la cuisine chinoise, du pain d'épices ou de certains sodas, mais le gingembre a gagné ses premières lettres de noblesse comme plante médicinale. Il empêche le sang de coaguler tout aussi efficacement que l'aspirine, mais sans effet secondaire telles les brûlures d'estomac. Cette épice réduit également le cholestérol, renforce le fonctionnement général du cœur et est un agent anti-inflammatoire très efficace qui soulage l'arthrite rhumatoïde.

L'utilisation traditionnelle du gingembre pour apaiser les maux d'estomac a été totalement validé par la science. Les suppléments, comme l'a démontré une étude, agissent contre les nausées et vertiges du mal des transports plus efficacement que la Dramamine®, remède bien connu, en vente libre, à base de dimenhydrinate. Le gingembre peut également soulager les nausées matinales des femmes enceintes et réduire le besoin en médicaments anti-vomitifs dans nombre de situations. Il a même soulagé des marins danois sujets au mal de mer observés durant une violente tempête.

## Curcuma

Bien qu'il soit ajouté aux poudres de curry pour sa couleur jaune plutôt que pour son goût, qui est relativement peu prononcé, le curcuma est un ingrédient parfait pour un traitement antioxydant. Une dose de seulement 20 mg de curcumine, son principe actif, réduit considérablement l'oxydation des cellules causée par les radicaux libres. Elle diminue également le risque de cancer du fumeur et, appliquée localement, contribue au traitement des cancers de la peau.

Comme la curcumine soulage l'inflammation des tissus, c'est un allié essentiel contre l'arthrite, le syndrome du côlon irritable, l'asthme et toute autre maladie inflammatoire. En stimulant la sécrétion de bile dans le foie, elle améliore la digestion. L'extrait renforce également le métabolisme des glucides, prévient l'augmentation du cholestérol et la formation de caillots. Selon certaines expériences en laboratoire, il présente également la capacité d'inhiber le VIH. Il a été récemment démontré qu'il faisait régresser des lésions buccales précancéreuses en renforçant l'activité antioxydante des cellules saines.

Je recommande généralement entre 400 et 1 200 mg de curcumine par jour, bien que je double souvent la dose pour obtenir de meilleurs résultats contre l'arthrite et les maladies inflammatoires du même type. Ne comptez pas sur l'épice entière. Le curcuma lui-même ne contient que 1 % de curcumine. Les gélules de concentration constante d'extrait en contiennent 95 %.

# Plantes renforçant le système immunitaire

## Champignons médicinaux

Ne vous laissez pas abuser par la dénomination « médicinaux ». Bien que constituant une part importante du traitement anti-cancer au Japon et en Chine, les champignons médicinaux les plus puissants sont aussi parmi les plus savoureux. Chacun a sa saveur et son effet thérapeutique, mais ils partagent la propriété de renforcer la résistance et le système immunitaire comme d'améliorer l'état de santé général. Différents champignons sont utilisés selon les praticiens dans le monde, mais quatre méritent une attention particulière.

***Shiitake.*** Comme c'est un élément très présent dans l'alimentation japonaise, ce champignon est l'un des remèdes au monde les plus anciennement attestés et semble prometteur dans le traitement du cancer et peut-être du sida. Le lentinane, son plus puissant principe actif, est généralement administré par voie intraveineuse, car il n'est pas certain qu'il soit correctement absorbé par voie orale. Cependant, une étude a décelé une action contre le cancer de l'estomac lorsqu'il est ingéré.

Vous aurez certainement besoin de consulter un médecin nutritionniste pour obtenir des piqûres de lentinane, mais vous pouvez incorporer ce délicieux champignon dans votre alimentation. Peut-être que ses autres composants thérapeutiques, dont le plus important est le polysaccharide KS-2, sont mieux assimilés. N'importe quelle épicerie asiatique bien approvisionnée en propose. Les suppléments de shiitake sont une autre solution. Cherchez dans les magasins une marque qui propose une teneur normalisée en KS-2.

***Reishi.*** J'emploie ce champignon comme tonique en cas d'asthénie. C'est un bon reconstituant pour les acharnés du travail, les types A et autres hyperactifs qui semblent incapables de relâcher la pression. Comme les trois autres, ce champignon améliore l'état général, mais il a des actions plus spécifiques, comme le traitement des allergies et la régulation de la coagulation et de l'hypertension. Certains de ses composants renforcent le système immunitaire, tandis que d'autres combattent les tumeurs.

Pour préparer un tonique rafraîchissant au reishi, mélangez dans un verre d'eau un compte-gouttes d'extrait liquide que vous vous procurerez dans un magasin diététique. Trois ou quatre gélules d'extrait normalisé apportent la même quantité. Pour un tonique anti-cancer, une dose trois fois plus élevée est efficace, tout en restant sans danger.

***Maitake.*** Le champignon que je prescris le plus fréquemment, presque automatiquement à mes patients cancéreux est le maitake. Les suppléments de son principe actif, appelé « fraction D », ont empêché la prolifération de tumeurs malignes. Malheureusement, aucune recherche n'a été faite sur l'être humain, mais de nombreux médecins l'utilisent avec succès. Les essais cliniques, une fois achevés, promettent de confirmer cette expérience.

Bien que le champignon ait été généralement administré par intraveineuse dans les expérimentations sur l'animal, nous donnons l'extrait liquide oralement à nos patients cancéreux, généralement à une dose de 50 à 80 gouttes par jour. Lorsque notre objectif est la prévention du cancer plutôt que son traitement, je peux diviser la dose de moitié.

***PSK.*** L'un des plus passionnants adjuvants dérivés du champignon qui soit apparu pourrait bientôt être à la portée des Américains. Le polysaccharide K (PSK) était sur le point d'être mis sur le marché aux États-Unis lorsque ce livre était sous presse. Je ne l'ai pas utilisé personnellement, mais sa réputation est bien établie. Au Japon, le PSK est utilisé de manière courante dans les traitements post-opératoires et les ventes annuelles y atteignent là-bas des centaines de millions de dollars.

Extrait d'un champignon appelé *Coriolus versicolor* (polypore versicolore), le PSK fait plus que doubler la durée de vie des patients atteints de cancer du poumon, même s'ils ont eu un traitement conventionnel. Une autre étude a révélé que des patients atteints de cancer du côlon ayant reçu du PSK restaient en bonne santé et vivaient plus longtemps que ceux n'en ayant pas reçu. Lorsque cette substance a été administrée à des sujets souffrant de cancer de l'estomac, le taux de survie à cinq ans est passé de 59 à 70 %. À la différence des thérapies conventionnelles, le PSK n'a présenté aucun effet secondaire.

Nous ne savons pas exactement comment le PSK interrompt la prolifération, mais des études sur l'animal indiquent qu'il revitalise deux composants du système immunitaire, les cellules tueuses et les lymphocytes T. Il renforce également les autres traitements, suscite une sécrétion plus élevée de l'enzyme antioxydante naturelle SOD et protège les chromosomes de dégénérescence maligne. La cerise sur le gâteau est que le PSK est absolument non toxique et peut être pris oralement. À tous égards, il semble prêt à devenir un supplément d'une grande importance. Nous n'avons plus besoin que de l'autorisation de la FDA pour l'importer. Dès lors, je l'utiliserai sur mes patients et ferai part de mon expérience dans mes publications futures.

## Gui

Le gui (*Viscum album*) n'est pas seulement prétexte à s'embrasser à Noël. Il est ingéré depuis des siècles pour traiter tout, depuis l'épilepsie jusqu'à l'hypertension. Son action la plus notable est le renforcement du système immunitaire. Comme le montrent si fréquemment les résultats d'analyses de mes patients, les marqueurs de tumeur démontrant la prolifération d'un cancer baissent de manière spectaculaire après une série d'injections de gui deux fois par semaine. La qualité de vie semble également être améliorée après l'utilisation de cette plante, comme l'a démontré une étude récente sur l'être humain.

Comme toute autre thérapeutique qui restaure le système immunitaire, le gui agit mieux sur un organisme qui n'a pas souffert de la chimiothérapie ou de la radiothérapie. C'est pourquoi il est crucial de trouver un praticien prêt à administrer l'extrait au plus vite après le diagnostic de cancer. Le gui se présente sous plusieurs formes et, bien qu'il puisse être pris oralement, il exige du médecin une considérable expérience pour être bien utilisé car sa forme injectable est beaucoup plus efficace.

## Astragale

Des nombreuses plantes qui renforcent un système immunitaire affaibli, l'astragale est ma préférée. C'est un merveilleux tonique à long terme pour tous, particulièrement les cancéreux et les personnes âgées ayant besoin d'une protection supplémentaire contre les infections durant l'hiver. Dans une étude sur des patients souffrant de myocardite virale, la plante a quadruplé l'activité des cellules tueuses, indice de vigueur du système immunitaire. D'autres recherches suggèrent qu'elle pourrait diminuer la tension artérielle, redonner de l'énergie et renforcer la mobilité des spermatozoïdes, suffisamment pour vaincre la stérilité.

C'est sous forme de teinture que l'astragale agit le mieux d'après moi. Ajoutez 1 à 2 compte-gouttes dans un verre d'eau, remuez et buvez.

## Écorce de bois d'ipé

Substance rougeâtre provenant d'un arbre des forêts tropicales d'Amérique du Sud, l'écorce de bois d'ipé possède de puissantes propriétés bactéricides, antivirales et antifongiques, mais sa vocation médicale semble être la thérapie du cancer. En 1968, des scientifiques du National Cancer Institute ont appris que le lapachol, principe actif contenu dans l'écorce, avait de remarquables propriétés anticancéreuses, mais, en 1973, les recherches ont été abandonnés, ce qui arrive bien trop souvent avec les composés non toxiques les plus prometteurs. Des études sur l'animal ont par la suite confirmé les premières découvertes, ce qui suffit en soi à justifier des essais sur l'être humain. Ne souhaitant pas me passer des vertus de ce végétal, je continue de le prescrire, en mélangeant généralement 2 compte-gouttes de teinture avec d'autres plantes dans une tisane.

Recherchez sur l'étiquette la garantie que l'extrait d'écorce de bois d'ipé contient bien les principes actifs de l'écorce. En 1987, une analyse chimique de la douzaine de marques disponibles au Canada a dévoilé qu'elles ne contenaient que des traces de lapachol. Ce produit est en vente dans les magasins diététiques.

# Anti-infectieux

## Échinacée

Bien des jardiniers adorent faire pousser cette fleur mauve sans être au courant de ses propriétés médicinales. Des chercheurs allemands les ont fait connaître au monde entier. Grâce à leurs travaux exhaustifs, nous avons appris, comme le savaient déjà les Indiens des plaines et que l'ont confirmé plus de trois cents études, que l'échinacée renforce nos défenses naturelles de bien des manières.

En ciblant les envahisseurs bactériens et viraux, cette plante peut prévenir et traiter les infections des voies respiratoires supérieures et les infections vaginales à levures. Elle réduit également le temps de convalescence après une infection sans provoquer les effets secondaires typiques des antibiotiques pharmaceutiques, notamment la prolifération dans l'intestin de levures responsables d'un bon nombre de maladies chroniques. L'extrait liquide, la tisane et le jus fraîchement pressé d'échinacée sont de bonnes préparations, mais la poudre lyophilisée produit de meilleurs résultats. À titre préventif pour le rhume et la grippe, prenez deux à trois gélules contenant entre 760 et 1 040 mg chaque jour. Pour traiter une infection, je vous suggère d'augmenter la dose jusqu'à six ou huit gélules par jour.

## Hydraste du Canada (sceau d'or)

Avant que la science moderne ait découvert les antibiotiques, les Indiens d'Amériques avaient déjà une thérapie exceptionnellement efficace. L'hydraste du Canada (*Hydrastis canadensis*) leur fournissait une excellente source de berbérine, substance qui inhibe la croissance des bactéries, de la levure *Candida albicans* et même de certains parasites. Cette plante semble agir le mieux sur les infections des systèmes urinaire et respiratoire et des sinus, ainsi que sur celles qui attaquent les muqueuses. Elle agit également avec succès contre les formes de diarrhée infectieuse. Outre qu'elle élève le taux de globules blancs, signe d'un système immunitaire plus sain, l'hydraste contribue à faire baisser glycémie et tension artérielle. Elle aide également à réguler les arythmies.

En raison d'effets secondaires indésirables, n'utilisez pas l'hydraste ou d'autres plantes contenant de la berbérine de façon prolongée. Elles surstimulent le système nerveux, causent des troubles intestinaux et peuvent même provoquer des avortements. Pour un traitement de courte durée, je préfère la teinture, normalisée pour contenir 5 % d'hysdrastine, un autre principe actif. Une bonne posologie est située entre 750 et 1 500 mg par jour, en gélules que vous trouverez dans n'importe quel magasin diététique. Associée à l'échinacée, c'est un excellent remède contre rhume et grippe.

## Feuille d'olivier

L'un des meilleurs anti-infectieux n'est pas du tout nouveau : les médecins utilisaient la feuille d'olivier dès 1927 pour combattre la malaria. L'énolate de calcium, principe actif de la feuille, est un tueur de bactéries et de virus extraordinairement efficace.

La feuille offre au moins un certain soulagement, sinon un rétablissement complet, de toute une série de maladies microbiennes – pneumonie, gonorrhée, tuberculose, grippe, encéphalite virale, méningite virale, hépatite B, zona, herpès et mononucléose. C'est aussi un bon traitement des infections urinaires et chirurgicales comme de toute infection bactérienne. Mais la feuille d'olivier détruit également les levures responsables d'infections.

Cette plante a attiré mon attention en raison d'un effet secondaire qui est cependant bénéfique. Si l'extrait est absolument non toxique, en prendre une trop grande quantité vous rendra malade avant de vous guérir. Cet effet secondaire temporaire provient apparemment de ce qui est appelé « réaction d'Herxheimer », qui n'apparaît normalement que lorsque les agents antimicrobiens sont extrêmement efficaces. Lorsqu'ils sont tués en grand nombre, les gros micro-organismes comme la levure libèrent en mourant des toxines dans notre organisme et le foie ne peut les éliminer assez rapidement. Les symptômes varient selon l'infection, mais vous pouvez vous sentir plus mal, et en particulier plus fatigué. Une fois la réaction passée, peu de temps après avoir réduit la dose, votre maladie disparaît généralement à son tour. Et c'est ce qui m'a impressionné le plus dans la feuille d'olivier. Après tout, les antibiotiques ne tuent pas à la fois les bactéries et la levure.

J'ai réussi à minimiser le risque de réaction d'Herxheimer en utilisant une faible dose initiale, généralement une seule gélule de 500 mg par jour. Au cours de la semaine, j'augmente cette dose jusqu'à 2 g par jour, ce qui est généralement tout à fait suffisant. Une fois que la maladie recule, je redescends à une ou deux gélules par jour. Plusieurs fabricants la proposent, mais la plupart la conditionnent en gélules de 500 mg.

## Huile d'origan

Les huiles extraites des épices (thym, clous de girofle, romarin et origan) sont souvent de bons antifongiques et antiviraux. L'huile d'origan est probablement la meilleure. Depuis que j'ai fait sa connaissance en terrassant rapidement, avec une simple dose un mauvais rhume que j'avais contracté, je l'utilise sur de nombreux patients. J'en suis désormais arrivé à me reposer sur elle pour traiter presque toutes les infections, y compris à levures, pour laquelle elle est l'un des meilleurs remèdes.

Deux antioxydants de l'origan, thymol et carvacrol, sont probablement responsables de ses propriétés antimicrobiennes. La feuille d'origan entière contient assez des deux composés pour éliminer certains champignons apportés par l'alimentation et empêcher la viande fraîche de se gâter. Pour infléchir la progression d'une infection, cependant, vous devrez prendre un extrait, à raison de 2 à 4 gouttes. L'huile a également une action locale. Pour soulager un mal de dents, humectez un coton de deux gouttes et frottez-en l'intérieur de la bouche. Un liniment à l'huile d'origan, préparé avec une part d'extrait pour trois parts d'huile, soulage très rapidement les entorses et les rhumatismes.

Cependant, il reste la question de l'arôme. L'huile d'origan est si puissante qu'une seule goutte imprègne toute une pièce de son odeur. Si vous ne remarquez rien, c'est que vous n'avez pas acheté de la véritable huile d'origan. Cette essence âcre, dont l'odeur persiste pendant un à deux jours, aide à traiter une infection des sinus en quelques inspirations.

Ma seule mise en garde contre l'huile d'origan concerne les femmes enceintes. N'utilisez aucune huile essentielle durant votre grossesse. Ces substances sont puissantes et nous ne connaissons pas assez bien leurs dangers ni leurs effets sur le bébé.

### Huile d'arbre à thé (melaleuca)

Si vous avez prévu une excursion en famille et que vous ne pouvez emporter qu'un seul remède d'urgence, portez votre choix sur l'huile de melaleuca. Ses propriétés antifongiques, bactéricides et antiseptiques en font un désinfectant idéal et un traitement contre l'acné, les infections mycosiques, le pied d'athlète et les boutons de fièvre. L'huile, tirée d'un arbre originaire d'Australie, est tout aussi efficace que les antifongiques pharmaceutiques, comme l'a démontré une étude sur cent dix-sept personnes atteintes d'infections des ongles des orteils. Les petites coupures cicatrisent également plus efficacement et avec moins de risques d'infections.

Une ou deux gouttes contiennent toute la quantité d'antiseptique nécessaire. Cependant, ma mise en garde contre les huiles essentielles s'applique ici encore. Elle est sans danger en usage externe mais ne doit pas être ingérée. Préparez-vous à une sensation de brûlure en l'appliquant, mais aussi à son arôme puissant. Enfin, rangez-la avec précaution, car elle tache les vêtements.

## Plantes cardio-vasculaires

### Aubépine

J'appelle cette plante la « digitaline du sage » en hommage à cet excellent remède extrait de la digitale, que les cardiologues utilisaient autrefois pour renforcer le cœur et réduire la tachycardie. Malheureusement, les laboratoires pharmaceutiques n'ont extrait qu'un seul des principes actifs de la digitale et fabriqué un médicament différent, la digoxine, dont les effets secondaires comprennent des blocages cardiaques et des arythmies.

L'extrait d'aubépine agit tout aussi bien que la digoxine et son prédécesseur, avec pratiquement aucun effet secondaire ni risque en cas d'utilisation prolongée. À mon avis, cette plante (*Crataegus oxyacantha*) devrait être prescrite d'office à toute personne souffrant de troubles cardio-vasculaires.

De bien des manières, mais toujours en douceur, l'aubépine traite presque tous les facteurs de troubles cardiaques. En gardant les vaisseaux relaxés, elle réduit la tension artérielle et permet une meilleure circulation du sang vers le muscle cardiaque. Cette meilleure circulation augmente l'apport en oxygène au cœur, lui permettant de pomper plus efficacement et avec moins d'efforts. En outre, grâce à son action sur les réactions inflammatoires ou allergiques, l'aubépine apporte un certain soulagement dans les cas d'angine de poitrine, tachycardie, souffle court et hypertension.

L'extrait est très puissant. La dose habituelle est de 240 à 480 mg par jour. Si vous prenez un traitement médicamenteux pour le cœur, ne l'utilisez que sous surveillance médicale. Comme elle agit de la même manière que les médicaments, la posologie de votre traitement risque d'être excessive et le médecin devra probablement diminuer la dose de certains d'entre eux.

## *Coleus forskohlii*

Bien que peu de gens connaissent le *Coleus forskohlii*, j'ai le pressentiment que cette plante ayurvédique, grâce à son principe actif, la forskoline, est destinée à un brillant avenir. Un ensemble de recherches menées ces dernières années a déterminé que la forskoline peut diminuer la tension artérielle, renforcer le cœur et soulager l'insuffisance cardiaque congestive. Il a été démontré que l'extrait soulageait l'asthme ainsi que le psoriasis. Certains chercheurs lui prêtent une action amaigrissante, car la forskoline stimule la libération d'hormone thyroïdienne et aide l'organisme à la métaboliser. Pour un problème cardio-vasculaire, prenez 50 mg de l'extrait deux à quatre fois par jour.

## Bromelaïne

Alors que je la prescris souvent comme anticoagulant, la bromélaïne a acquis sa réputation de son utilisation très répandue dans la médecine sportive et le traitement des traumatismes. Enzyme découverte dans la tige des ananas, elle apaise l'inflammation et favorise le rétablissement des muscles et articulations lésés. L'action anti-inflammatoire entre également en jeu pour soulager l'inconfort dans les cas d'asthme, d'arthrite, de colite et autres affections inflammatoires des intestins.

Certains cardiologues européens utilisent la bromélaïne pour diminuer les symptômes de la maladie coronaire. J'ai constaté que des patients y trouvaient une amélioration. Elle est peut-être plus efficace sur le cœur que pour sa capacité à empêcher l'agrégation des plaquettes, processus connu pour contribuer à la formation de plaque.

Seuls les suppléments de haute qualité peuvent avoir cet effet thérapeutique. Procurez-vous des cachets ou gélules dosées à 2 000 GDU. Une dose de 600 mg par jour semble bien agir sur l'inflammation. Prenez-la à jeun, sinon elle vous servira plus de digestif que d'anti-inflammatoire.

## Capsaïcine

J'utilise la capsaïcine, puissant extrait du poivre de Cayenne, relativement souvent pour traiter mes patients cardiaques, souvent en association avec l'aubépine. Je m'en sers également comme analgésique local. Remède cardiaque d'origine végétale, la capsaïcine (*Capsicum annum)* peut abaisser le taux de cholestérol, réduire l'hypertension, éclaircir le sang et contribuer à lutter contre l'asthénie. Ces propriétés en font un supplément cardiovasculaire général et un traitement pour des affections cardiaques spécifiques, notamment l'angine de poitrine et les arythmies.

Ailleurs dans l'organisme, la capsaïcine est un analgésique local plus efficace que tout autre. Ne perdant jamais le nord, les laboratoires l'utilisent désormais comme principe actif de préparations analgésiques coûteuses. Les publicités pour ces pommades, à l'origine délivrées seulement sur ordonnance mais désormais en vente libre, clament que la capsaïcine peut tout soulager, depuis les crampes musculaires ordinaires jusqu'aux douleurs suivant une mastectomie. Comme elles le disent, c'est l'analgésique recommandé par la plupart des médecins. Ce qu'elles oublient de préciser, c'est que vous pouvez vous procurer la même chose, souvent à un prix plus raisonnable, dans les magasins de diététique.

Selon la recherche, l'action anesthésiante du poivre de Cayenne soulage arthrite, zona, psoriasis, asthme, incontinence et inflammations intestinales. Il peut également soulager les douleurs de la neuropathie diabétique et de la fibromyalgie. L'extrait liquide, appliqué en massage sur les gencives, atténue les maux de dents. En gouttes nasales, il soulage les algies vasculaires de la face. Dans le vagin, il débarrasse de la douloureuse vestibulite vulvaire. Et, alors qu'on pensait naguère que cette épice provoquait des ulcères, nous savons désormais qu'elle peut en réalité les prévenir.

Plutôt que d'acheter une pommade à la capsaïcine, vous pouvez la préparer vous-même en mélangeant un peu de poudre de poivre de Cayenne avec une base de beurre de cacao. Vous pouvez également assaisonner vos aliments avec du piment, mais je vous recommande d'avoir la main légère au début si vous n'avez pas l'habitude des plats épicés.

En gélules, la puissance du piment de Cayenne ne se mesure pas en milligrammes mais en unités de « chaleur ». Plus le chiffre est élevé, plus elles contiennent de principe actif. Utilisez les plus forts, les suppléments qui contiennent 100 000 unités.

## Guggulipide

Extrait de la résine d'une plante indienne appelée « guggul » (*Commiphora mukul*), le guggulipide est un autre allié naturel dans le combat contre un excès de triglycérides et un mauvais ratio HDL/LDL. En contribuant à réduire la viscosité du sang, elle nous protège également contre les caillots. Facilement disponible dans les magasins diététiques, sa dose habituelle est de 50 à 100 mg, deux fois par jour.

## Cactus (*Cereus grandiflorus*)

En 1921, des années avant que l'industrie pharmaceutique et les séances de concertation prennent le contrôle de la profession médicale, un distributeur leader d'herboristerie interrogea les médecins pour savoir quelles plantes ils prescrivaient le plus fréquemment. L'une d'elles se trouva être le *Cereus grandiflorus*, plus connu sous le nom de cactus.

Dans le cabinet du médecin, le cactus a plus de chances de se trouver sur le rebord de la fenêtre que dans la pharmacopée, et c'est dommage pour tous les cardiaques. Le cactus est un stimulant cardiaque efficace, pouvant réduire le besoin de médicaments aussi coûteux que risqués.

Si le cactus était un remède brevetable et non pas une plante bon marché, son impressionnant éventail de bienfaits en ferait probablement un médicament vedette. Bien qu'il puisse renforcer le muscle cardiaque dans pratiquement toutes les formes de troubles cardio-vasculaires, il est le plus performant dans le traitement des arythmies et du prolapsus de la valve mitrale, provenant d'une défaillance de l'une des valves cardiaques.

Pris en association avec aubépine, magnésium, coenzyme $Q_{10}$, taurine et L-carnitine, entre autres nutriments, l'effet thérapeutique peut être surprenant. Le plus merveilleux, avec le cactus, c'est que plus longtemps vous en prenez, mieux il agit. Il n'affaiblit pas le cœur, comme bien des traitements cardiaques. D'ailleurs, son utilisation régulière réduit souvent considérablement le besoin de tels traitements.

L'action du cactus étant thérapeutique et non préventive, seuls les sujets atteints de maladie cardiaque doivent l'utiliser, de préférence sous forme de teinture, vendue en magasin diététique. 1/2 cuillère à café par jour représente la dose habituelle. Comme avec l'aubépine, comptez sur une diminution de vos besoins en médicaments, mais n'en réduisez la dose que sous la surveillance de votre médecin.

# Plantes métaboliques

## Chardon marie

Sans conteste le plus puissant des détoxifiants végétaux, le chardon marie (*Silybum marianum*) est un supplément indispensable pour tout sujet souffrant de perturbations glycémiques, problèmes hépatiques, sensibilité à la pollution, allergies chimiques ou cancer. À une dose de 600 mg par jour, il a permis à des patients atteints de cirrhose liée au diabète de diminuer leur besoin quotidien en insuline. Toujours dans le domaine hépatique, le chardon marie a fait chuter de 50 % – chiffre stupéfiant – le taux de mortalité de cirrhose et amélioré les résultats de traitements hépatiques. Des suppléments quotidiens de 150 à 300 mg favorisent la libération par le foie de glutathion, l'un des meilleurs antioxydants de l'organisme. Des doses de 400 à 800 mg sont nécessaires pour traiter les défaillances hépatiques.

## Fénugrec

La tisane de cette plante (*Trigonella foenumgraecum*) dissipe la congestion et fluidifie les mucosités en cas de rhume, mais la véritable utilité du fenugrec réside dans ses graines. En très grandes quantités (entre 25 et 100 g par jour), les graines moulues réduisent de manière impressionnante les taux sanguins de lipides et glucides chez les diabétiques de type 1 et 2. Les études ont utilisé des graines dégraissées incorporées dans des aliments. Les suppléments agissent également bien, mais il peut être difficile de les trouver en quantité suffisante. Prendre une plus faible quantité amène cependant une certaine amélioration dans le taux sanguin de lipides.

## *Gymnema sylvestre*

Seules quelques expérience, toutes effectuées en Inde, ont testé les qualités thérapeutiques de cette plante, mais j'espère que d'autres scientifiques étudieront l'extrait et y trouveront un potentiel similaire. La *Gymnema sylvestre*, selon les études, permet aux diabétiques de type 1 de diminuer de près de la moitié leur besoin en insuline. Chez les diabétiques de type 2, l'extrait peut permettre de diminuer la posologie de leurs médicaments par voie orale. Je prescris actuellement 100 mg trois fois par jour à bon nombre de mes patients diabétiques de type 2.

## Plantes pour les hommes

### Palmier nain (*Serenoa repens*)

Plus de vingt études conduites selon les critères scientifiques les plus rigoureux ont conclu que cette plante est supérieure au Chibro-proscar® (finastéride), l'un des traitements médicamenteux privilégié des urologues pour l'hypertrophie bénigne de la prostate. Ils soigneraient mieux leurs patients avec des plantes. Selon des études comparatives, le médicament ne soigne pas plus de 60 % des patients, alors que l'extrait de palmier nain en soigne 90 %. En seulement un mois, il atténue des symptômes tels que la miction difficile et le besoin fréquent d'uriner la nuit. Il agit en inhibant l'enzyme qui semble causer le gonflement de la prostate.

La science est moins certaine d'une autre propriété de cette plante : le rajeunissement sexuel. La plante, arbuste originaire de Floride, est saluée depuis des siècles comme aphrodisiaque. La recherche ne confirme pas ce fait, bien que certains de mes patients déclarent qu'elle est efficace.

L'extrait de palmier nain, très facilement disponible dans les magasins diététiques, doit contenir une concentration de 85 % de stérols actifs, ses principes actifs. La posologie est de 160 mg en gélules deux fois par jour.

### Pygeum africanum (prunier d'Afrique)

Tiré de l'écorce d'un arbre tropical, le *pygeum* est un autre tonique végétal efficace pour la prostate. L'extrait normalisé soulage les problèmes urinaires, comme la miction difficile, et d'autres symptômes des infections de la prostate ou de l'hypertrophie bénigne, selon des recherches européennes. D'après mes constatations, la plupart des hommes apprécient son léger effet aphrodisiaque.

Je recommande généralement une dose quotidienne de 100 mg d'extrait, associé à du palmier nain et à plusieurs autres nutriments, dont le zinc et des acides gras essentiels. Chacune de ces plantes a en elle-même une action bien prouvée, mais leur synergie est meilleure.

## Yohimbe

L'histoire du yohimbe est très simple : presque la moitié des hommes qui utilisent son dérivé pharmaceutique retrouvent dans une certaine mesure leurs capacités d'érection. Mais la plante entière et les suppléments de yohimbe qualifiés de toniques sexuels présentent peu d'effet. Seule la yohimbine sur ordonnance contient assez de principe actif pour offrir ne serait-ce qu'un espoir.

Bien que la concentration puisse être légèrement plus élevée dans certains extraits liquides vendus sans ordonnance, aucune forme de yohimbe ne doit être considérée comme une solution privilégiée aux problèmes d'érection. Elle ne doit pas davantage être utilisée comme amaigrissant, même si elle est légèrement efficace dans ce domaine. La yohimbine peut faire monter la tension, entre autres effets secondaires, même chez les sujets sains. Elle doit être utilisée avec prudence si vous souffrez d'hypertension, de maladie cardiaque ou rénale, de diabète, de troubles thyroïdiens ou de maladie mentale.

Les troubles circulatoires et cardiaques se traduisent souvent par des difficultés d'érection chez les hommes. Ce n'est finalement qu'une question de pression hydraulique. Au lieu de chercher une aide thérapeutique directe avec la yohimbine ou d'autres suppléments similaires, concentrez-vous sur la régulation du diabète ou la diminution de l'hypertension (et par là, l'interruption du traitement médicamenteux) et du taux sanguin de lipides. Mais informez votre médecin que vous voulez essayer un traitement nutritionnel avant de recourir aux médicaments. Les traitements prescrits contre l'hypertension et d'autres troubles cardiaques sont notoirement connus pour provoquer des difficultés d'érection.

## Plantes pour les femmes

### Actée à grappes

L'effet des principes actifs de l'actée à grappes (*Cimicifuga racemosa*) ressemble fortement à l'action des œstrogènes dans l'organisme. La plante est en conséquence très utile pour soulager les crampes menstruelles et les problèmes de la ménopause telles les bouffées de chaleur et les sueurs nocturnes. Un cachet ou une gélule de 16 mg par jour diminue généralement les symptômes en deux semaines.

L'actée à grappes est également un excellent tonique du système nerveux pour les hommes comme pour les femmes et elle apporte un soulagement très attendu dans les inexplicables douleurs musculaires causées par la fibromyalgie.

### Yam sauvage (*Dioscorea villosa*)

Les suppléments de ce légume, à ne pas confondre avec le yam commun, ont été acclamés partout comme une hormone sexuelle naturelle. Ne vous leurrez pas.

Les extraits de yam sauvage ont été présentés aux hommes comme un supplément augmentant la masse musculaire et favorisant l'érection, et aux femmes comme une solution alternative à la thérapie de substitution hormonale. Selon les publicités, l'organisme convertit le principe actif, appelé diosgénine, soit en progestérone, soit en testostérone, soit en DHEA – selon la cible choisie.

En réalité, l'organisme ne transforme la diosgénine en rien du tout, du moins en rien qui ressemble aux hormones sexuelles. Pour parvenir à un tel exploit, vous pouvez partir du yam sauvage, mais vous aurez également besoin d'un laboratoire, afin de maîtriser un procédé chimique complexe et de vous procurer de l'acide sulfurique.

Quoi qu'il en soit, je constate, avec des milliers de mes patientes, que les suppléments, notamment les crèmes, contenant du yam sauvage, ont soulagé les affections de la ménopause et troubles prémenstruels et permis à bon nombre d'entre elles de cesser la prise d'œstrogènes. Cependant, ce n'est pas au yam sauvage que revient tout le mérite. Les plus efficaces de ces produits ont été enrichis de versions synthétiques de la progestérone naturelle ou contiennent d'autres substances comme la prégnénolone et la vitamine A, qui aident l'organisme à produire un peu plus d'hormones féminines.

### Poivre gatillier (*Vitex agnus castus*)

Cette merveilleuse plante, également appelée « agneau chaste » parce qu'elle a la réputation de supprimer la libido chez la femme, est utilisée depuis des siècles pour la santé générale de la femme. Elle semble nourrir l'hypophyse, centre de contrôle de l'équilibre hormonal. Si une gélule de 175 mg est prise chaque matin, l'extrait peut infléchir la tension prémenstruelle et divers symptômes de la ménopause. N'attendez pas de résultats immédiats. Il faut parfois trois à six mois avant de remarquer l'effet du poivre gatillier.

## Stimulants cérébraux

### Millepertuis (Hypericum)

Le millepertuis est un exemple de substance naturelle à qui pourrait être décerné le titre de traitement privilégié – en l'occurrence, d'antidépresseur. Son principe actif clé, l'hypericine, redonne de l'entrain aux sujets souffrant d'une dépression légère ou modérée. Des scientifiques ont administré 300 à 1 000 mg de cette plante avec des antidépresseurs standards dans huit études contrôlées. Cependant, les médicaments ont provoqué 2,67 fois plus d'effets secondaires. En outre, quinze autres études contrôlées ont démontré l'efficacité du millepertuis. Je le prescris fréquemment contre la dépression et la plupart de mes patients notent une sensible amélioration de leur état d'esprit après avoir pris l'équivalent d'environ 30 gouttes d'extrait deux fois par jour. Les magasins diététiques proposent également des gélules de 300 mg, souvent prises trois fois par jour.

En outre, le millepertuis combat entre autres les virus de la grippe et de la mononucléose. Des recherches préliminaires suggèrent un rôle dans le traitement du sida (le millepertuis détruit le virus in vitro), mais les essais cliniques sur des malades ont été largement décevants. Notre groupe de patients sidéens semble avoir bien réagi à une administration intraveineuse : du moins ceux qui étaient déprimés se sont-ils sentis mieux.

## Éphédra (ma huang)

Ce supplément offre un important enseignement sur la médecine par les plantes. Un bon nombre de médicaments, comme je l'ai expliqué, sont extraits ou dérivés des plantes. Cependant, nombre d'entre elles ont une action thérapeutique à l'état naturel. L'éphédra, ou ma huang, est en vente libre en tant que plante, mais c'est en réalité un médicament. À ce titre, nous devrions l'éviter avec la prudence respectueuse que nous réservons d'ordinaire aux produits pharmaceutiques.

L'éphédra est une source naturelle d'éphédrine, une substance proche de l'adrénaline, qui, entre autres actions, supprime l'appétit, dilate les bronches et stimule le métabolisme. Ces dernières années, les magasins diététiques ont rempli leurs rayons de ces amaigrissants et stimulants cérébraux « naturels » contenant cette plante. À mon avis, ce n'est qu'un stratagème pour amener les gens à prendre des médicaments semblables aux amphétamines en leur faisant croire qu'ils recourent aux merveilles de la médecine par les plantes. Cette désinvolture donne également à la FDA un prétexte idéal pour empêcher la vente libre de suppléments naturels. Nous avons toutes les raisons de nous inquiéter des agissements de l'agence contre les suppléments naturels efficaces et sans risques.

Certes, l'éphédra favorise l'amaigrissement, d'une part en diminuant l'appétit et, d'autre part, en accélérant le métabolisme. Cependant, ces avantages sont temporaires et illusoires. Dès que vous cessez d'en prendre, l'appétit revient plus que jamais et votre métabolisme reprend son cours normal, et vous reprenez du poids, souvent plus que vous n'en avez perdu. Comme le découvrent malheureusement de nombreuses personnes au régime, l'éphédra est inutile et contreproductive sur le long terme, et diminuer l'obésité se fait précisément sur le long terme.

Stimulant du système nerveux central, la plante est également potentiellement dangereuse, notamment pour les sujets souffrant d'hypertension, de diabète ou de maladies cardiaques. Toutes ces maladies, par ailleurs, sont répandues chez les obèses. L'éphédra provoque de l'anxiété, des troubles du sommeil et une transpiration excessive. Elle peut également irriter la prostate, peut-être suffisamment pour causer une hypertrophie bénigne. Sa seule action positive est celle de bronchodilatateur. Certains médicaments en vente libre contre l'asthme contiennent de l'éphédrine en principe actif, mais ils ne doivent être utilisés au mieux que ponctuellement. D'autres plantes et nutriments comme le magnésium, les huiles de poisson, la vitamine C et la pantéthine sont bien plus sûrs.

## Hydrocotyle

Cette remarquable plante d'Asie (*Centella asiatica*) souffre d'avoir été cantonnée à un seul rôle et j'en suis sans doute en partie responsable. Elle agit si bien comme stimulant mental que tout le monde en oublie ses autres propriétés tout aussi utiles.

En raison d'une apparente capacité à nourrir la peau et les tissus conjonctifs, cette plante nous aide à traiter des problèmes dermatologiques. Elle accélère la cicatrisation et diminue la cellulite. L'hydrocotyle est probablement la plante idéale pour traiter les varices et la phlébite. Elle accélère la guérison, améliore la circulation et réduit l'œdème des chevilles. Les patients atteints de sclérodermie, une grave prolifération interne de tissu conjonctif dans tout l'organisme, pourraient également en tirer des bénéfices.

Il est également prouvé que l'hydrocotyle stimule le cerveau. Certains experts ont spéculé qu'elle déclenche dans l'organisme la libération de choline, ce qui pourrait expliquer pourquoi elle peut stimuler la fonction cérébrale chez les enfants attardés mentaux. La dose habituelle d'hydrocotyle pour les indications présentées ci-dessus est de 60 à 120 mg par jour d'extrait titré de *Centella asiatica*.

## Relaxants mentaux

### Kava

Plante dotée d'une unique action qu'elle accomplit remarquablement, le kava est un modèle d'efficacité. Tranquillisant naturel, il soulage l'anxiété sans provoquer de somnolence. En même temps, il favorise la réflexion et est légèrement euphorisant. L'agréable sensation qu'il procure agit à plusieurs niveaux, ce qui en fait un substitut idéal aux produits pharmaceutiques, au café et même à l'alcool.

Permettre à l'organisme de se détendre mentalement et physiquement facilitant selon moi la guérison, je considère donc le kava comme un important élément de traitement du cancer, du sida ou de toute autre maladie mortelle. Selon des recherches, elle pourrait servir également de relaxant musculaire, d'anticonvulsif, d'anesthésique local et d'analgésique. Le récent tollé provoqué par le refus du gouvernement fédéral d'accepter les résultats du référendum en Californie et en Arizona visant à autoriser l'usage thérapeutique de la marijuana a souligné à quel point les cancéreux ont besoin d'un analgésique qui n'ait pas d'effets secondaires sur l'intestin, contrairement à bien des médicaments. La faculté du kava à renforcer le pouvoir analgésique de médications plus légères a constitué la solution pour nombre de mes patients.

Les tisanes comme les teintures sont aussi efficaces. Tout comme les gélules contenant une concentration normalisée des principes actifs appelés kavalactones. Une dose de 100 à 200 de kavalactones est normalement suffisante, mais une dose plus élevée peut être nécessaire pour aider à l'endormissement. Une prise en journée ne provoque aucune somnolence, mais vous rendra plus calme et plus heureux.

### Valériane

Si vous vous sentez anxieux ou que vous avez du mal à dormir, la valériane est faite pour vous. Quelques gélules de cette plante juste avant le coucher aident de nombreux patients à s'endormir sans éprouver aucun des effets secondaires des hypnotiques. La plupart des formes, normalisées ou pas, semblent bien agir. Nombre de mes patients prennent une tasse de tisane de valériane avant de se coucher, d'autres 150 à 450 mg en gélules.

Dans un autre domaine, la variation officinale de la valériane a soulagé dans une étude des infections virales gastro-entériques bien mieux que les antibiotiques. Entre-temps, des chercheurs allemands ont étudié les propriétés anticancéreuses de certains extraits de valériane appelés « valépotriates ». Selon leurs travaux, ces composés semblent diminuer la malignité des cellules de tumeurs.

## Plantes à rôle spécifique

### Canneberge

C'est seulement il y a peu que la médecine conventionnelle a étudié les vertus séculaires du jus de canneberge pour traiter ou prévenir une infection du tractus urinaire. Les bioflavonoïdes de cette savoureuse baie empêchent les bactéries *E. coli* de s'agréger sur la paroi interne de la vessie. Certains indices laissent penser que la canneberge pourrait prévenir ou empêcher les calculs rénaux en diminuant l'élimination du calcium.

Nombre de mes patients ne jurent que par la canneberge pour traiter efficacement les infections récurrentes de la vessie. Je recommande généralement la prise de 6 à 9 g d'extrait de canneberge (4 à 6 gélules), mais pas de boire du jus. Le jus de canneberge contient généralement trop de sucre, qui affaiblit le système immunitaire et peut favoriser une infection plus grave. Si le patient préfère utiliser du jus, je tiens à ce qu'il soit sans sucre.

## Matricaire

Les migraines sont difficiles à soigner et je ne peux promettre qu'un traitement naturel soit toujours utile. Cependant, la matricaire est un traitement agréable et fiable. Prenez chaque jour une dose de 100 à 200 mg de l'extrait en gélules, qui devrait avoir une concentration garantie en parthénolides, les principes actifs de cette plante. Soyez patient : plusieurs mois sont nécessaires pour constater une diminution des migraines.

## Myrtille

Les militaires ont de nombreuses traditions, parfois par habitude, parfois pour des raisons tout à fait pratiques. L'une d'elles est l'utilisation d'extrait de myrtille. Depuis la Seconde Guerre mondiale, et encore récemment lors de la guerre du Golfe, les pilotes s'en sont servi pour améliorer leur vision nocturne.

Les bioflavonoïdes de la myrtille (*Vaccinium myrtillus*) ont une affinité pour la rétine. Elles réparent l'usure normale de ce tissu sensible à la lumière et provoquent la production de rhodopsine, une protéine de l'œil nécessaire à la vision nocturne. L'exposition à la lumière vive, à de forts contrastes et à des écrans d'ordinateurs diminue les réserves de l'œil en rhodopsine.

Des recherches, principalement en Italie, ont également découvert le potentiel de la myrtille dans le traitement de problèmes rétiniens dus à une mauvaise circulation sanguine, du glaucome secondaire au diabète et de la cécité diurne. L'extrait, associé à la vitamine E, a arrêté la formation de cataracte chez 97 % des participants d'une étude. Dans une autre expérimentation, la myrtille seule à notablement amélioré la myopie de 75 % des sujets l'ayant prise en supplément.

Les flavonoïdes de cette baie, appelés anthocyanosides, étant des antioxydants, s'imposent donc dans toute maladie vasculaire. Ils limitent le dépôt de calcium et les caillots dans les artères, ont une action vasodilatatrice, soulagent les œdèmes et sensations d'engourdissement des membres inférieurs dans les troubles circulatoires et diminuent les varices et les hémorroïdes après l'accouchement. Chez les arthritiques, le supplément apaise les inflammations des articulations et peut aider à inverser la détérioration du collagène.

Le meilleur extrait de myrtille est normalisé pour contenir 25 % d'anthocyanosides. À cette concentration, une dose efficace est de 250 à 500 mg par jour.

TROISIÈME PARTIE

# La thérapie ciblée aux vita-nutriments

CHAPITRE 14

# Mise en application du programme

## Comment traiter vos problèmes de santé avec les vita-nutriments ?

EN FEUILLETANT POUR LA PREMIÈRE FOIS cet ouvrage, vous avez peut-être commencé par ce chapitre, ce qui est très compréhensible. Pourquoi ? Parce qu'il apporte la solution aux problèmes de santé qui vous concernent le plus, vous et votre famille. D'ailleurs, c'est le service le plus précieux que je puisse vous rendre.

Au Centre Atkins, mon personnel et moi-même aidons nos patients à utiliser les vita-nutriments pour atteindre leurs objectifs de santé et c'est ce que je me propose de faire pour vous dans cette partie de mon livre.

Pouvez-vous vous traiter vous-même ? Dans les pages suivantes, je vous proposerai des « protocoles » de traitement aux vita-nutriments, ces approches uniques en leur genre que j'enseigne à mon personnel et aux médecins venus en formation. En tant que profane, vous ne détenez probablement pas les connaissances médicales et l'expérience nécessaires pour traiter vous-même vos propres affections. En conséquence, il est préférable que vous vous adressiez à votre généraliste pour déterminer les causes des troubles que vous éprouvez et évaluer votre état de santé général. (Déterminer la cause des problèmes de santé est après tout le principe de base de la médecine nutritionnelle et de la prescription des vita-nutriments appropriés.)

Votre médecin vous aidera-t-il ? Étant donné le statut rebelle de la médecine nutritionnelle, il est conseillé de vous assurer que votre médecin partage votre désir de maximiser une thérapie nutritionnelle et de ne recourir aux médicaments uniquement pour les cas d'urgence et ceux où la nutrition ne peut améliorer votre état de santé. Si votre praticien est réticent, vous pouvez lui faire lire les parties de cet ouvrage qui traitent de vos problèmes particuliers. La bibliographie en elle-même est en mesure de convaincre un médecin consciencieux qui désire traiter ses patients selon des méthodes scientifiquement fondées. En cas de refus, malheureusement, vous devrez changer de docteur.

La simple idée que mes suggestions puissent vous conduire à renoncer à un traitement médical standard en faveur d'une approche nutritionnelle peut faire s'étrangler bien des praticiens traditionnels. Et si je recommandais des médicaments en vente sans ordonnance ou des plantes aux effets similaires à des médicaments, je serais le premier à penser que je fais courir à mes lecteurs des risques inutiles. Mais je n'utilise que des substances nutritives dont la marge de sécurité est si grande que vous ne courrez aucun risque, du moment que vous observez les quelques mises en garde indispensables. C'est pourquoi, lorsque je déclare qu'un nutriment vaut la peine d'être essayé, le pire qui puisse vous arriver est simplement une absence d'effet.

Comme les nutriments abordés dans cet ouvrage ont tous été étudiés et testés, vous pouvez donc partir du principe que leur utilisation est sans danger à condition d'observer les précautions nécessaires. Cependant, prendre des médicaments sur ordonnance en association avec des vita-nutriments est une toute autre affaire. Les nutriments peuvent agir comme des médicaments et, dans certaines circonstances, provoquer une surdose de médicaments. Si cela se produisait, le plus sage serait de diminuer la posologie de votre traitement médicamenteux.

Les nutriments ne sont pas seulement plus sûrs que les médicaments. Pour l'organisme, ils sont naturels. Comme ils sont chez eux dans notre organisme, celui-ci est donc fait pour les utiliser. En revanche, il n'est pas toujours disposé à assimiler les produits chimiques synthétiques récemment inventés. Les maladies modernes comme les affections cardiaques et le diabète sont véritablement des troubles liés à l'alimentation et une partie de leur traitement consiste à corriger des carences – d'antioxydants, de minéraux comme le magnésium et le chrome, et d'autres vita-nutriments comme la coenzyme $Q_{10}$ et la carnitine. Il ne peut exister aucune carence de bêtabloquants ou de médicaments antidiabétiques.

## La controverse naturel / synthétique

AVANT QUE NOUS ABORDIONS la personnalisation d'un programme de vita-nutriments, vous désirerez peut-être connaître ma position sur les deux plus grandes controverses de la nutrition : 1) Vaut-il mieux rechercher les nutriments dans l'alimentation ou les suppléments ? et 2) Faut-il consommer des nutriments naturels ou synthétiques ? Mon opinion est que les sources naturelles de nutriments sont généralement supérieures aux sources de synthèse ou non naturelles, bien que l'étendue de cet avantage varie selon la vitamine. Cependant, l'extraction des vitamines des sources naturelles leur donne un coût tellement prohibitif par rapport aux variétés synthétiques qu'elles ont pratiquement totalement disparu du marché. En fait, presque toutes les études scientifiques convaincantes ayant établi les bénéfices prouvés de nutriments ont utilisé des sources non alimentaires. En conséquence, il semblerait que les suppléments de synthèse non seulement fonctionnent, mais souvent particulièrement bien.

Dans des études récentes, l'échec du bêta-carotène synthétique dans la prévention du cancer face à son équivalent naturel, a rappelé aux scientifiques que les sources naturelles sont parfois les plus efficaces. En fait, de nombreux articles scientifiques du pionnier de la nutrition Royal Lee, ainsi que d'autres textes des années 1930 aux années 1950, ont montré que les complexes de nutriments entiers étaient significativement plus efficaces que les vitamines synthétiques.

J'ai bien souvent été tenté de concevoir des régimes où les aliments naturels fourniraient tous les nutriments nécessaires. Mais j'ai découvert en pratique que les quantités de nutriment apportées par ces sources à mes patients étaient bien en dessous de l'optimum. Pire encore, des obèses étaient obligés d'absorber plus d'hydrates de carbone pour assimiler un nutriment en quantité suffisante, ce qui conduisait à une prise de poids supplémentaire.

La solution du Centre Atkins à ce dilemme a été de créer le plus large éventail de supplémentation possible. Plutôt que de fournir un petit nombre des produits chimiques fabriqués à bas coût qui entrent dans la composition d'un complexe vitaminé, nous fournissons le complexe dans son intégralité. Par exemple, dans le cas de la vitamine E, nous avons recommandé tous les tocophérols et non pas un seul. Ensuite, nous nous sommes assurés d'utiliser autant de complexes de nutriments différents que l'exigeait l'organisme. En établissant cette formule de base comme point de départ aux prescriptions à venir, nous avons réduit la probabilité de rencontrer des difficultés de dosage pour chaque vitamine. Une bonne formule multivitamines et multiminéraux contient au moins quarante nutriments différents. Cette forme de « thérapie groupée » permet aux vitamines d'être administrées sans risques à forte dose, ce qui en renforce l'effet thérapeutique.

L'importance de ce concept est notamment que les vita-nutriments qui ne figurent pas sur la liste ordinaire des vitamines et minéraux essentiels peuvent avoir un impact extraordinaire. Des nutriments comme le glutathion, la coenzyme $Q_{10}$, la taurine, le pycnogénol, l'acide lipoïque et bien d'autres abordés dans cet ouvrage agissent d'évidence en synergie dans la chaîne nutritionnelle. Cette approche groupée détient un pouvoir thérapeutique nettement plus élevé que l'administration d'une poignée de vitamines isolées comme il en était d'usage aux débuts de la recherche.

Tirer de notre alimentation la valeur nutritionnelle maximale est un principe encore plus important. Œufs, viande et autres produits animaux contiennent un large éventail de vita-nutriments. Noix et céréales en sont des sources extraordinaires et certaines huiles et matières grasses – comme l'huile de lin, de bourrache et d'onagre – comptent parmi les nutriments les plus précieux qui soient. Des légumes précis, en particulier ceux riches en complexes C et E, sont tout aussi vitaux. Mais les calories vides, provenant des sucreries, aliments raffinés ou industrialisés pour une plus longue conservation, ont un effet anti-nutriments.

Notre fameuse pyramide alimentaire, qui a été modifiée pour reposer sur les produits céréaliers, ignore la distinction entre aliments à calories vides et aliments nutritionnellement denses. En conséquence, nous ne pouvons plus nous appuyer sur elle pour prévenir les carences nutritionnelles, et encore moins concevoir une alimentation optimale.

Les phytosubstances – qui, comme leur nom l'indique, proviennent des plantes – jouent un rôle nutritionnel particulièrement important. La génistéine du soja, le lycopène des tomates et le sulforaphane des brocolis font partie des plus connus. En toute probabilité, ils comblent grandement l'écart entre le bénéfice modéré apporté par les vitamines en gélules et les plus grands bénéfices des aliments contenant ces vitamines. J'avais envisagé de consacrer un chapitre à ces nutriments dans cet ouvrage, mais, comme notre connaissance médicale de ces substances en est encore à ses balbutiements, j'ai décidé de remettre cela au moment où j'aurai acquis une expérience clinique personnelle des régimes riches en phytosubstances.

Pour le moment, il s'agit essentiellement de choisir vos aliments avec sagesse. Certaines protéines comme les œufs de volaille ou de poissons sont meilleurs que d'autres. Il en est de même avec certaines matières grasses comme l'huile de lin ou de saumon. Quant aux hydrates de carbone végétaux, ceux qui sont directement consommés après récolte ont encore intacte leur teneur en phytosubstances et vita-nutriments, alors que ceux qui sont industrialisés et raffinés ont de fortes chances d'être nutritionnellement nuls.

Même les individus suivant un régime pauvre en hydrates de carbone peuvent, en choisissant environ 40 g par jour d'hydrates de carbone riches en phytosubstances dérivées principalement de légumes frais et pauvres en amidons, consommer davantage de phytonutriments, sans compter les suppléments, que l'Américain moyen, qui consomme généralement sept fois plus d'hydrates de carbone. Personnellement, je n'y manque pas.

De la même manière, les végétariens et personnes suivant un régime pauvre en lipides et en protéines doivent choisir avec discernement leurs aliments pour garantir un apport suffisant des acides gras essentiels et acides aminés. Les substituts d'œuf et la margarine ne conviennent absolument pas. Les régimes strictement sans lipides suivis avec la rigueur recommandée par certains zélateurs de Pritkin pouvant rendre impossible l'absorption suffisante d'acides gras, causent potentiellement toute une série d'affections liées à ces carences alimentaires.

La troisième solution logique à ce dilemme est de consommer des aliments qui sont nutritionnellement complets. Les deux champions traditionnels qui ont connu leur heure de gloire dans les années 1930, levure de bière et extrait de foie, sont devenus problématiques depuis. La levure de bière est mal tolérée par des millions de personnes touchées par l'épidémie de *Candida* et les sources de foie sont de plus en plus contaminées par les résidus de pesticides. Mais les spirulines et autres algues, la propolis et la gelée royale (dont il est question dans cet ouvrage) sont là pour nous fournir les facteurs nutritionnels que nous recherchons.

Si apparaît une technologie permettant d'administrer des sources naturelles de nutrition à un prix comparable aux formes que nous utilisons actuellement, ce sera un progrès significatif. Mais le programme que nous utilisons au Centre Atkins – comprenant des vitamines en vente dans le commerce, au dosage sélectionné, administrées avec un large éventail d'autres nutriments et en association avec des aliments riches en nutriments et soigneusement choisis – a connu un taux de réussite enviable.

**AVERTISSEMENT :**

Afin d'utiliser en toute sécurité et efficacité les recommandations qui vont suivre, veuillez tenir compte de cette mise en garde :

Dans le traitement de toute affection, ne prenez aucun vita-nutriment à des doses excédant les recommandations générales de base sans avoir lu et assimilé le chapitre consacré à ce nutriment. Respectez en particulier les mentions « à utiliser avec précaution en cas de traitement médical » ou « à consommer sous surveillance médicale ». Si vous ne respectez pas ces consignes, un vita-nutriment sûr peut devenir dangereux.

# Cibler votre nutrition

À LA SUITE de mon retentissant succès avec la thérapie des vitamines, il est rapidement devenu apparent qu'il fallait formaliser un système de sélection des vitamines pour mes patients. Ce programme devait être en mesure de fournir à la fois les nutriments nécessaires à tous et les posologies efficaces des nutriments destinés à corriger les problèmes spécifiques de chacun.

Ces deux exigences nécessitaient souvent un grand nombre de suppléments, ce qui n'a rien d'étonnant. En conséquence, afin de créer un programme de supplémentation ciblé sur vos objectifs de santé personnels, vous devrez déterminer ce qui est le plus important pour vous. Par exemple, si vous décidez de contrôler votre cholestérol, améliorer votre sommeil et prévenir l'ostéoporose, vous devrez peut-être diminuer la supplémentation dans un autre domaine.

Et c'est exactement ce que vous allez devoir faire. Pour concevoir ce type de programme, suivez ces dix étapes :

*Étape 1 : Déterminez les bases.*

Choisissez une formule vitamines et minéraux de base de bonne qualité et suffisamment exhaustive. C'est la largeur du spectre du mélange de vita-nutriments qui se révélera la plus importante, parce que le plus crucial dans une formule de base est de s'assurer qu'aucun nutriment essentiel ne manque. Votre apport en nutriments doit se conformer à la loi de Roger William : « Un programme nutritionnel se mesure au maillon le plus faible de la chaîne. » Assurez-vous que tous les minéraux traces et composants du complexe B (tels qu'ils sont décrits dans la deuxième partie) sont présents.

Une autre nécessité de cette formule de base est un ensemble d'acides gras essentiels. Je les mentionne séparément parce que le mécanisme de synthèse des vitamines les met à part. À l'état physique, ce sont des huiles, alors que la plupart des autres vita-nutriments sont des poudres. Il est particulièrement important de ne pas oublier ces huiles, car la plus significative des carences est sans doute celle en acides gras essentiels.

Je suis tenté d'ajouter d'autres ingrédients à votre liste de base : une source naturelle de nutriments riche en phytosubstances. Je veux parler ici d'algues, de levures de bière, de pollen d'abeille, et autres composés similaires. Si votre alimentation comporte une généreuse proportion de légumes frais et variés, vous êtes probablement à l'abri du besoin. Un supplément de superaliment constituerait tout de même un plus. Lisez le chapitre sur les superaliments et voyez si un ou plusieurs d'entre eux vous paraît particulièrement adapté à vos besoins.

*Étape 2 : Identifiez les vita-nutriments spécifiques qui vous sont adaptés.*

Avant tout, identifiez les problèmes médicaux que vous devez gérer.

• Prenez-vous des médicaments, ou vous en a-t-on prescrit ?

Selon moi, ce sont les traitements médicamenteux non nécessaires qui présentent en général le plus grand risque pour la santé. J'ai appris que les nutriments peuvent remplacer les médicaments dans le traitement de maladies chroniques plus de quatre fois sur cinq, et c'est là le plus grand mérite de la solution des vita-nutriments.

• Une maladie a-t-elle été diagnostiquée chez vous ?

C'est ici que votre taux de cholestérol, triglycérides, glucose sanguin, tension artérielle, etc., entrent en ligne de compte. C'est également ici qu'il importe de tenir compte de vos antécédents familiaux et autres facteurs génétiques. Les vita-nutriments sont idéaux pour diminuer les facteurs de risque. Le diagnostic d'une maladie est généralement – mais pas toujours – le prélude à un traitement. Lorsque aucun traitement n'existe dans la médecine, il n'en est pas proposé et ne devrait pas en être proposé. Le traitement pourrait être pire que le mal. Je ne connais aucun exemple où cet axiome s'applique aux thérapies nutritionnelles.

• Identifiez tout symptôme qui doit être traité.

En passant en revue vos antécédents médicaux, il est important de tenir compte de tous les symptômes qui vous paraissent négligeables. Êtes-vous fatigué, maussade, sujet à des sautes d'humeur, distrait ? Êtes-vous raide, prédisposé aux rhumes et aux virus ? Avez-vous des insomnies ou des somnolences ? Qu'en est-il de votre fonction intestinale, de votre appétit, de votre énergie et de votre tempérament ? Toutes ces questions et bien d'autres trouvent sans problème une réponse grâce aux vita-nutriments.

• Devez-vous surmonter un stress physique quelconque ? Votre charge de travail est-elle trop lourde ? Dormez-vous suffisamment ? Votre maison et votre lieu de travail sont-ils suffisamment ventilés ? Existe-t-il des odeurs que vous ne pouvez tolérer ? Votre environnement est-il pollué ?

Dans ce cas, les antioxydants sont particulièrement importants dans votre formule de base.

*Étape 3 : Dressez la liste de tous les problèmes décrits ci-dessus qui vous semblent s'appliquer à votre cas.*

Si cette liste est longue, divisez-la en besoins primaires et secondaires.

*Étape 4 : Identifiez les vita-nutriments spécifiques qui traitent les problèmes que vous avez retenus à l'étape 3.*

Bien que ce processus exige un certain temps, c'est en réalité de cette manière que cet ouvrage peut vous aider le plus directement. Commencez par consulter la section sur les traitements aux vita-nutriments et identifiez les exemples qui se rapprochent de vos problèmes spécifiques. Et, bien sûr, si vous avez d'autres questions ou des doutes sur la thérapie correcte, consultez un nutritionniste ou un conseiller médical. Le Centre Atkins offre un service de conseil en nutrition.

*Étape 5 : Dressez la liste de tous les nutriments qui concernent les maladies ou symptômes que vous souhaitez traiter.*

Cette étape est plus simple qu'il peut y paraître au premier abord, parce qu'il existe désormais des formulations ciblées de vita-nutriments pour des troubles spécifiques. Et ces formulations, crées par le Centre Atkins, sont de plus en plus facilement disponibles. En conséquence, vous devriez pouvoir trouver celle qui associe tous les composants nécessaires dans un seul comprimé ou une seule gélule.

*Étape 6 : Utilisez le plus possible de formules de composants convenant à votre cas.*

Notez toutes les formulations et nutriments individuels qui sont adaptés à votre cas, ainsi que la posologie. Ensuite, notez le nombre de cachets ou gélules qui approchent au mieux la posologie proposée. Ici, vous trouverez peut-être des variations dans les quantités si vous utilisez des formules de composants, mais essayez de rester au plus proche. Si un nutriment apparaît plus d'une fois dans votre liste, il y a de fortes chances qu'il soit extrêmement important pour vous. En conséquence, dosez-le dans la partie haute de la fourchette de posologie.

*Étape 7 : Additionnez le nombre réel de formulations de vita-nutriments et de gélules que vous devriez absorber par jour pour atteindre les objectifs déterminés à l'étape 6.*

Si le nombre total vous paraît acceptable, passez à l'étape 9. Sinon, passez à l'étape 8.

*Étape 8 : Évaluez le nombre de vita-nutriments de votre liste de l'étape 7 que vous pouvez prendre aisément à chacun de vos trois repas.*

Divisez ce nombre par le total de l'étape 6 et déterminez le pourcentage de vita-nutriments que vous pourriez prendre sans difficultés. Multipliez toute la liste par cette fraction pour obtenir votre programme complet. Une autre possibilité est de laisser de côté les vita-nutriments concernant des objectifs thérapeutiques de moindre importance pour vous.

*Étape 9 : Vous avez à présent en main votre solution de vita-nutriments ciblée et personnalisée.*

Si vous n'avez pas l'habitude de prendre des suppléments, commencez lentement. Commencez par prendre entre un tiers et la moitié du total de suppléments et augmentez le nombre chaque jour. Vous verrez que vous pourrez finalement atteindre le total indiqué à l'étape 6.

*Étape 10 : Diminuez votre posologie de vita-nutriments.*

Une fois que vous aurez remarqué que vous atteignez le bénéfice maximum de votre programme, vous pouvez diminuer les quantités absorbées. Et, à mesure que vos problèmes de santé spécifiques seront mieux maîtrisés, vous pourrez également diminuer les nutriments concernant ces problèmes. La raison est en partie qu'il faut de plus fortes doses de vita-nutriments pour surmonter une carence ancienne que pour entretenir un niveau optimal une fois que la carence a été corrigée.

Ces dix étapes devraient vous permettre de faire pour vous-même, si vous en prenez le temps, ce que je fais quotidiennement pour mes patients. Si le processus vous paraît de prime abord difficile, rassurez-vous : à mesure que vous gagnerez de l'expérience dans l'utilisation des vita-nutriments, cibler une thérapie vous sera de plus en plus facile.

## Comment utiliser les traitements aux vita-nutriments ?

### La formule de base

Comme le régime alimentaire de nombreux adultes manque d'un grand nombre de nutriments essentiels, tout le monde devrait concevoir son programme de vita-nutriments à partir de certaines bases nutritionnelles. Ces formules générales multivitamines fournissent une assise que des vita-nutriments spécifiques peuvent renforcer. En outre, dans presque tous les cas, augmenter l'apport habituel amènera le nutriment à un niveau plus proche de l'optimal. Le résultat est un programme de santé individuel ciblé sur des besoins spécifiques.

Commençons par une formule classique, similaire à celle que j'ai conçue pour mes patients du Centre Atkins et qui est désormais disponible pour mes lecteurs ainsi que dans nombre de magasins diététiques, ou sur simple appel. Cette base convenant à tout individu comprend une association très large de vitamines et minéraux, ainsi que des gélules d'acides gras essentiels (et presque essentiels). Vous pouvez également opter pour l'une des centaines d'autres formules de base : assurez-vous simplement que celle que vous choisirez est similaire à celle-ci, à la fois par son dosage et sa largeur d'association. Aux États-Unis, vous devrez faire des stocks pour compenser les réglementations limitant dangereusement la teneur en acide folique des formules multivitamines. Pour la plupart des individus, il faudra rajouter de l'acide folique.

## Formule nutritionnelle de base vitamines/minéraux

| DOSE QUOTIDIENNE INDIVIDUELLE | |
|---|---|
| Bêta-carotène naturel | 3 000-6 000 UI |
| Vitamine A | 1 500-3 000 UI |
| Vitamine $B_1$ | 30-60 mg |
| Vitamine $B_2$ | 24-48 mg |
| Niacine | 15-30 mg |
| Niacinamide | 30-60 mg |
| Acide pantothénique | 75-150 mg |
| Pantéthine | 75-150 mg |
| Vitamine $B_6$ | 30-60 mg |
| Acide folique | 2 000-4 000 µg* |
| Pyridoxal-5-phosphate | 6-12 mg |
| Biotine | 225-450 µg |
| Vitamine $B_{12}$ | 180-240 µg |
| Vitamine C | 500-1 000 mg |
| Vitamine $D_2$ | 90-180 UI |
| Vitamine E | 150-300 UI |
| Cuivre | 600-1 200 µg |
| Magnésium | 50-100 mg |
| Calcium | 200-400 mg** |
| Choline | 300-600 mg |
| Inositol | 240-480 mg |

| | |
|---|---|
| PABA | 300-600 mg |
| Manganèse | 12-24 mg |
| Zinc | 24-48 mg |
| Bioflavonoïdes d'agrumes | 450-600 mg |
| Chrome | 150-300 µg |
| Sélénium | 120-240 µg |
| N-acétyl cystéine | 60-120 mg |
| Molybdène | 30-60 µg |
| Sulfate de vanadyl | 45-90 µg |
| Octacosanol | 450-900 µg |
| Glutathion réduit | 15-30 mg |

* Sauf si vous êtes une femme qui a besoin de diminuer des fibromes utérins, prévenir une rechute de cancer du sein ou traiter une endométriose ou une mastose sclérokystique, vous devrez associer à votre formule de base suffisamment d'acide folique pour en absorber au moins 3 000 µg (3 mg). Ce qui équivaut à prendre quatre comprimés de 800 µg chacun. Si vous souffrez des affections ci-dessus, maintenez votre dose d'acide folique au-dessous de 600 µg.

** Notez que dans le but de proposer des comprimés de taille raisonnable, de nombreux fabricants offrent une dose inférieure à la DQR pour le calcium, comme c'est le cas dans cet exemple. Si vous sélectionnez une telle formule et que votre apport alimentaire en calcium est faible, vous devrez ajouter dans votre programme un cachet de calcium de 500 mg, sous forme de carbonate, par exemple.

L'autre nécessité de base d'une santé optimale est une formule huileuse d'acides gras essentiels. Je prescris à la plupart de mes patients un mélange des trois huiles dotées des plus fortes concentrations en acides gras essentiels. Il a été développé pour la ligne de produits Nutrition ciblée et fournit une association à parts égales d'huile de bourrache (la plus riche source d'acide gras GLA), d'huiles de poisson (concentrées pour leur teneur en EPA/DHA) et d'huile de lin (une source des acides gras essentiels, les acides linoléique et alpha-linolénique). Chaque gélule contient 1 200 mg de ce mélange (400 mg de chaque) et j'en recommande la prise au moins trois fois par jour, même pour un individu sain. Lorsque vous lirez les protocoles ciblés, vous la trouverez mentionnée sous la dénomination de « formule d'acides gras essentiels ».

## Quelques précisions

• Pour les suppléments de bactéries amies, je recommande un mélange à parts égales d'*acidophilus* et de bifidobacterium, les deux plus importantes bactéries amies favorisant le système digestif. Le *bulgaricum* peut également faire partie du mélange. Je recommande généralement entre 1/4 et 1/2 cuillère à café de cette poudre dans la plupart des applications. Si vous ne souhaitez pas utiliser une poudre, vous pouvez prendre trois à six gélules d'une formule associée similaire. Cependant, je trouve les poudres plus efficaces.

• Le terme « supplément de fibres associées » recouvre un mélange de fibres bienfaisantes comme le son d'avoine, le psyllium et le son de riz. N'oubliez pas que pour maximiser les bénéfices des fibres, vous devez les consommer en association, et non sous une seule forme.

• Gardez présent à l'esprit que la plupart des suppléments de pantéthine contiennent un mélange à parts égales de pantéthine et de la substance parente, l'acide pantothénique. Lorsque je suggère une certaine quantité de pantéthine dans un traitement donné, il s'agit de la dose des deux nutriments ensemble, en partant du principe que la moitié est composée de pantéthine.

• Les protocoles qui suivent ont été conçus en partant du principe que vous prenez déjà une formule multivitamines de base telle que celle décrite plus haut. Les nutriments présents dans la formulation de base sont importants pour le traitement de toute affection. En conséquence, assurez-vous que les protocoles qui suivent viendront s'ajouter – et non remplacer – à la formule de base que vous devez déjà prendre. Cependant, comme vous noterez que les protocoles proposent des doses plus élevées que la formule de base, augmentez simplement votre posologie pour atteindre cette dose supérieure. En d'autres termes, ajoutez simplement la différence entre la dose de votre formule de base et le total préconisé pour une affection donnée.

***Complexe B.*** Il existe autant de formules de complexe B que de formules multivitamines et je les prescris souvent comme une unité. Notez qu'il sera mentionné simplement comme

« complexe B » et considéré comme « dosé à 50 mg », même si tous ses composants ne sont pas dosés à 50 mg (l'organisme a besoin de plus grandes quantités de certaines vitamines B que d'autres : une formule parfaitement équilibrée ne convient donc pas). Vous trouverez ci-après un exemple typique de formule de complexe B comme on en trouve dans la plupart des pharmacies et magasins diététiques.

| | |
|---|---|
| Vitamine $B_1$ | 50mg |
| Vitamine $B_2$ | 25 mg |
| Niacine | 25 mg |
| Niacinamide | 50 mg |
| Vitamine $B_6$ | 50 mg |
| Pyridoxal-5-phosphate | 2 mg |
| Acide pantothénique | 50 mg |
| Acide folique | 400 µg* |
| Vitamine $B_{12}$ | 100 µg |
| Biotine | 100 µg |
| PABA | 50 mg** |
| Choline | 50 mg** |
| Inositol | 50 mg** |

* Nutriment essentiel au dosage insuffisant, en raison des régulations de la FDA. La dose nécessaire est de 2 à 3 mg par jour. Cependant, les femmes devant réduire des fibromes utérins, prévenir une rechute de cancer du sein ou traiter une endométriose ou une mastose sclérokystique, doivent maintenir la dose d'acide folique au-dessous de 600 µg.

** C'est la dose habituelle, mais elle est insuffisante.

CHAPITRE 15

# Les solutions de vita-nutriments

J'AI EXPLIQUÉ L'INTÉRÊT DE CIBLER votre programme de supplémentation en vita-nutriments sur les affections spécifiques que vous et votre médecin considérez comme les plus importantes pour vous. À présent, j'aimerais vous présenter les protocoles spécifiques.

Votre première tâche est d'identifier dans la liste d'affections nutritionnellement curables celles qui s'appliquent le mieux à votre cas. Je les ai regroupées en catégories : maladies cardiovasculaires et troubles du métabolisme, affections du système nerveux, troubles gastro-intestinaux, asthénie, infections, allergies, maladies pulmonaires, cancer, problèmes spécifiques à chaque sexe, et enfin, arthrite, maladies immunitaires et affections oculaires, affections dermatologiques et gingivales. Feuilletez les pages suivantes et essayez d'identifier toutes les affections qui vous concernent. Si vous ne les y trouvez pas, recherchez-les dans l'index. Parfois, l'information dont vous avez besoin est mentionnée dans la section sur tel ou tel vita-nutriment.

Dans les pages suivantes, vous trouverez une très brève description des principaux types d'affections qui réagissent bien à la thérapie nutritionnelle (cette liste est incomplète, par nécessité), suivie de la liste des vita-nutriments que j'utilise dans leur traitement et leur prévention. Dans la plupart des listes, vous verrez une sous-division en deux groupes, les plus essentiels et ceux qui sont légèrement moins efficaces, mais qui valent la peine d'être essayés. Ces groupes ont été conçus pour garantir, premièrement, que vous n'omettrez pas les nutriments les plus précieux pour votre affection et, deuxièmement, pour vous aider à en choisir d'autres si vous avez besoin de renforcer la thérapie. Dans la mesure du possible, chaque liste présente les nutriments par ordre décroissant d'importance.

Dans tous les cas, je pars du principe que vous prenez déjà tous les nutriments de base décrits. La posologie indiquée dans les listes qui suivent représente votre nouvelle posologie quotidienne *totale* (comprenant donc les doses du programme de base). Ces quantités doivent être réparties (sauf mention particulière) en au moins trois doses égales afin d'être prises au cours des repas (ou avant, lorsque c'est précisé). La partie basse de la fourchette concerne les adultes pesant moins de soixante kilos ou souffrant de maladies moins graves. La partie haute s'applique aux individus de plus de cent dix kilos ou ayant particulièrement besoin d'une thérapie efficace. À présent, passons aux traitements eux-mêmes.

## Maladies cardio-vasculaires

IL EST TRÈS logique de commencer par le cœur, organe dont dépend le plus notre espérance de vie. Les maladies cardio-vasculaires sont l'un des exemples les plus criants de problèmes de santé mal traités par la médecine actuelle. Alors que les cardiologues possèdent d'excellentes capacités de diagnostic, beaucoup témoignent d'ignorance de la médecine nutritionnelle, ce qui peut facilement conduire à un système de soins de second ordre. La maladie coronaire – plus spécifiquement, le blocage des artères qui provoque les crises cardiaques et la détérioration du muscle cardiaque – était extrêmement rare il y a un siècle. (En fait, l'ensemble des symptômes de douleurs fulgurantes de la poitrine et de mort subite n'a pas été décrit dans la littérature médicale avant le début du XX^e^ siècle). Voilà cent ans, les gens consommaient nettement moins de sucre et d'amidons raffinés. Un large pourcentage des matières grasses de leur alimentation provenait de sources animales, information qui devrait vous faire remettre en question les mises en garde officielles contre ces graisses.

Quiconque (et moi le premier) prétend que son régime est le seul capable de prévenir les affections cardiaques ne peut qu'avoir au moins en partie tort. Plusieurs voies relativement différentes mènent aux affections cardiaques et aucun régime ne peut donner un coup d'arrêt à une maladie chez tous les individus. L'astuce est de découvrir les anomalies spécifiques qui jouent le rôle de facteurs de risque métabolique, et de tout faire pour les éradiquer. La plus commune de ces anomalies n'est pas, comme on le pensait jusqu'ici, un problème d'excès de cholestérol. Mais plutôt un défaut de l'activité de l'insuline sur le glucose. Il peut être détecté par des taux de glucose ou d'insuline anormaux lors d'un test de tolérance au glucose ou lorsque le ratio triglycérides/HDL (cliniquement important et pourtant rarement mentionné) est supérieur à deux pour un. Vous pouvez le calculer vous-même à partir des chiffres de votre profil lipidique. D'autres anomalies sont un taux élevé d'homocystéine et un ensemble de troubles lipidiques tels que des taux élevés de cholestérol LDL oxydé ou de lipoprotéine (a). Chacune est mieux corrigée par un programme spécifique.

Certaines généralités s'appliquent. Observez un régime pauvre en sucres et édulcorants naturels. Évitez la margarine ou toute autre matière grasse similaire qui est une source d'acides gras trans non naturels. Essayez de consommer au moins trois portions de poisson gras des mers froides par semaine (saumon, sardine, maquereau, par exemple) ou de prendre des suppléments d'huile de poisson. Utilisez l'huile de lin et d'olive dans votre cuisine et évitez les aliments aux effets anti-nutriments comme la farine blanche et l'amidon de maïs. Les noix et graines riches en acides gras essentiels feront également partie de votre alimentation.

Le maladies cardio-vasculaires peuvent également être prévenues en prenant assez d'antioxydants (tels que les vitamines C et E) et minéraux (comme le magnésium, le zinc, le cuivre, le chrome et le sélénium). Cette courte liste de nutriments est également précieuse pour le traitement d'une affection cardiaque installée. Les nutriments renforçant le cœur comme la carnitine et la $CoQ_{10}$ sont des acteurs clés, ainsi que des plantes comme l'aubépine et l'ail. Et n'oublions pas l'acide folique et la vitamine $B_6$, qui sont cruciaux pour empêcher l'homocystéine d'endommager les artères coronaires.

Mon programme général de renforcement de la santé cardiaque figure ci-dessous (notez qu'il n'inclut pas les multivitamines).

## Santé cardio-vasculaire

| | |
|---|---|
| **PLUS IMPORTANT** | |
| Magnésium | 400-800 mg |
| $CoQ_{10}$ | 60-120 mg |
| L-carnitine | 1 000-2 000 mg |
| Taurine | 500-1 000 mg |
| Vitamine E | 400-800 UI |
| Vitamine C | 1-3 g |
| Formule d'acides gras essentiels | 3 600-7 200 mg |
| Mélange de tocotriénols | 100-200 mg |
| Chrome | 200-400 µg |
| Pantéthine | 450-900 mg** |
| Bêta-carotène naturel | 25 000 UI |
| Extrait de Gingko biloba | 240-360 mg |
| Aubépine | 240-480 mg |
| Complexe B | 50 mg |
| **MODÉRÉMENT IMPORTANT** | |
| Ail | 1 600-3 200 mg |
| Bromélaïne | 200-400 mg |
| Gamma-oryzanol | 300-600 mg |
| Acetyl L-carnitine | 500-1 000 mg |
| Sélénium | 150-300 µg |
| Vitamine $B_6$ | 100-200 mg |
| Acide folique | 3-6 mg* |
| Quercétine | 300-600 mg |
| Acide lipoïque | 100-300 mg |
| Fibres | 7,5-15 g |
| Pépins de raisin/pycnogénol | 150-300 mg |
| Calcium | 600-1 200 mg |
| Cayenne | trois gélules |
| *Coleus forskholii* | 50-100 mg |

* Les femmes devant réduire des fibromes utérins, prévenir une rechute de cancer du sein ou traiter une endométriose ou une mastose sclérokystique, doivent maintenir la dose d'acide folique au-dessous de 600 µg.

** Voir le paragraphe sur les suppléments de pantéthine.

***Angine de poitrine.*** Le terme « angine » vient du mot latin signifiant « étrangler », et cette douleur est le symptôme caractéristique d'un rétrécissement ou d'un spasme des vaisseaux coronaires – ceux qui alimentent le cœur en sang. Étant donné que l'angine de poitrine peut présager une crise cardiaque, je recommande des doses plus élevées que celles du protocole cardiovasculaire général, comme vous le constaterez ci-dessous. Notez que la liste s'ouvre sur l'arginine, qui, en association avec une pratique complémentaire non nutritionnelle appelée thérapie de chélation, est le traitement de l'angine de poitrine que je privilégie.

| | |
|---|---|
| **PLUS IMPORTANT** | |
| Arginine | 2-4 cuillères à café (8-16 g) |
| L-carnitine | 1 500-3 000 mg |
| $CoQ_{10}$ | 100-200 mg |
| Vitamine E | 800-1 600 UI |
| Magnésium | 800-1 200 mg |
| Bromélaïne | 150-600 mg |
| **MODÉRÉMENT IMPORTANT** | |
| Formule d'acides gras essentiels | 3 600-7 200 mg |
| Ail | 2 000-4 000 mg |
| Aubépine | 360-720 mg |
| Pantéthine | jusqu'à 900 mg* |
| Bêta-carotène naturel | 25 000-50 000 UI |
| N-acétyl cystéine | 1 500-3 000 mg |

* Voir le paragraphe sur les suppléments de pantéthine.

***Arythmie et prolapsus de la valve mitrale.*** Une irrégularité des pulsations cardiaques constitue une menace différente de celle présentée par l'angine de poitrine. Bien que le scénario le pire soit la mort subite, le plus souvent, c'est simplement le symptôme déplaisant de palpitations. Le prolapsus de la valve mitrale, due à une ballonnisation de la valve mitrale, peut conduire à des anomalies du rythme cardiaque et figure également ici. Les doses les plus élevées de nutriments régulateurs du rythme sont les suivantes :

| | |
|---|---|
| **PLUS IMPORTANT** | |
| Magnésium | 600-1 000 mg |
| Potassium | 600-1 200 mg |
| Aubépine | 240-480 mg |
| Taurine | 2 000-3 000 mg |
| L-carnitine | 1 250-2500 mg |
| CoQ10 | 100-200 mg |
| **MODÉRÉMENT IMPORTANT** | |
| Inositol | 500-1 500 mg |
| Bromélaïne | 400-800 mg |
| Manganèse | 30-60 mg |
| Teinture alcoolique de cactus | 8-16 gouttes |
| Chrome | 300-600 µg |

***Cardiomyopathie et insuffisance cardiaque congestive.*** La crise cardiaque est la conséquence de l'incapacité du cœur à maintenir efficacement sa fonction de pompe sanguine. Elle conduit à une accumulation de fluides dans les poumons et les membres inférieurs. La cardiomyopathie recouvre un ensemble de troubles des capacités de la pompe cardiaque, cause relativement commune de défaillance cardiaque. L'augmentation des doses des nutriments ci-dessous contribue à faire régresser cette affection dangereuse :

| | |
|---|---|
| **PLUS IMPORTANT** | |
| Taurine | 2 000-4 000 mg |
| CoQ10 | 200-400 mg |
| L-carnitine | 2 000-4 000 mg |
| Aubépine | 300-480 mg |
| Magnésium | 600-1 200 mg |
| Vitamine B1 | 150-300 mg |
| **MODÉRÉMENT IMPORTANT** | |
| Sébacate de cuivre | 2-4 mg |
| Pantéthine | 600-1 200 mg* |
| Vitamine E | 600-1 200 UI |
| Teinture alcoolique de cactus | 5-10 gouttes |

| | |
|---|---|
| Formule d'acides gras essentiels | 4 800-9 600 mg |
| Complexe B | 100 mg |

* Voir le paragraphe sur les suppléments de pantéthine.

## Excès de lipides sanguins

UN TAUX ÉLEVÉ de lipides sanguins, comme le cholestérol et les triglycérides, est l'une des causes les plus répandues de crise cardiaque, attaques et blocage des artères en général. N'oubliez pas que, malgré tout ce qui en est dit, un taux élevé de cholestérol n'est pas une maladie. C'est plutôt, tout comme d'autres anomalies lipidiques, un simple facteur prédictif de durcissement des artères. En conséquence, modifier le taux de lipides sans toucher aux raisons de son élévation ne peut ni prévenir ni faire régresser la situation. Cependant, en contrôlant ces marqueurs sanguins de la santé cardiaque et artérielle, une thérapie nutritionnelle vous permettra à tout le moins d'éviter les nombreux effets secondaires des médicaments anti-cholestérol. Certains individus obtiennent les meilleurs résultats en diminuant les graisses saturées, alors que d'autres y parviennent mieux en éliminant tout le sucre de leur alimentation et en réduisant leur consommation d'hydrates de carbone. Vous devez donc déterminer ce qui agit le mieux pour vous. Dans un cas comme dans l'autre, votre taux de lipides devrait s'améliorer si vous consommez les nutriments correspondant à votre besoin particulier.

### Taux de cholestérol élevé

| PLUS IMPORTANT | |
|---|---|
| Pantéthine | 600-1 200 mg* |
| Hexanicotinate d'inositol | 500-1 500 mg |
| Chrome | 300-600 µg |
| Formule d'acides gras essentiels | 7 200 mg |
| Vitamine C | 1-5 g |
| Fibres mélangées | 10 g |

| | |
|---|---|
| Granules de lécithine | 2-3 cuillères à soupe |
| Guggulipide | 100-200 mg |
| GLA (huile de bourrache) | 1 200-3 600 mg |
| Ail | 2 400-4 000 mg |
| Gamma-oryzanol | 300-600 mg |
| Tocotriénols | 200-400 mg |
| Bêta-carotène | 25 000-50 000 UI |
| **MODÉRÉMENT IMPORTANT** | |
| Sébacate de cuivre | 2-4 mg |
| Vitamine E | 400-800 UI |
| Taurine | 1-2 g |
| Gingembre | 2-3 gélules |
| Fenugrec | 1-4 gélules |
| Sélénium | 200-400 µg |
| Acide folique | 3-6 mg** |
| Arginine | 6-12 g |
| Inositol | 500-1 000 mg |
| Chlorelle | 1/4-1/2 cuillère à café |
| Gelée royale | 1/4-1/2 cuillère à café |
| DHEA | 20-40 mg |
| Chondroïtine sulfate | 250-500 mg |

* Voir le paragraphe sur les suppléments de pantéthine.
** Les femmes devant réduire des fibromes utérins, prévenir une rechute de cancer du sein ou traiter une endométriose ou une mastose sclérokystique, doivent maintenir la dose d'acide folique au-dessous de 600 µg.

*Taux élevé de triglycérides et taux faible de cholestérol HDL.* L'excès de triglycérides et un taux faible de cholestérol sont les deux anomalies lipidiques liées sans équivoque à la fois à une insulinorésistance et à l'apport d'hydrates de carbone. Les insulinorésistants devraient éviter un apport excessif, voire « normal » d'hydrates de carbone, car leur organisme transforme ces hydrates de carbone en triglycérides, lesquels semblent inhiber à leur tour la formation du HDL, le « bon » cholestérol. D'après l'expérience du Centre Atkins, les individus dont le taux de triglycérides dépasse le double du taux de cholestérol HDL (en mg/ml) obtiennent de meilleurs résultats en diminuant les hydrates de carbone, vous devez vous assurer d'éviter le sucre sous toutes ses formes, même les fruits et jus de fruits, et limiter au minimum votre consommation d'amidons. Pour traiter l'excès de triglycérides, vous devriez suivre le régime contre l'excès de cholestérol, mais augmenter la posologie des nutriments suivants aux quantités indiquées :

| | |
|---|---|
| L-carnitine | 1 500-3 000 mg |
| EPA/DHA (d'huiles de poisson) | 1 200-2 400 mg |
| Chrome | 400-800 µg |
| Sulfate de vanadyl | 15-30 mg |

***Excès de lipoprotéine (a).*** Cette protéine, à laquelle se lient les lipides, est un facteur de risque de défaillance cardiaque hautement prévisible. Son excès n'est pas diminué par l'approche habituelle de modification du taux de cholestérol. Cependant, les nutriments suivants peuvent se révéler utiles dans les quantités indiquées ci-après :

| | |
|---|---|
| N-acétyl cystéine | 2-4 g |
| Vitamine C | 4-8 g |
| Hexanicotinate d'inositol | 1 500-3 000 mg |
| Gamma-oryzanol | 300-1 200 mg |
| Lysine | 600-1 200 mg |
| Proline | 600-1 200 mg |

***Hypertension.*** L'hypertension est un important facteur de risque d'accident cérébral. Si les scientifiques débattent encore des causes véritables de l'hypertension, une chose demeure claire : elle réagit très bien à une thérapie nutritionnelle et un régime. Au Centre Atkins, nous constatons régulièrement un retour à une tension normale lorsque le régime Atkins est utilisé en association avec les nutriments appropriés. Un régime pauvre en hydrates de carbone est important, car il permet de diminuer l'excès de réponse d'insuline qui semble être l'une des principales causes de l'hypertension. Nous y ajoutons les nutriments suivants :

| | |
|---|---|
| **PLUS IMPORTANT** | |
| Taurine | 1 500-3 000 mg |
| Magnésium | 500-1 000 mg |
| Aubépine | 240-480 mg |
| Aspartate de potassium | 400-800 mg |
| Vitamine $B_6$ | 100-200 mg |
| Formule d'acides gras essentiels | 3 600-7 200 mg |
| Ail | 2 400-3 200 mg |
| $CoQ_{10}$ | 100-200 mg |
| Carnitine | 500-1 000 mg |
| Chrome | 300-600 µg |
| **MODÉRÉMENT IMPORTANT** | |
| Vitamine C | 1-3 g |
| N-acétyl cystéine | 1-2 g |
| GABA | 2 000-4 000 mg |
| Arginine | 2-5 g |
| Inositol | 500-1 500 mg |
| Kava | 100-200 mg |
| Extrait de reishi | 2-4 gélules |
| Choline | 1 000-1 500 mg |
| Calcium | 750-1 500 mg |

Mise en garde pour les hypertendus : augmentez progressivement la dose de vitamine E si vous n'en avez jamais pris, car elle peut légèrement élever la tension artérielle au début du traitement. Il est conseillé de procéder sous surveillance médicale.

## Troubles de la glycémie : diabète et hypoglycémie

JE CONSIDÈRE LES TROUBLES DE LA GLYCÉMIE comme les plus importantes affections dues à des problèmes d'alimentation du monde occidental. Le diabète est à la fois une maladie grave en elle-même et un facteur de risque majeur de maladie coronaire.

Le terme « diabète » s'applique en réalité à deux affections très différentes. Le type 1 est une maladie auto-immune acquise, où le pancréas perd sa faculté de sécrétion de l'insuline, laquelle doit être administrée au malade pour permettre sa survie. Le type 2, plus répandu, est caractérisé par des élévations du glucose sanguin principalement dues à l'incapacité de l'organisme à utiliser efficacement l'insuline (insulinorésistance). La plupart des diabétiques de type 2 ont un taux élevé d'insuline et, l'administration d'insuline, pratique médicale fréquente, accélère simplement les complications cardio-vasculaires ; 40 % des Américains présentent certaines des caractéristiques de cette affection : les plus communes sont une sécrétion élevée d'insuline, l'insulinorésistance, une tendance à la prise de poids et l'hypoglycémie, syndrome d'instabilité du glucose sanguin. Bon nombre des mêmes nutriments sont utiles dans toutes ces affections.

Pourquoi ? Parce que l'objectif du traitement est grosso modo le même : maintenir le taux de glucose sanguin dans une fourchette normale en aidant l'organisme à le métaboliser plus efficacement.

Voici les nutriments qui, en contribuant à maintenir l'équilibre du glucose sanguin, améliorent ou préviennent le diabète de type 2 peu évolué, le prédiabète et l'hypoglycémie :

| | |
|---|---|
| **PLUS IMPORTANT** | |
| Chrome | 200-600 µg |
| Zinc | 50-100 mg |
| Magnésium | 300-600 mg |
| Acide lipoïque | 150-300 mg |
| $CoQ_{10}$ | 45-90 mg |
| Biotine | 2-4 mg |
| Formule d'acides gras essentiels | 7 200 mg |
| Sélénium | 100-200 µg |
| Vitamine $B_6$ | 75-150 mg |
| **MODÉRÉMENT IMPORTANT** | |
| Vitamine C | 1-2 g |
| Vitamine E | 300-600 UI |
| Carnitine | 500-1 000 mg |
| Vitamine A | 10 000-20 000 UI |

| | |
|---|---|
| Ginseng de Sibérie | 100-200 mg |
| Manganèse | 25-50 mg |
| Mélange de fibres | 10-15 g |
| Calcium | 1 000 mg |
| Réglisse | 1-3 gélules |
| Curcuminoïdes | 400-1 200 mg |
| Sébacate de cuivre | 2-4 mg |

Si votre objectif est de ramener le taux de glucose sanguin à la normale ou de réduire la posologie de votre traitement contre le diabète, la liste qui suit devrait vous y aider :

| | |
|---|---|
| **PLUS IMPORTANT** | |
| Chrome | 500-1 000 µg |
| Sulfate de vanadyl | 30-60 mg |
| Acide lipoïque | 300-600 mg |
| $CoQ_{10}$ | 90-180 mg |
| Biotine | 7,5-15 mg |
| Inositol | 800-1 600 mg |
| Zinc | 90-180 mg |
| Niacinamide | 300-600 mg |
| DHEA | 20-40 mg |
| **MODÉRÉMENT IMPORTANT** | |
| *Gymnema sylvestre* | 200-400 mg |
| Fenugrec | 100-200 mg |
| Taurine | 1 500-3 000 mg |
| Acide folique | 2-4 mg* |
| Bactéries amies | 1/2-1 cuillère à café |
| Lysine | 400-800 mg |
| Chardon marie | 400-800 mg |
| Ail | 2 400-4 800 mg |
| Calcium AEP | (voir note ci-dessous) |

* Les femmes devant réduire des fibromes utérins, prévenir une rechute de cancer du sein ou traiter une endométriose ou une mastose sclérokystique, doivent maintenir la dose d'acide folique au-dessous de 600 µg.

C'est pour les diabétiques de type 1 que le niacinamide sera le plus efficace. Les doses de DHEA doivent idéalement être prises après un dosage sanguin et augmentées si le taux sanguin demeure faible. Le calcium AEP doit être pris au début d'un diabète de type 1 (généralement par voie intraveineuse) sous surveillance médicale. Enfin, n'oubliez pas que dans le cas du diabète, la niacine et les suppléments d'huiles de poisson doivent être pris uniquement sous surveillance médicale, car ils peuvent provoquer une élévation du taux de glucose sanguin chez certains diabétiques. Dans l'idéal, le vanadium également doit être pris sous surveillance médicale.

## Surcharge pondérale et obésité

UNE FORTE PRISE de poids, trouble du métabolisme le plus répandu aux États-Unis, est en réalité une manifestation d'insulinorésistance. Pour lutter contre ce problème, je recommande fortement la stratégie présentée dans *La Nouvelle Révolution diététique*. Il s'est révélé très efficace dans le traitement des problèmes de poids et, selon moi, le moindre écart à ce régime en compromet les chances de réussite. Cependant, de nombreux nutriments peuvent faciliter le processus d'amaigrissement en rouvrant des voies métaboliques bloquées. Voici certains des nutriments dont j'ai constaté l'efficacité :

| **PLUS IMPORTANT** | |
|---|---|
| Chrome | 400-800 µg |
| L-carnitine | 1 000-2 000 mg |
| $CoQ_{10}$ | 75-150 mg |
| Glutamine | 2-4 g |
| Phénylalanine | 750-1 500 mg |
| Choline | 750-1 500 mg |
| Inositol | 1 000-2 000 mg |
| Méthionine | 400-800 mg |
| Acide lipoïque | 100-300 mg |
| Ginseng de Sibérie | 1-2 g |
| Acide linoléique conjugué | 2-4 g** |

| MODÉRÉMENT IMPORTANT | |
|---|---|
| Vanadium BMOV | 2-4 mg |
| Sulfate de vanadyl | 10-20 mg |
| Taurine | 1 000-2 000 mg |
| Pantéthine | 600-2 000 mg* |
| Vitamine C | 3-6 g |
| Zinc | 40-80 mg |
| Acétyl L-tyrosine | 500-1 000 mg |
| Fibres | 8-16 g |
| Biotine | 5-10 mg |
| Sélénium et iode | 200 µg et 150 µg |

* Voir le paragraphe sur les suppléments de pantéthine.
** Ce produit n'a pas été abordé dans cet ouvrage, car je commence seulement son utilisation. Il est sûr et efficace.

## Troubles du système nerveux

L'ARRIVÉE DU NOUVEAU MILLÉNAIRE a vu l'émergence d'un large intérêt pour l'amélioration et l'entretien des fonctions cérébrales avec les vita-nutriments. Des preuves scientifiques ont démontré que les nutriments protègent mieux nos cellules nerveuses que les médicaments. Des tests cliniques ont également prouvé que ces derniers étaient incapables de prévenir la perte de mémoire et de vaincre les maladies d'Alzheimer et de Parkinson, les troubles de l'humeur et les troubles psychiatriques. Mieux encore, une nutrition optimale peut améliorer mémoire, concentration, humeur et jugement, tout en favorisant une durée de vie maximale des tissus cérébraux et nerveux.

Les nutriments destinés à améliorer la fonction cérébrale sont les suivants :

| | |
|---|---|
| Complexe B | 50-150 mg |
| Extrait de *Gingko biloba* | 60-120 mg |
| Vitamine $B_6$ | 100-200 mg |
| Acide folique* | 3-5 mg |
| Vitamine $B_{12}$ | 1 000-2 000 µg |

| | |
|---|---|
| Vitamine $B_1$ | 100-200 mg |
| Octacosanol | 6-12 mg |

* Les femmes devant réduire des fibromes utérins, prévenir une rechute de cancer du sein ou traiter une endométriose ou une mastose sclérokystique, doivent maintenir la dose d'acide folique au-dessous de 600 µg.

Pour les personnes atteintes des maladies d'Alzheimer ou de Parkinson, le traitement additionnel suivant est recommandé :

| | |
|---|---|
| **PLUS IMPORTANT** | |
| Vitamine E | 1 000-2 000 UI |
| NADH | 2,5-10 mg |
| Acétyl L-carnitine | 1 500-3 000 mg |
| Phosphatidyl sérine | 300-500 mg |
| Extrait de *Gingko biloba* | 160-320 mg |
| $CoQ_{10}$ | 100-300 mg |
| N-acétyl cystéine | 1 000-2 000 mg |
| Vitamine B12 | 5 000-10 000 mg |
| Phosphatidylcholine | 2-4 g |
| **MODÉRÉMENT IMPORTANT** | |
| Glutathion | 250-1 000 mg |
| Vitamine B1 | 250-1 000 mg |
| Acide lipoïque | 500-1 000 mg |
| Vitamine $B_6$ | 100-200 mg |
| Vitamine C | 5-10 g |
| Sélénium | 400-600 µg |
| Pépins de raisin/pycnogénol | 100-200 mg |
| Zinc | 60-120 mg |
| Magnésium | 400-800 mg |
| Méthionine | 3-6 g |

NB : L'administration de nutriments cérébraux et d'antioxydants ne doit jamais dépasser les doses indiquées sans surveillance médicale. Bien que nous ayons ici affaire au traitement de maladies autrement incurables, une surstimulation du cerveau peut provoquer des réactions contraires. Si vous prenez actuellement de la L-dopa seule, ne prenez pas de vitamine $B_6$ ou un complexe B contenant de la $B_6$ sans en discuter avec le médecin qui vous l'a prescrite.

***Anxiété.*** Nous connaissons tous l'anxiété provoquée par le stress quotidien et ses malaises. Mais, étonnamment, une importante partie de l'anxiété est liée à l'alimentation et à la nutrition. Un taux de glucose instable, des intolérances alimentaires spécifiques et une prolifération de la levure *Candida albicans* tendent à élever notre niveau d'anxiété.

Les vita-nutriments que je recommande pour l'anxiété sont les suivants :

| | |
|---|---|
| Inositol | 1 000-2 000 mg |
| GABA | 1 500-3 000 mg |
| Tryptophane | 1,5-3 g |
| ou | |
| 5-hydroxy-tryptophane | 200-400 mg |
| Extrait de kava | 100-200 mg |
| Calcium | 400-800 mg |
| Niacinamide | 250-500 mg |
| Magnésium | 300-600 mg |
| Complexe B | 1-3 gélules |
| Valériane | 2-4 gélules |
| Vitamine $B_6$ | 100-200 mg |
| Vitamine $B_{12}$ | 2-4 mg au coucher |

***Dépression.*** Dans le traitement de cette affection, l'objectif principal est de rétablir les neurotransmetteurs responsables de notre bonne humeur. L'un d'eux est la sérotonine, qui combat notre tendance à développer une forme agitée et anxieuse de dépression. Un autre est un groupe de composés proches de l'adrénaline, appelés « catécholamines », qui nous empêchent de sombrer dans la léthargie, l'apathie et la dépression. Si nous fournissons à notre organisme les éléments constitutifs de ces neurotransmetteurs, il les fabrique et le tour est joué : plus de dépression.

Pour combattre cette maladie, je recommande le régime de prévention de l'anxiété décrit ci-dessus, associé aux nutriments et plantes suivants. Ajoutez chacun de ces suppléments à votre régime un à la fois durant une semaine afin de déterminer lesquels sont efficaces pour vous :

| | |
|---|---|
| L-tryptophane | 1 500-3 000 mg |
| ou | |
| 5-hydroxy-tryptophane | 200-400 mg |
| N-acétyl tyrosine | 500-1 000 mg |
| Vitamine $B_{12}$ | 1 000-3 000 mg |
| Méthionine | 1 200-2 400 mg |
| Millepertuis | 100-200 mg |
| Acétyl L-carnitine | 500-1 000 mg |
| Phosphatidyl sérine | 300-600 mg |
| Vitamine $B_6$ | 100-200 mg |
| Acide folique | 30-60 mg* |

* Les femmes devant réduire des fibromes utérins, prévenir une rechute de cancer du sein ou traiter une endométriose ou une mastose sclérokystique, doivent maintenir la dose d'acide folique au-dessous de 600 µg.

***Déficit d'attention/hyperactivité.*** S'il existe un seul trouble qui soit purement dû à l'alimentation et qui ne soit pas reconnu comme tel, c'est bien le déficit d'attention et l'hyperactivité de l'enfant. Ce problème est désormais si répandu que les ventes du médicament Ritaline, censé soigner ce trouble, semblent doubler tous les trois ou quatre ans.

La relation avec l'alimentation est généralement due à l'incapacité de l'enfant à maintenir un taux de glucose sanguin stable après consommation de sucreries, éléments du régime de bien des enfants. D'autres causes sont les allergies à des aliments spécifiques (souvent le lait ou les céréales) et la prolifération de levures, conséquence fréquente de traitements antibiotiques trop nombreux pour les infections chroniques de l'oreille.

Les nutriments que je considère utiles dans le traitement de ce trouble sont les suivants :

| **PLUS IMPORTANT** | |
|---|---|
| Complexe B | 50-100 mg |
| Phosphatidyl sérine | 300-600 mg |
| GABA | 1 200-2 400 mg |
| Phénylalanine | 500-1 000 mg |
| Zinc | 50-100 mg |

| | |
|---|---|
| 5-hydroxy-tryptophane | 200-400 mg |
| Vitamine $B_6$ | 75-150 mg |
| Inositol | 750-1 500 mg |
| Chrome | 200-400 µg |
| **MODÉRÉMENT IMPORTANT** | |
| Niacinamide | 200-400 mg |
| Formule d'acides gras essentiels | 3 600-7 200 mg |
| Bactéries amies | 1/2-1 cuillère à café |
| Magnésium | 250-500 mg |
| Manganèse | 10-20 mg |
| Sélénium | 50-100 µg |
| Calcium | 750-1 500 mg |
| Vitamine B1 | 50-100 mg |
| Vitamine B12 | 500-1 000 µg |

NB : Pour ajuster la posologie aux enfants, divisez le poids de l'enfant par 75 et multipliez la dose indiquée par la fraction obtenue. Par exemple, la dose de zinc pour un enfant de 38 kilos serait de 38 divisé par 75, soit 50 %, multiplié par 50-100 mg, soit 25-50 mg.

***Céphalées.*** Comme je l'ai déjà dit, déterminer la cause des différentes maladies est une étape cruciale de toute thérapie aux vita-nutriments. Le traitement approprié des maux de tête est leur prévention. Vous y parviendrez en identifiant leur cause et en l'évitant. En général, une bonne stratégie consiste à rechercher les allergies alimentaires, éviter sucres et caféine, et éliminer les aliments auxquels vous pourriez être allergique. Vous devriez également essayer d'éviter les matières grasses prédisposant à l'inflammation, comme les huiles de carthame, de tournesol et de maïs, et chercher la présence de métaux toxiques ou l'excès de cuivre, l'un et l'autre causes de maux de tête. N'oubliez cependant pas que des céphalées chroniques et douloureuses exigent une surveillance médicale afin d'écarter du diagnostic tout problème de santé majeur.

Les suppléments nutritionnels que je considère utiles dans le traitement des maux de tête sont les suivants :

| | |
|---|---|
| **PLUS IMPORTANT** | |
| Magnésium | 500-1 000 mg |
| Bactéries amies | 1/2-1 cuillère à café |
| Complexe B | 50-100 mg |
| Vitamine C | 1-3 g |
| Formule d'acides gras essentiels | 4 800-7 200 mg |
| Extrait de *Gingko biloba* | 240-480 mg |
| Matricaire | 100-200 mg |
| **MODÉRÉMENT IMPORTANT** | |
| Vitamine E | 200-400 UI |
| Molybdène | 500-750 µg |
| Bromélaïne | 100-200 mg |
| Gingembre | 1-2 gélules |
| Curcuminoïdes | 200-400 mg |
| Extrait de chardon marie | 100-200 mg |
| Pyrophosphate de thiamine | 100-200 mg |
| Kava | 100-200 mg |

## Appareil digestif

LE BON FONCTIONNEMENT du tractus intestinal est cruciale pour l'état de santé général de l'organisme. Si vous ne pouvez pas bien digérer les aliments et éliminer les toxines, il y a peu de chances que vous soyez en bonne santé. En outre, presque toutes les affections chroniques seront exacerbées si vos intestins accumulent les sous-produits toxiques.

Pour les personnes digérant mal, des suppléments d'acide chlorhydrique et d'enzymes digestives peuvent également être utiles. Cependant, il vaut mieux s'en remettre à votre médecin traitant qui déterminera si ces suppléments vous permettront de traiter votre trouble spécifique. Il ne faut surtout pas prendre d'acide chlorhydrique si vous n'en avez pas besoin, étant donné qu'il peut provoquer des ulcères gastriques.

Pour améliorer votre fonction digestive, ces suppléments sont recommandés :

| | |
|---|---|
| **PLUS IMPORTANT** | |
| Bactéries amies | 1/2-1 cuillère à café |
| Fibres | 7,5-15 g |
| Zinc | 25-50 mg |
| **MODÉRÉMENT IMPORTANT** | |
| Taurine | 1-3 g en granulés |
| Lécithine | 1-2 cuillères à soupe |
| Gelée royale | 1/4-1/2 cuillère à café |
| Curcuminoïdes | 400-800 mg |

***Prolifération de candida.*** La prolifération de la levure *Candida albicans*, qui réside normalement discrètement dans notre tube digestif, est l'une des nouvelles épidémies les plus importantes. Résultat de nos excès de sucreries et d'une surutilisation des antibiotiques, la prolifération de candida contribue plus largement au syndrome d'asthénie chronique, défaillances immunitaires, difficultés de concentration et intolérances alimentaires. Un régime sans glucides, qui élimine également les aliments fermentés, est le point de départ. Viennent ensuite les thérapies nutritionnelles :

| | |
|---|---|
| **PLUS IMPORTANT** | |
| Bactéries amies | 1-3 cuillères à café |
| Acide undécénylique* | 2-4 gélules |
| Acide caprylique* | 2-4 gélules |
| Ergotransferrine* | 2-4 gélules |
| Huile d'origan | 2-4 gouttes |
| Extrait de feuille d'olivier | commencez avec 1 gélule, puis augmentez jusqu'à 3-4 gélules |
| Vitamine C | 1-3 g |
| Pantéthine*** | 600-1 200 mg |
| Ail | 75-1 500 mg |
| Formule d'acides gras essentiels | 3 600-7 200 mg |
| Biotine | 7,5-15 mg |
| Fibres mélangées | 8-16 g |
| **MODÉRÉMENT IMPORTANT** | |
| Molybdène | 500-1 500 µg |
| Hydraste du Canada** | 1-3 gélules |

| | |
|---|---|
| Extrait de griffe de chat | 2-4 gélules |
| FOS | 1/4-1/2 cuillère à café |
| Pau d'arco | 1-3 compte-gouttes |
| Vitamine $B_6$ | 100-200 mg |
| Échinacée | 3-5 cuillères à café |
| Vitamine E | 400-800 UI |
| Pyroxydal-5-phosphate | 95-150 mg |
| Arginine | 1 500-4 000 mg |
| Teinture de propolis | 1/2 compte-gouttes dans de l'eau |
| Chlorelle | 1/2-1 cuillère à café |
| Sébacate de cuivre | 2-4 mg |

* Ces trois composés ne sont pas mentionnés dans la deuxième partie de cet ouvrage. Cependant, ce sont des substances naturelles qui agissent en inhibant la nutrition des levures. Des expériences cliniques ont découvert qu'elles étaient un traitement efficace contre la candida et bien tolérées.
** Uniquement à court terme. À ne pas utiliser durant la grossesse.
*** Voir le paragraphe sur les suppléments de pantéthine.

***Constipation et diverticulite.*** Les problèmes comme la constipation et la diverticulite, inflammation douloureuse des muqueuses du côlon, sont inconnues dans les populations dont l'alimentation est pauvre en glucides et riche en fibres. Pourtant, ces problèmes, une fois installés, exigent plus qu'un régime sans glucides pour être efficacement traités. Pour la constipation, je recommande le régime ci-dessus de fibres et bactéries amies, associé à ces suppléments :

| | |
|---|---|
| **PLUS IMPORTANT** | |
| Bactéries amies | 1-3 cuillères à café |
| Oxyde de magnésium | 250-1 000 mg |
| Enveloppe de graine de psyllium | 1-2 cuillères à soupe avec 35 cl d'eau |
| **MODÉRÉMENT IMPORTANT** | |
| Huile de lin | 1 cuillère à soupe |
| Pantéthine* | 600-900 mg |
| Vitamine C | 3-6 g |
| Poudre de bentonite | 2-4 cuillères à café dans 25 cl d'eau |

* Voir le paragraphe sur les suppléments de pantéthine page.

Les personnes souffrant de constipation doivent également faire régulièrement du sport et faire examiner leur thyroïde. Boire huit verres d'eau (25 cl chaque) par jour est également important. Enfin, faites dépister une éventuelle prolifération de candida, qui provoque souvent la constipation.

***Brûlures d'estomac (reflux œsophagien).*** J'ai rarement vu un cas de brûlures d'estomac (reflux gastro-œsophagien est le terme médical employé pour ce trouble) qui ne s'améliore pas avec la suppression dans l'alimentation des glucides simples – sucreries, fruits et lait. Les fibres et bactéries amies peuvent également contribuer à traiter cette affection. Parfois les brûlures d'estomac sont provoquées par un manque d'acide gastrique et peuvent être soulagées par la bétaïne (un tel traitement ne doit pas être entrepris sans que des analyses médicales confirment l'absence d'acide gastrique). Outre la supplémentation de base en fibres, zinc et bactéries amies, j'ai constaté l'efficacité du traitement suivant dans les cas de reflux :

| | |
|---|---|
| **PLUS IMPORTANT** | |
| Vitamine U | 120-240 mg (sous forme de 2-4 cachets de gastramet)* |
| Extrait de racine de réglisse | 1-2 gélules |
| Gamma-oryzanol | 450-900 mg |
| Pantéthine | 600-900 mg** |
| **MODÉRÉMENT IMPORTANT** | |
| Phosphatidylcholine | 750-1 500 mg |
| Chlorelle | 1/2-1 cuillère à café |
| Extrait de kava | 1-2 gélules |
| Extrait de gotu kola | 1-2 gélules |
| Extrait de reishi | 1-2 gélules |

NB : Tous ces agents doivent être pris juste avant ou en début de repas.
* La vitamine U est le nom donné à l'extrait de jus de chou, remède des populations d'Europe de l'Est qui s'est révélé extrêmement bénéfique pour soulager les maux d'estomac. Je n'en ai trouvé que peu de confirmations dans la littérature médicale.
** Voir le paragraphe sur les suppléments de pantéthine.

*Ulcères.* Considérés pendant un siècle comme la conséquence du stress, les ulcères sont désormais plus justement attribués à la bactérie *Helicobacter pylori.* Ces lésions qui se forment sur les parois de l'estomac n'existent pas dans les populations dont le régime alimentaire est primitif, ce qui nous amène à conclure qu'elles sont causées, au moins en partie, par les hydrates de carbone raffinés comme le sucre et la farine. Je suis certain d'une chose : la diminution de la part des hydrates de carbone dans l'alimentation est une étape clé du traitement des ulcères. Ajouter des fibres au régime est important, ainsi que des suppléments de bactéries amies. En outre, les nutriments suivants sont merveilleusement efficaces pour soigner les deux types d'ulcères les plus communs : duodénal et gastrique.

| | |
|---|---|
| **PLUS IMPORTANT** | |
| Gamma-oryzanol | 450-900 mg |
| Glutamine | 1 500-3 000 mg |
| Zinc | 50-100 mg |
| Vitamine U | 120-240 mg |
| Pantéthine | 600-1 200 mg** |
| Réglisse | 1-2 gélules |
| Vitamine E | 400-800 UI |
| Extrait de griffe de chat | 1-2 gélules |
| Vitamine A | 15 000-30 000 UI |
| **MODÉRÉMENT IMPORTANT** | |
| Chlorelle | 1-2 cuillères à café |
| Vitamine C (non acide) | 1-3 g |
| Acide folique | 5-10 mg* |
| Formule d'acides gras essentiels | 3-6 g |
| Aloé vera | 1-2 gélules |
| Teinture de propolis | 1/2-1 compte-gouttes |
| Extrait de capsaïcine | 1-2 gélules |
| Extrait de kava | 1-2 gélules |
| Extrait de gotu kola | 1-2 gélules |

* Les femmes devant réduire des fibromes utérins, prévenir une rechute de cancer du sein ou traiter une endométriose ou une mastose sclérokystique, doivent maintenir la dose d'acide folique au-dessous de 600 µg.

** Voir le paragraphe sur les suppléments de pantéthine.

***Inflammations intestinales.*** Les affections inflammatoires de l'intestin (maladie de Crohn et colite) présentent de telles similarités qu'il vaut mieux les aborder ensemble. Toutes deux ont un pronostic peu optimiste lorsqu'elles sont traitées par la médecine traditionnelle. Cependant, au Centre Atkins, nous avons obtenu des améliorations spectaculaires en deux semaines grâce à la thérapie aux vita-nutriments. Souvent, les patients de notre programme parviennent à vaincre entièrement leur maladie. Comment ? En identifiant et en combattant l'intolérance au glucose, dont souffrent la majorité. Ces malades consomment généralement des quantités anormales de sucres simples. En outre, la prolifération de candida est particulièrement fréquente en association avec ces affections. La thérapie nutritionnelle ci-dessous est cruciale pour la guérison :

| PLUS IMPORTANT | |
|---|---|
| Pantéthine | 900-1 800 mg* |
| Acide folique | 30-60 mg** |
| Formule d'acides gras essentiels | 3 600-7 200 mg |
| Glutamine | 5-12 g |
| Vitamine $D_3$ | 600-1 200 UI |
| Vitamine A | 15 000-30 000 UI |
| Bactéries amies | 1-2 cuillères à café |
| Bêta-carotène naturel | 25 000-50 000 UI |
| Gamma-oryzanol | 450-900 mg |
| Zinc | 50-100 mg |
| Poudre d'aloé vera | 1-2 cuillères à café |
| Extrait de griffe de chat | 2-4 gélules |
| MODÉRÉMENT IMPORTANT | |
| Curcuminoïdes | 50-300 mg |
| Pépins de raisin/pycnogénol | 150-300 mg |
| Vitamine E | 400-800 UI |
| Vitamine C (non acide) | 1-3 g |
| Quercétine | 600-1 200 mg |
| Sélénium | 200-400 µg |
| Chlorelle | 1/2-1 cuillère à café |

| | |
|---|---|
| Manganèse | 20-40 mg |
| PABA | 750-1 500 mg |
| Teinture de propolis | 1/2 compte-gouttes dans de l'eau |
| Phosphatidylcholine | 750-1 500 mg |

* Voir le paragraphe sur les suppléments de pantéthine.
** Les femmes devant réduire des fibromes utérins, prévenir une rechute de cancer du sein ou traiter une endométriose ou une mastose sclérokystique, doivent maintenir la dose d'acide folique au-dessous de 600 µg.

## Renforcement de l'énergie

CE DONT MES PATIENTS se plaignent sans aucun doute le plus, c'est l'asthénie. Il existe plusieurs causes à cette affection, parmi lesquelles une maladie chronique débilitante, une infection virale, une accumulation de sous-produits toxiques d'origine interne ou externe, une thyroïde paresseuse ou un système immunitaire stressé. Mais la cause la plus commune de fatigue est alimentaire – et c'est plus précisément un trouble de la glycémie. En d'autres termes, un régime hyperprotéiné, hyperlipidique et pauvre en glucides est généralement la meilleure manière de vaincre l'asthénie. Cependant, d'autres pratiques alimentaires peuvent également la soulager : améliorer la fonction digestive, éviter les poisons métaboliques comme la margarine et la « junk food », manger trois repas par jour et éviter café et autres stimulants comme solution temporaire.

Voici les nutriments de base qui optimisent le niveau d'énergie :

| PLUS IMPORTANT | |
|---|---|
| Complexe B | 50-150 mg* |
| $CoQ_{10}$ | 50-100 mg |
| NADH | 2,5-5 mg |
| Phénylalanine | 500-1 500 mg |
| Octacosanol | 12-24 mg |
| DMG | 125-250 mg |
| L-carnitine | 500-1 000 mg |

| | |
|---|---|
| Vitamine $B_{12}$ (injections ou voie sublinguale) | 2 000-4 000 µg |
| PABA | 1 500-3 000 mg |
| **MODÉRÉMENT IMPORTANT** | |
| Glutamine | 1 500-3 000 mg |
| Thiamine | 100-150 mg |
| ALT | 1 000-2 000 mg |
| Germanium | 25-75 mg |
| Ginseng de Sibérie | 150-300 mg |
| Gelée royale non lyophilisée | 1/4-1/2 cuillère à café |
| Inosine | 400-800 mg |
| Acide lipoïque | 100-200 mg |
| Méthionine | 400-800 mg |
| Acétyl carnitine | 500-1 000 mg |

* Les coenzymes du complexe B devraient être envisagés si l'asthénie ne réagit pas au complexe B ordinaire. Ces coenzymes sont des formes actives des vitamines B et disponibles en comprimés sublinguaux dans les magasins diététiques.

## Syndrome d'asthénie chronique

BIEN QUE CE TERME soit souvent appliqué aux personnes qui sont constamment fatiguées, il décrit en réalité un type de fatigue spécifique. Le syndrome d'asthénie chronique est une affection où le système immunitaire du patient est suffisamment déprimé pour ne plus le défendre contre les virus chroniques. Cette vulnérabilité à son tour compromet sa capacité à écarter d'autres agents infectieux tels que les levures, parasites, virus et parfois bactéries virulentes, qui sont d'ordinaire tenus à distance par un système immunitaire vigoureux. Le scénario habituel est un brusque accès de syndrome grippal accompagné d'une brutale baisse d'énergie d'une semaine sur l'autre, de difficultés de concentration ou de baisse d'acuité mentale, et souvent de douleurs musculaires.

Le traitement nutritionnel de l'asthénie chronique utilise les protocoles proposés pour le renforcement de l'énergie, les infections aiguës et chroniques, la prolifération de candida, la dépression ou pour tous les troubles décrits ci-dessus. Tout dépend réellement des éléments les plus importants et c'est un praticien expérimenté qui sera capable de vous aider à déterminer la nature de votre maladie. Au Centre Atkins, nous traitons avec succès la plupart des cas en administrant par voie intraveineuse notre thérapie aux vita-nutriments à haute dose. La combinaison habituelle est de 50 g de vitamine C en association avec des composés libérateurs d'oxygène tels que l'ozone. De tels traitements contribuent à vaincre d'autres affections virales comme l'hépatite chronique et peut également amener une amélioration spectaculaire chez la malades du sida.

## Fibromyalgie

SIMILAIRE AU SYNDROME d'asthénie chronique, cette maladie affecte plus particulièrement les femmes. Elle se caractérise par des douleurs musculaires généralisées qui ne sont pas dues à une inflammation des tissus. Beaucoup de patients réagissent à des traitements similaires à ceux proposés contre le syndrome d'asthénie chronique. Un repos suffisant et une bonne gestion du stress sont extrêmement importants. Le protocole du Centre Atkins s'articule autour de la vitamine C et de composés similaires à l'ozone (nous utilisons le bioxyde de chlore) par voie intraveineuse. En outre, les nutriments suivants peuvent soutenir le traitement :

| PLUS IMPORTANT | |
|---|---|
| Magnésium | 400-800 mg |
| Formule d'acides gras essentiels | 3 600-7 200 mg |
| Bactéries amies | 1-2 cuillères à café |
| Complexe B | 50-100 mg |
| Phosphatidyl sérine | 300-600 mg |
| Glutathion réduit | 0,5-1 g |
| Bêta-carotène naturel | |
| 25 000-50 000 UI | |
| Vitamine C | 3-5 g |

| | |
|---|---|
| Zinc | 50-100 mg |
| Cétyl myristoléate | 300-600 mg |
| **MODÉRÉMENT IMPORTANT** | |
| Acétyl carnitine | 1 000-3 000 mg |
| NADH | 2,5-5 mg |
| Chlorelle | 1/2 cuillère à café |
| Ginseng panax | 2-4 gélules |
| Extrait de cimicaire | 1-2 gélules |
| Extrait de reishi | 1-3 gélules par jour |
| Orge/blé germé | 1-2 gélules |
| Glutamine | 1-3 g |
| Extrait de racine de réglisse | 1-3 gélules* |

* Contre-indiqué durant la grossesse à moins d'utiliser de la réglisse déglycyrrhyzinée.

## Maladies infectieuses

CERTAINS NUTRIMENTS comme le zinc et les vitamines A et C ont un effet positif sur les infections virales et bactériennes, à de rares exceptions, surtout lorsqu'ils sont administrés au début de la maladie. C'est pourquoi mon personnel médical et moi-même avons pu concevoir une stratégie de prévention de ces maladies. Une administration simultanée de fortes doses des nutriments suivants dès l'apparition de l'infection a produit un pourcentage impressionnant de bénéfices spectaculaires.

| | Dose d'attaque | Dose d'entretien |
|---|---|---|
| Vitamine A | 40 000-80 000 UI | 10 000-20 000 UI |
| Bêta-carotène | 60 000-120 000 UI | 15 000-30 000 UI |
| Complexe B | 100 mg | 25-50 mg |
| Vitamine C | 10-20 g | 2-4 g |
| Ail | 2 400-3 200 mg | 2 400-3 200 mg |
| Zinc | 200-400 mg | 50-100 mg |
| Bioflavonoïdes | 800-1 600 mg | 200-400 mg |

Pour ceux qui n'auraient pas la chance de tuer leur maladie dans l'œuf, la formule proposée ci-dessus diminue malgré tout la gravité d'une infection aiguë. Par ailleurs, d'autres vita-nutriments et plantes valent la peine d'être envisagés pour vaincre une maladie virale ou bactérienne. Tous agissent en soutien des défenses immunitaires et sont en conséquence des traitements appropriés pour toute maladie infectieuse :

| | |
|---|---|
| **PLUS IMPORTANT** | |
| Extrait de feuille d'olivier | 500-2 000 mg* |
| Huile d'origan | 2-4 gouttes |
| Monolaurate de glycérol | 1 200-2 400 mg |
| Échinacée | 1-2 gélules |
| Hydraste du Canada | 1-2 gélules |
| Pantéthine | 600-1 200 mg** |
| Quercétine | 900-1 800 mg |
| Sélénium | 200-400 µg |
| Vitamine E | 400-1 200 UI |
| **MODÉRÉMENT IMPORTANT** | |
| Millepertuis | 300-600 mg |
| Astragale | 1-2 compte-gouttes dans de l'eau |
| Huile de lin | 1-2 cuillères à soupe |
| Extrait de reishi | 3-4 gélules |
| Ginseng panax | 2-4 gélules |
| Teinture de propolis | 1/2 cuillère à café dans de l'eau |
| Réglisse | 1-2 gélules |
| Orge/blé germé | 1-3 portions par jour |
| Extrait de griffe de chat | 1-2 gélules |

* Commencez à 500 mg et augmentez progressivement jusqu'à 2 000 mg. Vous pouvez éprouver des symptômes désagréables dus à la réussite du traitement et à l'élimination des levures.
** Voir le paragraphe sur les suppléments de pantéthine.

## Infections des voies urinaires

LES PRINCIPAUX SYMPTÔMES d'infections des voies urinaires sont une envie d'uriner fréquente et une sensation de brûlure accompagnée de fièvre, la présence de leucocytes dans les urines confirmant le diagnostic de cette douloureuse affection. Ces infections peuvent souvent être traitées en associant de l'extrait de canneberge (6 gélules par jour) au protocole contre les maladies infectieuses. En outre, assurez-vous que vous ne souffrez pas de prolifération de candida, car, a) la candida peut imiter une infection bactérienne et b) les antibiotiques prescrits généralement contre les infections des voies urinaires chroniques encouragent la prolifération des levures. Le traitement est très différent pour l'une et l'autre.

## Allergies

OUTRE LE NEZ BOUCHÉ et encombré et les picotements des yeux que la plupart des gens associent à l'allergie (rhume des foins), de graves affections comme l'asthme, l'eczéma et l'urticaire sont largement causées par l'allergie. Des complexes appelés « immunoglobulines » atténuent la réaction allergique et certains nutriments contribuent à maîtriser ses différentes manifestations.

Que vous soyez victime d'allergies de contact aérogène ou alimentaires, c'est toujours une substance inflammatoire qui est responsable. En cas d'allergie alimentaire, vous devriez pratiquer un régime d'élimination ou des analyses de sang pour déterminer auxquels aliments vous êtes sensible. S'il s'agit d'allergies de contact aérogène, utilisez des filtres à air ou tout autre système purificateur. Préférer un parquet sans moquette ni tapis est également utile. Le programme qui suit répond aux deux types d'allergies :

| PLUS IMPORTANT | |
|---|---|
| Pantéthine | 600-900 mg* |
| Quercétine | 600-1 200 mg |
| Vitamine C | 3 g au moins |
| Magnésium | 400-600 mg |
| Extrait de pépins de raisin | 50-300 mg |
| Extrait de réglisse | 100-300 mg |

| | |
|---|---|
| DHEA | 30-100 mg |
| Pregnénolone | 30-100 mg |
| Vitamine $B_{12}$ | 1-3 mg |
| **MODÉRÉMENT IMPORTANT** | |
| Formule d'acides gras essentiels | 3 600-7 200 mg |
| Bioflavonoïdes | 1 000-3 000 mg |
| Vitamine $B_6$ | 100-200 mg |
| Bêta-carotène naturel | 25 000-50 000 UI |
| Bromélaïne | 400-800 mg |
| Vitamine A | 15 000-30 000 UI |
| Sélénium | 150-300 µg |
| Vitamine E | 400-800 UI |
| Zinc | 25-50 mg |

* Voir le paragraphe sur les suppléments de pantéthine.

## Système respiratoire : asthme, bronchite et emphysème

LES POUMONS et les bronches sont des tissus étonnants mais délicats. Ils sont agressés quotidiennement par la pollution, à la maison comme à l'extérieur, sans parler de la fumée de cigarette et des produits chimiques toxiques qui envahissent tout notre environnement. Ajoutez à ces agressions le manque dans notre alimentation de nutriments anti-inflammatoires comme les huiles de poisson et les antioxydants, et vous comprendrez pourquoi l'asthme et d'autres problèmes pulmonaires ne cessent d'augmenter. Les allergies alimentaires peuvent également déclencher des affections des bronches, en particulier l'asthme (lequel est la plupart du temps le résultat d'un type d'allergie quelconque). Cependant, la base du traitement de l'inflammation des bronches est de les détendre avec du magnésium, les protéger avec des antioxydants et diminuer leur exposition aux agressions extérieures le plus possible. Emphysème, fibrose pulmonaire et autres troubles pulmonaires chroniques peuvent également être soulagés par un programme similaire. Pour une meilleure santé du système respiratoire, je recommande les nutriments suivants :

| | |
|---|---|
| **PLUS IMPORTANT** | |
| Vitamine C | 3-6 g |
| Vitamine A | 15 000-30 000 UI |
| Formule d'acides gras essentiels | 3 600-7 200 mg |
| N-acétyl cystéine | 500-1 000 mg |
| Magnésium | 400-800 mg |
| Pantéthine | 300-600 mg* |
| **MODÉRÉMENT IMPORTANT** | |
| Bêta-carotène naturel | 25 000-50 000 UI |
| Quercétine | 600-1 200 mg |
| Sélénium | 200-400 µg |
| Taurine | 500-1 000 mg |
| Vitamine E | 400-800 UI |
| $CoQ_{10}$ | 50-100 mg |

* Voir le paragraphe sur les suppléments de pantéthine.

Pour l'asthme et l'emphysème, ajoutez les nutriments suivants ou augmentez les doses suivantes :

| | |
|---|---|
| **PLUS IMPORTANT** | |
| Vitamine A | 25 000-50 000 UI |
| Huiles de poisson | 3 600-7 200 mg |
| Pantéthine | 600-1 200 mg* |
| Magnésium | 500-1 000 mg |
| Quercétine | 1 000-2 000 mg |
| Pépins de raisin/pycnogénol | 150-300 mg |
| Extrait de racine de réglisse | 300-600 mg |
| DHEA | 75-150 mg |
| Prégnénolone | 60-120 mg |
| **MODÉRÉMENT IMPORTANT** | |
| Molybdène | 500-1 000 µg |
| Extrait de *Coleus forskohlii* | 150-300 µg |
| Extrait de *Gingko biloba* | 240-360 mg |
| Taurine | 750-1 500 mg |
| Vitamine $B_6$ | 75-150 mg |

| | |
|---|---|
| *Aloe vera* | 1-2 cuillères à soupe |
| N-acétyl cystéine | 1 000-2 000 mg |
| Vitamine $B_{12}$ | 5 000-10 000 µg |

* Voir le paragraphe sur les suppléments de pantéthine.

Si vous décidez d'utiliser de la DHEA ou de la pregnénolone comme substitut du médicament prednisone, ne le faites que sous surveillance médicale.

Pour la bronchite et la pneumonie, utilisez les doses suivantes de nutriments uniquement pour la durée de la maladie :

| PLUS IMPORTANT | |
|---|---|
| Vitamine C | 5-40 g |
| Vitamine A | 50 000-150 000 UI (sauf en cas de grossesse) |
| Zinc | 60-120 mg |
| Huile d'origan | 2-4 gouttes |
| Quercétine ou bioflavonoïdes d'agrumes | 1 000-2 000 mg |
| Échinacée | 3-6 gélules |
| Hydraste du Canada | 750-1 500 mg (sauf en cas de grossesse) |
| Pantéthine | 600-1 200 mg** |
| **MODÉRÉMENT IMPORTANT** | |
| Sélénium | 300-600 µg |
| Acide lipoïque | 100-200 mg |
| N-acétyl cystéine | 1 000-2 000 mg |
| Astragale | 1-2 compte-gouttes |
| Propolis | 1-2 compte-gouttes |
| Bêta-carotène naturel | 25 000-50 000 UI |
| Vitamine E | 800-1 600 UI |
| Extrait de feuille d'olivier | 2-4 gélules* |

* Voir la mise en garde.
** Voir le paragraphe sur les suppléments de pantéthine.

## Prévention du cancer

L'ÉPIDÉMIE DE CANCER qui s'est emparée du monde civilisé continue de faire rage sans être endiguée. Nous devons adopter une approche plus agressive de la prévention du cancer, et ne pas nous contenter de tous nous arrêter de fumer. Les aliments cultivés à l'aide de pesticides et herbicides doivent être évités et nous devons faire tous les efforts possibles pour débarrasser notre résidence et notre lieu de travail des polluants. La Nutrition ciblée peut également jouer un rôle capital dans la prévention des cancers de toute sorte et je recommande le régime suivant à quiconque désire diminuer son risque de cancer. Ce programme est également utile pour les survivants du cancer qui souhaitent éviter une rechute :

| | |
|---|---|
| **PLUS IMPORTANT** | |
| Sélénium | 200-400 µg |
| Bêta-carotène naturel | 20 000-40 000 UI |
| Vitamine E | 400-1 200 UI |
| Acide lipoïque | 50-100 mg |
| Tocotriénols | 200-400 mg |
| Formule d'acides gras essentiels | 3 600-7 200 mg |
| Vitamine C | 5-10 g |
| Acide folique | 5-10 mg* |
| Zinc | 50-100 mg |
| N-acétyl cystéine | 500-1 000 mg |
| $CoQ_{10}$ | 200-400 mg |
| Quercétine (et autres bioflavonoïdes) | 300-600 mg |
| Champignons (reishi, shitake et maitake) | 20-40 gouttes |
| **MODÉRÉMENT IMPORTANT** | |
| Lycopène | 6-12 mg (à prendre avec une huile alimentaire) |
| Pectine d'agrume modifiée | 8-16 g |
| Bactéries amies | 1/2-1 cuillère à café |
| Vitamine A | 10 000-25 000 UI |
| Griffe de chat | 2-4 gélules |

| | |
|---|---|
| Vitamine $D_3$ | 400-800 UI |
| Orge/blé germé | 2-4 gélules |
| Chlorelle | 1-2 cuillères à café |
| Complexe B | 50-100 mg |
| Extrait de chardon marie | 150-300 mg |
| Ginseng panax | 2-4 gélules |
| Arginine | 1 500-4 000 mg |
| Magnésium | 400 mg |
| Manganèse | 10 mg |
| Squalène | 1-3 g |

* Les femmes devant réduire des fibromes utérins, prévenir une rechute de cancer du sein ou traiter une endométriose ou une mastose sclérokystique, doivent maintenir la dose d'acide folique au-dessous de 600 µg.

Étant donné que l'excès de fer peut augmenter le risque de cancer, n'oubliez pas d'éviter les suppléments de fer et aliments enrichis en fer, sauf si vous en avez une carence. Assurez-vous également d'éviter l'utilisation d'huiles polyinsaturées comme l'huile de carthame, de tournesol et de maïs, qui contiennent des matières grasses susceptibles de favoriser les tumeurs.

## Thérapie du cancer

LES THÉRAPIES UTILISANT DES SUBSTANCES naturelles non toxiques pour vaincre un cancer déclaré sont à des années-lumière d'avance sur les traitements médicamenteux et la chirurgie conventionnels. Les approches nutritionnelles sont efficaces en grande partie parce qu'elles fournissent une solution alternative aux doses toxiques de la chimiothérapie. Et, contrairement à cette dernière, la nutrition peut souvent stabiliser la prolifération du cancer primitif tout comme produire une rémission complète. Je serais heureux de dévoiler cette option thérapeutique qui sauve des vies, mais je ne suis pas en mesure d'exposer l'intégralité de la thérapie contre le cancer du Centre Atkins, et cela pour plusieurs raisons. Pour commencer, à l'exception des acides gras essentiels, nutriments antioxydants, champignons médicinaux et de certaines plantes, le traitement exige plus que les nutriments décrits dans cet ouvrage. Ensuite, la thérapie doit être personnalisée en fonction de la biochimie de chaque patient et de sa forme spécifique de cancer. Enfin, je ne veux pas compromettre la valeur d'une thérapie de supplémentation anticancer en présentant une solution à appliquer soi-même. Si vous souffrez d'un cancer, je vous conseille de trouver un médecin nutritionniste qui a l'expérience de l'utilisation de tels traitements. La meilleure ressource pour vous aider à trouver ce praticien est le livre *Alternative Medecine : The Definite Guide to Cancer*, des docteurs John Diamond, Lee Cowden et Burton Goldberg.

## Problèmes de santé masculins

***Hypertrophie bénigne de la prostate.*** Cette affection, où le gonflement de la prostate est suffisant pour empêcher l'écoulement de l'urine, rend la miction difficile et oblige à fréquemment aller aux toilettes durant la nuit. Elle frappe la plupart des hommes avec l'âge, généralement aux alentours de la soixantaine. Les Américains dépensent à cause d'elle chaque année trois milliards de dollars, principalement en médicaments et opérations chirurgicales. Cependant, l'hypertrophie de la prostate réagit si bien à la thérapie nutritionnelle et aux traitements à base de plantes que les solutions de la médecine traditionnelle sont totalement inutiles. De nombreux praticiens nutritionnistes recommandent une approche appelée « hyperthermie », qui consiste à appliquer une forte chaleur (environ 82 °C) sur la prostate. Cette pratique, accompagnée du régime qui suit, permet aux patients d'éviter une opération chirurgicale lourde de complications.

J'ai trouvé le traitement proposé ci-après remarquablement efficace pour l'hypertrophie bénigne de la prostate. Il est aussi excellent pour l'appareil reproducteur en général. Prévoyez de prendre cette supplémentation pendant au moins trois mois.

| PLUS IMPORTANT | |
|---|---|
| Extrait normalisé de palmier nain | 250-500 mg |
| Extrait normalisé de *Pygeum africanum* | 100-200 mg |
| Acide glutamique | 500-1 000 mg |
| Glycine | 250-500 mg |

| | |
|---|---|
| Alanine | 250-500 mg |
| Manganèse | 20-40 mg |
| Formule d'acides gras essentiels | 3 600-7 200 mg |
| **MODÉRÉMENT IMPORTANT** | |
| Zinc | 50-100 mg |
| Vitamine $B_6$ | 100-200 mg |
| Sélénium | 200-400 µg |
| Gamma-oryzanol | 300-600 mg |
| Pollen d'abeilles | 1/4-1/2 cuillère à café* |
| Vitamine E | 400-800 UI |

* Utiliser avec précaution en cas de sensibilité au pollen.

***Libido diminuée.*** Pour les patients dont la libido est particulièrement diminuée ou qui souffrent d'impuissance, je recommande le traitement suivant, destiné spécifiquement à améliorer le désir sexuel chez l'homme.

| | |
|---|---|
| **PLUS IMPORTANT** | |
| DHEA* | |
| Androsténédione | 150-300 mg** |
| Arginine | 2-5 g |
| Ginseng de Sibérie | 300-600 mg |
| *Gingko biloba* | 240-360 mg |
| Zinc | 50-100 mg |
| **MODÉRÉMENT IMPORTANT** | |
| Bore | 6-12 mg |
| Acide folique | 15-30 mg |
| Palmier nain | 250-500 mg |
| Ginseng panax | 250-1 000 mg |
| Complexe B | 50-100 mg |
| *Avena sativa* | 750-1 500 mg*** |

* Commencez par 20-40 mg, puis ajuster la dose jusqu'à ce que le taux sanguin de DHEA soit celui d'un homme moyen de trente ans.
** Métabolite de la DHEA, devant être utilisé de manière similaire. Il permet l'augmentation du taux de testostérone.
*** Plante de la famille de l'avoine, non mentionnée dans la deuxième partie, mais bénéficiant d'un considérable bouche-à-oreille attestant de son efficacité.

# Problèmes de santé féminins

LÉSIONS DYSPLASIQUES du col utérin. Il s'agit d'une affection précancéreuse qui peut signaler un risque accru de cancer du col de l'utérus. Elle peut être détectée lorsque les cellules du col commencent à se reproduire de manière anarchique, car elle donne un résultat anormal au test de Papanicolaou (frottis vaginal). De fortes doses de certains nutriments, notamment d'acide folique sur ordonnance, ont corrigé les résultats du test causés par les lésions dysplasiques. Cependant, vous devez utiliser le traitement qui suit en association avec le protocole de prévention du cancer pendant trois à six mois, parfois même un an, pour vous assurer de ne pas passer à côté d'un bénéfice tardif.

| | |
|---|---|
| **PLUS IMPORTANT** | |
| Acide folique | 15-30 mg* |
| Bêta-carotène naturel | 50 000-100 000 UI |
| Vitamine A | 20 000-40 000 UI |
| Vitamine C | 1-3 g |
| Vitamine E | 400-800 UI |
| Sélénium | 200-400 µg |
| **MODÉRÉMENT IMPORTANT** | |
| Vitamine $B_{12}$ | 1-5 mg |
| Extrait de pépins de raisin/pycnogénol | 150-300 mg |
| Extrait de gotu kola | 1-2 gélules |
| Extrait de thé vert | 1-3 gélules |

* Les femmes devant réduire des fibromes utérins, prévenir une rechute de cancer du sein ou traiter une endométriose ou une mastose sclérokystique, doivent maintenir la dose d'acide folique au-dessous de 600 µg.

***Endométriose et mastose sclérokystique.*** L'endométriose (tissu des parois utérines proliférant dans l'abdomen), mastose sclérokystique (kyste bénin souvent pris à tort pour un début de cancer du sein) et fibromes utérins (tumeurs non malignes qui enflent au point d'exiger une hystérectomie) sont toutes des affections qui surviennent souvent à cause d'un déséquilibre hormonal : les œstrogènes prédominent sur la progestérone. Soutenir le foie avec de la méthionine, de la choline et de l'inositol aide l'organisme à mieux équilibrer les hormones en convertissant l'œstradiol en un œstrogène plus faible, l'œstriol. Avec le régime présenté ci-dessous, j'ai vu disparaître ces problèmes sur une période allant de six mois à un an :

| | |
|---|---|
| **PLUS IMPORTANT** | |
| Méthionine | 500-1 000 mg* |
| Choline | 1 000-1 500 mg |
| Inositol | 1 000-1 500 mg |
| Formule d'acides gras essentiels | 3 600-7 200 mg |
| Vitamine $B_6$ | 100-200 mg |
| Vitamine E | 200-400 UI* |
| **MODÉRÉMENT IMPORTANT** | |
| Zinc | 25-50 mg |
| Vitamine C | 1-3 g |
| Poivre gatillier | 1-2 gélules |
| Extrait de chardon marie | 150-300 mg |
| Bactéries amies | 1-2 cuillères à café |
| Fibre de lin | 1-3 cuillères à soupe |
| Vitamine A | 30 000-60 000 UI |

* Bêta-carotène naturel 25 000 UI (dans le cas de la mastose fibrokystique, une dose plus élevée peut avoir un effet inverse).
NB : l'acide folique, le PABA et le bore, trois nutriments qui contribuent à soulager les troubles de la ménopause en élevant le taux d'œstrogènes, doivent être éliminés de la liste des suppléments.

*Syndrome prémenstruel.* Le syndrome prémenstruel présente des symptômes comme l'humeur maussade, une sensibilité des seins, des envies alimentaires et une dépression, qui surviennent juste avant la phase de saignements du cycle menstruel. Ils peuvent souvent être soulagés par une nutrition optimisée. L'élimination du sucre et de la caféine est obligatoire et la consommation au cours de la journée (et non lors d'un unique repas) d'une quantité adéquate de protéines est essentielle. Les nutriments et plantes ci-dessous contribueront également à soulager ces symptômes :

| | |
|---|---|
| **PLUS IMPORTANT** | |
| Formule d'acides gras essentiels | 3 200-7 600 mg |
| Vitamine $B_6$ | 100-200 mg |
| Choline | 1 000-1 500 mg |
| Inositol | 1 000-1 500 mg |
| Méthionine | 500-1 000 mg |
| Magnésium | 300-600 mg |
| Chrome | 200-600 µg |
| Bactéries amies | 1-2 cuillères à café |
| GABA | 500-3 000 mg |
| Extrait de cimicaire | 12-24 mg |
| **MODÉRÉMENT IMPORTANT** | |
| Extrait de chardon marie | 150-300 mg |
| Vitamine C | 1-5 g |
| Zinc | 50-100 mg |
| Poivre gatillier | 1-2 gélules |
| Phosphatidyl sérine | 300-600 mg |
| Farine de lin | 1-3 cuillères à café le matin |
| Calcium | 1 000-1 500 mg |
| Manganèse | 15-30 mg |
| Vitamine A | 20,000-40,000 UI |
| L-tryptophane | 1 000-2 000 mg |

Pour les troubles particuliers de la ménopause, veuillez ajouter les nutriments suivants :

***Saignements intempestifs* :** Pépins de raisin / pycnogénol 2 000-4 000 mg.

***Crampes menstruelles* :** Magnésium jusqu'à 1 000 mg par jour durant tout le mois.

***Dépression* :** Millepertuis, 1/2 compte-gouttes dans de l'eau une ou deux fois par jour, associé à du GABA, 1 000-2 000 mg.

***Anxiété* :** Extrait de kava, 200-400 mg, associé à du GABA, 1 000-2 000 mg.

***Envie de sucreries* :** L-glutamine, 2-3 g.

***Rétention d'eau* :** L-taurine, 1 000-2 000 mg

***Symptômes de la ménopause*.** Il est souvent dit aux femmes que les malaises éprouvés durant la ménopause, bouffées de chaleur ou peau sèche, ne peuvent être soulagés que par une thérapie de substitution hormonale. Ce n'est pas vrai. Ces symptômes sont en fait les premiers signes capitaux du besoin de nutrition optimale de l'organisme. Alors que la thérapie de substitution hormonale comporte une augmentation significative du risque de cancer, la thérapie nutritionnelle n'a que des effets positifs et devrait toujours être le réflexe contre les symptômes de la ménopause. Cette thérapie est articulée autour de fortes doses d'acide folique et de précurseurs hormonaux comme la pregnénolone et la DHEA. Voici un exemple de programme nutritionnel efficace :

| | |
|---|---|
| **PLUS IMPORTANT** | |
| Acide folique | 20-60 mg* |
| Bore | 6-18 mg |
| Pregnénolone | 30-60 mg** |
| DHEA | 20-40 mg** |
| Formule d'acides gras essentiels | 3 600-7 200 mg |
| Vitamine E | 400-1 200 UI |
| Vitamine $B_6$ | 150-300 mg |
| Gamma-oryzanol | 150-450 mg |
| Complexe B | 50-100 mg |
| Chrome | 200-600 µg |
| **MODÉRÉMENT IMPORTANT** | |
| Vitamine C | 2-4 g |
| PABA | 1 500-3 000 mg |
| Extrait de cimicaire | 15-30 mg |
| Magnésium | 400-800 mg |
| Poivre gatillier | 1-2 gélules |
| Vitamine A | 20 000-40 000 UI |
| Calcium | 750-1 500 mg |
| Phosphatidyl sérine | 200-400 mg |
| Extrait de kava | 1-2 gélules |
| Farine de lin | 1-3 cuillères à café le matin |

* Les femmes devant réduire des fibromes utérins, prévenir une rechute de cancer du sein ou traiter une endométriose ou une mastose sclérokystique, doivent maintenir la dose d'acide folique au-dessous de 600 µg.
** La pregnénolone et la DHEA doivent être dosées selon leur taux sanguin.

L'objectif est d'atteindre la norme pour une femme de trente ans en bonne santé.
NB : les crèmes locales à la progestérone à base d'extrait de yam sauvage (Dioscorea villosa) également enrichies en progestérone naturelle, telles que Femgest et Progest constituent une thérapie extrêmement utile. Elles doivent être utilisées à des doses de 1/3 à 1/2 cuillère à café pendant trois semaines chaque mois.

## Ostéoporose

ON PRÉVIENT le mieux l'ostéoporose, cette fonte osseuse bien connue qui conduit à une fragilisation du squelette, surtout chez les femmes, grâce à des exercices réguliers de mise en charge associés à des exercices des membres supérieurs (en particulier commencés à l'adolescence). Les femmes qui ont des antécédents de boulimie ou d'anorexie courent un risque accru. Éviter la caféine, le tabac, les sucreries et les sodas est également crucial, tout comme maintenir un taux élevé d'hormones féminines. Cependant, une thérapie de substitution hormonale n'y parvient pas toujours : les nutriments peuvent atteindre le même objectif de manière plus sûre.

Le protocole qui suit devrait vous aider à prévenir et traiter l'ostéoporose :

| | |
|---|---|
| **PLUS IMPORTANT** | |
| Acide folique | 20-60 mg* |
| Bore | 6-12 mg |
| Calcium | 800-1 600 mg |
| Vitamine D | 400-800 UI |
| Magnésium | 400-800 mg |
| Vitamine K | 150-300 µg |
| Silicium | 100-300 mg |
| Lysine | 500-1 000 mg |
| Complexe B | 50-100 mg |
| **MODÉRÉMENT IMPORTANT** | |
| Chondroïtine sulfate | 50-150 mg |
| Cuivre | 2-4 mg |
| Manganèse | 10-20 mg |
| Zinc | 20-50 mg |

| | |
|---|---|
| Formule d'acides gras essentiels | 3 600-7 200 mg |
| Extrait de cimicaire | 15-30 mg |
| Glucosamine | 1 000-2 000 mg |
| Vitamine C | 1-3 g |
| Bêta-carotène naturel | 10 000-20 000 UI |

* Les femmes devant réduire des fibromes utérins, prévenir une rechute de cancer du sein ou traiter une endométriose ou une mastose sclérokystique, doivent maintenir la dose d'acide folique au-dessous de 600 µg.

## Goutte

LA GOUTTE étant le résultat d'années d'excès alimentaires, vous imaginerez sans peine tous les bienfaits qu'apportent des modifications nutritionnelles. Cette affection est une inflammation aiguë des articulations qui conduit typiquement à des symptômes comme un gros orteil douloureux. Bien que les inflammations aiguës puissent être traitées avec succès par les médicaments conventionnels, la nutrition est une bonne ligne de défense.

La goutte se caractérise par un excès d'acide urique, qui est l'un des antioxydants principaux de l'organisme. Cela a conduit de nombreux nutritionnistes à penser que cet acide urique est produit en réaction à un excès de radicaux libres et qu'une supplémentation d'autres antioxydants indiquerait à l'organisme de cesser la production d'acide urique en excès. C'est pourquoi j'utilise des doses élevées de vitamine C antioxydante (5 g et plus) chez mes patients goutteux. Voici les nutriments que je considère utiles :

| | |
|---|---|
| Vitamine C | 5-10 g |
| Acide folique | 10-30 mg* |
| L-cystéine | 1 000-2 000 mg |
| Pantéthine | 600-1 200 mg |
| Chondroïtine sulfate | 750-1 500 mg |
| Formule d'acides gras essentiels | 3 600-7 200 mg |
| Germanium | 150-300 mg |

* Les femmes devant réduire des fibromes utérins, prévenir une rechute de cancer du sein ou traiter une endométriose ou une mastose sclérokystique, doivent maintenir la dose d'acide folique au-dessous de 600 µg.
** Voir le paragraphe sur les suppléments de pantéthine.

# Arthrite

L'ARTHRITE, QUI AFFECTE près de quarante millions d'Américains, est l'une des affections les moins bien traitées. Elle consiste en deux mécanismes différents qui provoquent douleurs et déformations des articulations : inflammation (l'arthrite rhumatoïde est le meilleur exemple) et dégénérescence (c'est le cas de l'ostéoarthrite, la forme la plus commune). Une utilisation précoce de la Nutrition ciblée a produit de remarquables résultats, en particulier pour l'ostéoarthrite. Évidemment, si vous n'avez plus de cartilage dans vos articulations, la médecine naturelle ne pourra pas faire grand-chose pour vous.

Si différentes que soient l'ostéoarthrite et l'arthrite rhumatoïde, dix millions d'Américains sont affligés des deux ensemble. En conséquence, l'approche nutritionnelle utilisée pour les deux comporte de nombreux doublons. Je recommande fortement à tous les arthritiques le régime suivant. Il a aidé la majorité des patients du Centre Atkins à réduire ou éliminer leurs besoins en médicaments lourds d'effets secondaires.

| **PLUS IMPORTANT** | |
|---|---|
| Cétyl myristoléate | 18 g par cure (400-600 mg sur 30 à 45 jours) |
| Chondroïtine sulfate | 150-1 500 mg** |
| Sulfate de glucosamine | 1 250-2 500 mg** |
| Sébacate de cuivre | 8-16 mg** |
| Concombre de mer | 1 000-2 000 mg** |
| Formule d'acides gras essentiels | 3 600-7 200 mg |
| Pantéthine | 900 mg*** |
| Niacinamide | 1 500-2 000 mg |
| Vitamine $B_6$ | 150-300 mg |
| Pregnénolone | 30-100 mg* |
| DHEA | 30-100 mg* |
| Cartilage de bœuf/requin | 6-12 g |
| Vitamine E | 400 UI |
| Bromélaïne | 600 mg* |
| Vitamine C | 1-3 g |

| | |
|---|---|
| Acide folique5-15 g•• | |
| **MODÉRÉMENT IMPORTANT** | |
| Calcium AEP | 4-6 cachets* |
| PABA | 500-1 500 mg |
| Curcuminoïdes | 1 200-2 400 mg |
| Gingembre | 800-1 600 mg |
| Bactéries amies | 1/4-1/2 cuillère à café |
| Sélénium | 200-400 µg |
| Quercétine | 600-1 200 mg |
| Extrait de racine de réglisse | 2-4 gélules |
| Extrait de pépins de raisin | 50-150 mg |
| Manganèse | 25-50 mg |
| DMSO (en massage local) | |
| Vitamine $B_{12}$ | 1 000-2 000 µg |
| Myrtille | 250-500 mg |
| Méthionine | 1-2 g |
| Zinc | 50-100 mg |
| Extrait de griffe de chat | 1 000-2 000 mg |
| Molybdène | 500-1 000 µg |

* Indique une utilisation pour l'arthrite rhumatoïde.
** Indique une utilisation pour l'ostéoarthrite.
*** Voir le paragraphe sur les suppléments de pantéthine.
• Dosage modulé uniquement sous surveillance médicale.
•• Les femmes devant réduire des fibromes utérins, prévenir une rechute de cancer du sein ou traiter une endométriose ou une mastose sclérokystique, doivent maintenir la dose d'acide folique au-dessous de 600 µg.

## Syndrome du canal carpien

LE SYNDROME du canal carpien, inflammation du poignet gagnant la paume, est une affection répandue chez les employés de bureau et opérateurs d'ordinateurs. Son meilleur traitement est cent fois la DQR de vitamine $B_6$. Alors que plus de la moitié des patients réagissent bien à la thérapie à la vitamine $B_6$ seule, j'ajoute généralement à ma formule les nutriments suivants, qui contribuent également à en soulager les symptômes. Utilisez ce traitement pendant deux à trois mois avant de juger s'il est efficace sur vous. En cas d'échec, recourez au protocole contre l'ostéoarthrite en conservant une dose élevée de pyridoxal-5-phosphate.

| | |
|---|---|
| Pyridoxine (vitamine $B_6$) | 200-400 mg |
| ou | |
| Pyridoxal-5-phosphate | 50-100 mg |
| Vitamine $B_2$ | 75-150 mg |
| Complexe B | 100 mg |

## Maladies auto-immunes

LES MÉDECINS NUTRITIONNISTES utilisent souvent les nutriments pour corriger le mécanisme provoquant des maladies. Un bon exemple en sont les maladies auto-immunes, où l'organisme s'attaque à lui-même. Des allergies ou sensibilités alimentaires sont généralement en cause et un praticien nutritionniste devrait les rechercher. Alors que chaque maladie auto-immune est unique en son genre – de la thyroïdite auto-immune au lupus et à l'arthrite rhumatoïde –, j'ai constaté l'efficacité des nutriments suivants dans presque tous les cas. Peut-être la réussite de ce traitement nutritionnel pour un ensemble divers de troubles auto-immunes signifie-t-elle qu'une carence en nutriments peut déclencher un processus autodestructeur dans notre organisme.

| | |
|---|---|
| **PLUS IMPORTANT** | |
| Calcium AEP | 1 500-4 000 mg |
| Pantéthine | 600-1 200 mg* |
| Formule d'acides gras essentiels | 3 600-7 200 mg |
| Pregnénolone | 30-100 mg** |
| DHEA | 30-100 mg** |
| Vitamine C | 3-6 g |
| Bactéries amies | 1-2 cuillères à café |
| Bêta-carotène naturel | 25 000-50 000 UI |
| **MODÉRÉMENT IMPORTANT** | |
| Vitamine E | 400-800 UI |

| | |
|---|---|
| Vitamine $B_6$ | 100-200 mg |
| Sélénium | 200-400 µg |
| Vitamine A | 20 000-40 000 UI |
| PABA | 500-1 500 mg |
| Extrait de racine de réglisse | 1-2 gélules |
| Extrait de chardon marie | 150-300 mg |

* Voir le paragraphe sur les suppléments de pantéthine.
** L'ajustement de la dose doit être effectuée par un médecin.

Plusieurs maladies auto-immunes ont des particularités qui exigent l'association d'autres nutriments.

***Sclérodermie.*** Le terme provient du grec et signifie « peau durcie ». C'est en effet la caractéristique de cette maladie. Outre le programme ci-dessus, les nutriments suivants peuvent ramollir le tissu fibreux qui provoque le durcissement :

| | |
|---|---|
| Extrait de cartilage de requin surgelé | 1 ampoule par jour |
| ou | |
| Cartilage de bœuf | 6-12 gélules |
| PABA | 10-20 g |
| Gotu kola | 4-6 gélules |
| DMSO | consultez un praticien |

***Sclérose en plaques.*** Cette maladie est une affection auto-immune démyélinisante : l'organisme identifie à tort comme un corps étranger l'enveloppe protectrice des nerfs, la myéline, et la détruit. La cause la plus commune de démyélinisation est l'accumulation de métaux toxiques comme le mercure, composé largement utilisé dans les plombages dentaires. Étant donné que le système immunitaire prend le tissu cérébral saturé de mercure pour un corps étranger, il entreprend de le détruire. Alors que la médecine traditionnelle considère la sclérose multiple comme une maladie évolutive, nous avons une tout autre expérience au Centre Atkins. À la suite de centaines de réussites cliniques, nous pensons que cette maladie peut régresser une fois que la cause en a été identifiée et supprimée. Le traitement privilégié est le calcium AEP par voie intraveineuse, à raison d'une ampoule par jour. Bien qu'aucun article scientifique ne le mentionne, cinq mille cas cliniques confirment l'efficacité de ce traitement.

Les nutriments qui suivent constituent une association précieuse du calcium AEP et du traitement des maladies auto-immunes :

| | |
|---|---|
| **PLUS IMPORTANT** | |
| Sels AEP de magnésium, potassium et calcium | 3-6 gélules |
| Octacosanol | 15-30 mg |
| Vitamine $B_{12}$ sous forme de méthylcobalamine | 30-60 mg |
| Vitamine $D_3$ | 800-1 600 UI |
| Sphingomyéline | 3-6 gélules** |
| EPA/DHA huile de poisson | 1 800-3 600 mg |
| Enzymes pancréatiques | 3-6 g*** |
| **MODÉRÉMENT IMPORTANT** | |
| Acide folique | 5-15 mg* |
| DHEA et pregnénolone | comme indiqué |
| Phosphatidyl sérine | 200-400 mg |
| Inositol | 500-1 000 mg |
| Lécithine | 1-3 cuillères à café |
| Méthionine | 1 500-3 000 mg |
| $CoQ_{10}$ | 100-200 mg |

* Les femmes devant réduire des fibromes utérins, prévenir une rechute de cancer du sein ou traiter une endométriose ou une mastose sclérokystique, doivent maintenir la dose d'acide folique au-dessous de 600 µg.
** L'enveloppe de myéline détruite est composée de cette substance, dont l'apport semble plus efficace une fois la maladie stabilisée.
*** Très efficace en cas de crise inflammatoire.

De nombreux médecins mettent en garde les malades contre l'utilisation de plantes immunostimulantes, de crainte de renforcer un système immunitaire qui s'attaque à l'organisme. Mais d'autres, comme moi-même, pensent que l'auto-immunité est en réalité une réaction d'un système immunitaire affaibli.

## Problèmes dermatologiques

LA PEAU est l'organe le plus vaste de notre corps et réagit extrêmement bien à la nutrition. Généralement, les manifestations de déséquilibres internes, problèmes dermatologiques tels que l'acné, l'eczéma et le psoriasis, réagissent bien à un programme composé d'un régime et de vita-nutriments. Il est crucial de supprimer de l'alimentation la margarine et d'autres sources d'acides gras trans, comme les huiles partiellement hydrogénées. De nombreux dermatologues pensent que les sucreries ne provoquent pas de l'acné. Mais éviter les sucreries soulage bien mieux les problèmes de peau que toute autre thérapeutique, du fait que le glucose nourrit les bactéries nocives du tube digestif responsables de nombreuses affections dermatologiques.

Voici mon protocole de base pour une peau saine :

| | |
|---|---|
| **PLUS IMPORTANT** | |
| Vitamine A | 20 000-40 000 UI |
| Bêta-carotène naturel | 25 000-50 000 UI |
| Vitamine C | 1-3 g |
| Zinc | 50-100 mg |
| Bactéries amies | 1/4-1/2 cuillère à café |
| Formule d'acides gras essentiels | 3 600-7 200 mg |
| Magnésium | 400 mg |
| Pantéthine | 300-600 mg* |
| **MODÉRÉMENT IMPORTANT** | |
| Vitamine $B_6$ | 100-200 mg |
| Complexe B | 50-100 mg |
| Sélénium | 200-400 µg |
| Calcium | 800-1 200 mg |
| Manganèse | 25-50 mg |
| Extrait normalisé de gotu kola | 1-3 gélules |
| Réglisse | 1-3 gélules |

* Voir le paragraphe sur les suppléments de pantéthine.

Cependant, vous devez également savoir que chaque problème dermatologique a son traitement spécifique composé de certains nutriments clés. Pour l'acné, je prescris parfois des doses plus élevées de vitamine A (jusqu'à 100 000 UI) pendant environ un mois. Pour moi, la vitamine A et le zinc sont la vitamine et le minéral de la peau, et ils forment ensemble les deux plus importants nutriments du derme. Les femmes qui ont le moindre risque de grossesse doivent éviter la supplémentation en vitamine A, car de fortes doses peuvent provoquer des malformations du fœtus. L'eczéma réagit également bien au programme ciblé ci-dessus et exige parfois des doses plus élevées de GLA et EAP. Pour le psoriasis, une crème à la vitamine $D_3$ en application locale est ajoutée au protocole de base, en association avec des doses quotidiennes de 220-660 mg d'un composé appelé « esters d'acide fumarique ». Je recommande également une crème à l'acide fumarique en application locale. Cette substance, en usage combiné interne et externe, est une composante importante de la réussite de notre programme contre le psoriasis.

## Affections parodontaires

LA SANTÉ DES GENCIVES réagit très bien à la thérapie aux vitanutriments, ce qui peut expliquer pourquoi tant des grands pionniers nutritionnistes du XX$^{e}$ siècle étaient des dentistes. Les affections parodontaires, ou détériorations des gencives, exigent bien plus qu'une bonne hygiène dentaire : vous devez apporter à votre organisme les nutriments appropriés pour soigner le tissu gingival. Étant donné que les bactéries qui provoquent cette affection se nourrissent d'hydrates de carbone, je recommande la diminution de leur apport alimentaire et l'élimination des sucres, même naturels comme les fruits. J'utilise également volontiers des plantes comme l'aubépine et le gotu kola, en raison de leur action curative et renforçante sur les muqueuses. Voici mes recommandations :

| PLUS IMPORTANT | |
|---|---|
| $CoQ_{10}$ | 100-200 mg |
| Bactéries amies | 1-2 cuillères à café |
| Vitamine A | 10 000-20 000 UI |

| | |
|---|---|
| Acide folique | 5-10 mg (en application locale)** |
| Zinc | 50-100 mg |
| Vitamine C | 2-5 g |
| **MODÉRÉMENT IMPORTANT** | |
| Extrait de gotu kola | 2-4 gélules |
| Extrait d'aubépine | 2-4 gélules |
| Propolis pour les gencives* | |
| Chlorelle | 1/2-1 cuillère à café |
| Calcium | 750-1 500 mg |

* Testez la sensibilité sur la peau au préalable.
** Les femmes devant réduire des fibromes utérins, prévenir une rechute de cancer du sein ou traiter une endométriose ou une mastose sclérokystique, doivent maintenir la dose d'acide folique au-dessous de 600 µg.

## Affections oculaires

LES AFFECTIONS DES YEUX COMME LES CATARACTES, le glaucome et la dégénérescence maculaire réagissent diversement à la thérapie nutritionnelle. Une chose est claire : la prévention, comme toujours, est votre atout maître. Les nutriments antioxydants sont particulièrement important pour prévenir la cataracte.

Mon programme de base pour maximiser la santé de l'œil est le suivant :

| | |
|---|---|
| **PLUS IMPORTANT** | |
| Bêta-carotène naturel | 25 000-50 000 UI |
| Lutéine | 6-12 mg |
| Vitamine C | 1-3 g |
| Zinc | 50-100 mg |
| Sélénium | 200-400 µg |
| Taurine | 1-2 g |
| **MODÉRÉMENT IMPORTANT** | |
| Extrait de myrtille | 250-500 mg |
| Vitamine A | 10 000-30 000 UI |
| Complexe B | 50-75 mg |
| Vitamine E | 400-800 UI |

| | |
|---|---|
| Lysine | 500-1 000 mg |
| N-acétyl cystéine | 500-1 000 mg |

***Cataractes.*** Si votre vision se trouble, vous êtes peut-être en train de développer une cataracte, soit une opacification du cristallin. En traitement, je recommande une dose plus forte de certains nutriments, comme indiqué ci-dessous :

| | |
|---|---|
| **PLUS IMPORTANT** | |
| Vitamine C | 3-10 g |
| Zinc | 50-100 mg |
| Acide lipoïque | 100-200 mg |
| Extrait de myrtille | 250-500 mg |
| N-acétyl cystéine | 1 000 mg |
| **MODÉRÉMENT IMPORTANT** | |
| DMG | 250-500 mg |
| Extrait de *Gingko biloba* | 240-360 mg |
| Vitamine E | 600-1 200 UI |
| Manganèse | 25-50 mg |

***Glaucome.*** Il s'agit d'une affection due à une augmentation de la pression interne de l'œil. Sa conséquence est d'endommager la papille optique et de provoquer une perte progressive de la vision menant à la cécité. Un traitement précoce est important et je recommande l'utilisation des différents collyres prescrits par votre ophtalmologiste tout en élevant les doses du traitement comme suit :

| | |
|---|---|
| Vitamine A | 25 000-50 000 UI |
| Vitamine C | 6-12 g |
| Pollen d'abeilles | 1/4-1/2 cuillère à café |
| Rutine | 50-100 mg |

***Dégénérescence maculaire.*** Je reçois de nombreuses demandes d'information sur la dégénérescence maculaire, dégradation de la macula, centre hautement vascularisé de la vision sur la rétine. Pourquoi ? Parce que ce problème est considéré comme incurable par la médecine traditionnelle. En réalité, il réagit très bien à la thérapie nutritionnelle. Je commence par des doses intraveineuses de taurine, qui est pour moi le meilleur traitement existant contre cette affection. Mon programme de supplémentation orale est le suivant :

| | |
|---|---|
| **PLUS IMPORTANT** | |
| Zinc | 60-120 mg (ajustez la dose en fonction du test de goût au zinc) |
| Bêta-carotène naturel | 40 000-80 000 UI |
| Lutéine | 10-20 mg |
| Extrait de *Gingko biloba* | 240-360 mg |
| Extrait de myrtille | 250-500 mg |
| Taurine | 1 500-3 000 mg |
| **MODÉRÉMENT IMPORTANT** | |
| Extrait de pépins de raisin/pycnogénol | 80-160 mg |
| Acide lipoïque | 100-200 mg |
| N-acétyl cystéine | 500-1 000 mg |
| Vitamine A | 20 000-40 000 UI |
| Vitamine E | 600-1 200 UI |
| Sélénium | 100-200 µg |

Comme vous l'aurez remarqué, toutes les maladies qui réagissent aux vita-nutriments n'ont pas été mentionnées dans cette section. Ne désespérez pas et consultez l'index. Vous trouverez peut-être que votre problème est abordé dans la deuxième partie de cet ouvrage.

## Dernier rappel

JE TIENS À LE RÉPÉTER : mes solutions aux vita-nutriments sont généralement suffisamment puissantes pour remplacer les médicaments traditionnels. Cependant, lorsqu'ils sont pris en associations avec les médicaments, ils peuvent provoquer des surdoses de ces derniers. Étant donné que les vita-nutriments présentent nettement moins de risques, ce sont les médicaments dont il faut diminuer la posologie. Ceci doit être fait sous surveillance médicale, mais il est obligatoire que le médecin ait une aussi bonne connaissance des vita-nutriments que des molécules pharmaceutiques. Si ce n'est pas le cas de votre praticien, votre santé court un risque. Je vous conseille donc fortement de vous assurer que votre médecin possède ces connaissances, sans quoi, de vous adresser à un autre. Si vous ne souhaitez pas changer de médecin, essayer de convaincre le vôtre de se familiariser avec ce savoir.

## Lancer un défi pour que tout le monde soit gagnant

J'ESPÈRE QUE VOUS COMPRENEZ les raisons de ce militantisme. De plus en plus de médecins témoignent d'un sincère intérêt pour l'utilisation des thérapies nutritionnelles. Si suffisamment de gens parviennent à fournir une certaine motivation, d'autres praticiens se mettront à utiliser cette médecine naturelle, plus complète et plus sûre.

En tentant de convaincre votre médecin, vous serez gagnant : vos décisions de santés seront prises par quelqu'un qui comprend l'éventail complet des options qui s'offrent à vous. Et votre praticien sera lui aussi gagnant : il pourra éprouver l'intense satisfaction d'aider *réellement* ses patients à se soigner. Peut-être que cette tendance nous ramènera sur la voie qu'Hippocrate avait tracée pour nous quand il a écrit : « Je m'abstiendrai de tout mal. »

# Conseils de supplémentation

VOICI CERTAINES des questions les plus fréquemment posées sur la supplémentation, et leurs réponses.

*Où dois-je acheter mes suppléments ? Auprès de mon nutritionniste, dans un magasin diététique ou par correspondance ?*

Voici la vraie réponse : « Là où vous trouverez la meilleure qualité. » Ayant vu des suppléments de bonne comme de mauvaise qualité dans les trois cas, je vous conseille d'acheter là où vous le jugerez bon. Vous pouvez demander un conseil à votre nutritionniste ou à un vendeur spécialisé dans un magasin diététique, mais si vous savez exactement ce que vous voulez, vous préférerez peut-être la vente par correspondance. Faites ce qui vous convient le mieux, du moment que vous obtenez des suppléments de haute qualité provenant d'un fabricant réputé.

*Comment puis-je savoir quels suppléments sont de la meilleure qualité et si le fabricant est réputé ?*

Une chose est sûre : ce n'est pas l'étiquette qui vous le dira. La décision exige un professionnel de ce domaine, comme un médecin nutritionniste, qui connaît la qualité de différents produits ayant pu constater leurs effets sur ses patients. Si jamais vous consultez un spécialiste, n'oubliez pas de lui poser la question.

*Les suppléments doivent-ils être pris au cours du repas ou en dehors ?*

La plupart doivent être pris au cours du repas, pour la simple raison que vous les tolérerez mieux qu'avec l'estomac vide. Dans l'idéal, les plantes doivent être prises une vingtaine de minutes avant, mais vous pouvez les prendre au cours du repas si c'est plus commode pour vous. La poudre de vitamine C tamponnée et les acides aminés utilisés pour améliorer l'humeur doivent être pris avant. Les minéraux comme le calcium et le magnésium doivent être pris avec de l'eau uniquement et avant le coucher, de préférence sous forme de gélules qui se dissolvent facilement. Cela vous permettra de tirer parti de leurs propriétés relaxantes naturelles. Il vaut mieux prendre les suppléments suivants avec un repas comprenant une matière grasse : vitamines A, E, D, tocotriénols, caroténoïdes, lycopène, lutéine et $CoQ_{10}$. Pourquoi ? Parce qu'ils sont tous liposolubles et que la présence de matière grasse facilitera leur assimilation.

*Je viens de commencer une cure multivitamines et mes urines sont jaune vif. Est-ce normal ?*

Oui, parfaitement normal. Le phénomène, dû à un métabolite d'une vitamine du complexe B, la riboflavine, signale que votre organisme métabolise bien les vitamines et que vous prenez une quantité suffisante de complexe B.

*Si je devais prendre un seul supplément par jour, lequel serait-ce ?*

C'est difficile pour moi de répondre, car je considère que pour une santé optimale, nous devrions prendre un minimum de quatre à cinq suppléments par jour. Un unique comprimé combinant les nutriments essentiels aurait la taille d'un palet de hockey. Cependant, si j'étais contraint de n'en choisir qu'un, ce serait un supplément multivitamines riche en vitamines B, C et E, avec des quantités adéquates de minéraux traces tels que le zinc, le sélénium et le chrome.

*Puis-je prendre mes suppléments tous ensemble, ou dois-je les répartir au cours de la journée ?*

Si vous suivez mon programme jusqu'à sa conclusion logique, vous aurez trop de suppléments à prendre en une seule fois. En conséquence, ne soyez pas étonné que je vous conseille de répartir vos prises au cours de la journée. Le tractus gastro-intestinal ne pouvant assimiler qu'une quantité limitée en une seule fois et certains nutriments entrant en concurrence, plus vous étalerez vos prises, mieux cela vaudra.

*Mon médecin m'a dit que mon alimentation m'apportait tous les nutriments nécessaires. Que dois-je lui répondre ?*

Dites-lui, avec tout le respect qui lui est dû, que vous avez beaucoup de mal à accepter cette opinion, et posez-lui ces questions : Premièrement, comment sait-il que votre alimentation vous apporte tout ce qu'il vous faut ? A-t-il effectué des analyses sanguines ? Deuxièmement, comment sait-il quelle est la quantité suffisante ? Les quantités nécessaires de vitamine E pour prévenir maladies cardiaques ou cancer, par exemple, ne sont présentes dans aucun aliment. Si vous ne vous supplémentez pas en vitamine E, vous aurez beau manger, vous ne pourrez jamais absorber suffisamment de ce puissant protecteur du cœur et du système immunitaire. Enfin, montrez-lui ce livre comme preuve que des milliers d'études scientifiques attestent de la valeur de ces nutriments. Heureusement, le débat actuel entre les médecins penche de plus en plus en faveur des nutriments. La question n'est plus de savoir s'il faut en prendre, mais en quelle quantité.

*Je suis plusieurs traitements médicamenteux et mon médecin m'a dit de ne pas prendre de suppléments. Que dois-je faire ?*

Comme le disait si souvent l'un de mes mentors, le Dr Carlton Fredericks : « Pourquoi les médecins déconseillent-ils les suppléments aux patients alors qu'ils les laissent continuer à manger ? » Les suppléments sont des quantités concentrées et thérapeutiques de nutriments – rien de plus – et, si vous avez le droit de manger, vous pouvez prendre des suppléments. Tout au plus prendre des médicaments augmente-t-il le besoin en nutriments, notamment la vitamine C, le complexe B et des plantes qui renforcent le foie comme le chardon marie.

Cependant, il existe des cas où les suppléments peuvent interférer avec le mécanisme actif de certains médicaments. Par exemple, il ne faut pas prendre de calcium, magnésium ou d'autres minéral en même temps que l'antibiotique tétracycline, car les minéraux se lient à sa molécule et la rendent inactive.

Vous devrez éviter la vitamine K si vous êtes sous traitement anticoagulant à la warfarine. Et limiter l'apport en acide folique si vous vous soignez au méthotrexate. (En revanche, une quantité limitée d'acide folique en association avec ce médicament est non seulement sans danger, mais aide également à contrer certains de ses effets indésirables.)

Cependant, en général, les interactions nocives entre médicaments et nutriments sont en réalité très rares. La très grande majorité sont utiles. Il a été découvert que la vitamine C renforçait les bénéfices de certains traitements, dont la chimiothérapie. La niacine soutient les médications anticholestérol. Et, dans certains cas, l'utilisation de médicaments augmente le besoin de nutriments. Il est bien connu que la contraception orale accroît le besoin en vitamine B. Des molécules comme la sulfasalazine, utilisée dans le traitement de la colite, détruisent les réserves d'acide folique. Même une utilisation régulière d'aspirine détruit la vitamine C et l'acide folique. Les diurétiques nous font perdre des sels minéraux. La liste étant longue, le mieux pour vous est de trouver un médecin qui connaisse bien la supplémentation et vous prescrive le meilleur des traitements conventionnels et de la médecine nutritionnelle.

*Dois-je conserver mes suppléments au réfrigérateur ?*

C'est nécessaire pour quelques-uns seulement, comme les huiles de poisson (y compris en gélules), l'huile de lin et d'autres suppléments en acides gras essentiels comme les huiles de bourrache et d'onagre. La $CoQ_{10}$ doit aussi être gardée au frais afin de conserver ses propriétés. Les autres doivent être rangés dans un endroit frais et à l'abri de la lumière (la réfrigération peut diminuer leurs propriétés en raison de l'humidité).

# Épilogue

## La stratégie du relai

MAINTENANT QUE VOUS AVEZ LU CE LIVRE, j'espère que vous conviendrez avec moi que les vita-nutriments peuvent et devraient remplacer les médicaments pharmaceutiques. Si vous ou les membres de votre famille avez effectivement *utilisé* les formules de traitement proposées ici, vous avez mesuré personnellement le pouvoir de la thérapie aux vita-nutriments. Peut-être vous demandez-vous pourquoi le reste du monde n'a pas encore adopté vos positions. Voici la réponse : si les vita-nutriments peuvent remplacer les médicaments, les laboratoires pharmaceutiques, légitimement préoccupés de leur chiffre d'affaires, doivent jouer un rôle adverse – rôle qu'ils répugnent à endosser. C'est pourquoi ils sont contraints de trouver des porte-parole prêts à discréditer le mouvement des vita-nutriments.

Avec le nombre de médecins et de nutritionnistes prêts à suivre le mouvement, leur stratégie est relativement directe et a été couronnée de succès. Lorsqu'on les interroge sur les qualités de tel ou tel nutriment, ces autorités répondent simplement que ses bénéfices « ne sont pas prouvés ». Dans le même temps, des fondations trop heureuses de bénéficier des largesses de l'industrie pharmaceutique publient des listes de thérapies dont la valeur n'est pas attestée (et qui, ironie du sort, sont en tous points identiques à ma liste des « thérapies nutritionnelles les plus efficaces »). Après quoi les médias, que les laboratoires financent par le biais de la publicité, proclament que « non prouvé » signifie « inefficace ». Et de conclure que les médecins qui recourent à ces thérapies commettent une escroquerie à la santé et méritent d'être radiés de l'ordre.

## De réconfortantes nouvelles

HEUREUSEMENT, de plus en plus de médecins adoptent certaines des techniques nutritionnelles décrites dans ce livre. Des millions d'Américains s'initient aux vitamines et un grand nombre ont appris qu'elles pouvaient remplacer leurs médicaments. Plusieurs centres médicaux ont mis sur pied des services de médecine alternative. Mais ne vous réjouissez pas trop vite et n'oubliez pas ceci : l'idée que la thérapie aux vita-nutriments puisse remplacer les médicaments est généralement mal vue dans les hôpitaux. Curieux, n'est-ce pas ? La modalité alternative qui se fonde le plus sur la science est la seule que l'on considère sans intérêt. Et, malgré le fait encourageant que certaines mutuelles couvrent les dépenses de médecine alternative, leurs réseaux offrent rarement des praticiens nutritionnistes qui traitent à l'aide de nutriments.

## La voie du changement

SI NOUS VOULONS DESSERRER L'ÉTAU de l'industrie pharmaceutique et récolter les bénéfices médicaux (par exemple généraliser la couverture sociale pour les traitements aux vita-nutriments), nous allons devoir nous battre. Et ce combat a de grandes chances de prendre l'allure d'un mouvement populaire. Cependant, une telle croisade a besoin de nombreux partisans dévoués pour parvenir à ses fins.

Si vous pensez que ce mouvement mérite que vous lui consacriez des efforts, voici quelques suggestions. Abordez le sujet avec vos amis et votre famille, ou bien appelez une émission de radio (les animateurs semblent apprécier ce mélange d'indépendance et de controverse). Donnez des conseils de santé à vos collègues. Peut-être voudrez-vous faire part de votre expérience sur

Internet. Mais vous frapperez vraiment un grand coup quand vous aurez convaincu votre propre médecin d'utiliser la nutrition dans ses traitements. Chaque fois que vous tirez des bénéfices d'une prise de vita-nutriments, faites-lui en part. Le mieux serait bien sûr d'éveiller son intérêt pour ce livre.

Pour être un croisé efficace, vous devrez vous montrer convaincant et peut-être sortir victorieux de quelques débats. L'opposition est redoutable et compte dans ses rangs l'American Medical Association, l'American Dietetic Association, la FDA, l'American Heart Association, l'American Cancer Society, l'American Diabetes Association et le National Committee Against Health Fraud. J'ai étudié les déclarations officielles de la plupart de ces organismes. Bien que l'extrait qui suit provienne de l'American Dietetic Association, tous utilisent les mêmes arguments. Il est intéressant de les analyser.

Pour commencer, ces organismes officiels estiment que « la meilleure stratégie nutritionnelle pour une santé optimale est d'absorber les nutriments adéquats par le biais d'une alimentation variée. La supplémentation n'est pas de mise sauf lorsque efficacité et absence de danger sont attestées par des preuves scientifiques ». En d'autres termes, ils continuent de rejeter toutes les études scientifiques que je vous ai énumérées et qui montrent les effets prouvés de doses de nutriments plus élevées que dans un régime normal.

Savoir que tous les professionnels ont adopté les mêmes positions leur permet de se rabattre sur le terme de « consensus scientifique », qui est la base pour déterminer la DQR. Laquelle est présentée comme la dose *maximale* pour toute personne prenant des suppléments. Ils désirent également que ce « consensus scientifique » détermine ce qui doit figurer sur l'étiquette de votre flacon de vitamines. Ma réponse serait : « Et comment fait-on pour parvenir scientifiquement à un consensus ? » Je présume qu'ils entendent par là obtenir l'accord des scientifiques qui collaborent avec eux. Quoi qu'il en soit, cela ne signifie certainement *pas* « recherches menées scientifiquement », car c'est ce contre quoi ils semblent lutter.

Il faut également compter avec la pyramide alimentaire, qui, comme je l'ai plusieurs fois mentionné, fait de cet antinutriment et de cette forme de « junk food » qu'est la farine blanche, la base du régime alimentaire américain.

Les déclarations officielles font montre d'une plus grande inquiétude pour le *risque* représenté par la prise de vita-nutriments que pour leurs bienfaits. Les conseils alimentaires devraient « prévenir une absorption excessive » et, bien sûr, assurer que les suppléments n'ont pas « d'interactions nocives avec le traitement médical ». Je ne pense pas que nous entendrons jamais de notre vivant la médecine officielle déclarer que les traitements médicaux peuvent avoir des effets nocifs sur notre nutrition.

Ma famille, des milliers de mes patients et moi-même prenons des vitamines depuis des dizaines d'années pour notre plus grand bénéfice, et pourtant ces organismes persistent à déclarer que même lorsque l'apport dans l'alimentation est faible et qu'aucun effet nocif n'est observé, « une consommation prolongée de nutriments à des quantités semblables à celles de l'alimentation ne peut être sans risques ». Leur parti pris se trahit par leur inquiétude vis-à-vis de la « désinformation sur la nutrition », qu'ils qualifient de « mauvaise interprétation de la science de la nutrition ». Bien sûr, nous ignorons qui sont les arbitres de cette interprétation, mais nous savons que les partisans des vita-nutriments ne sont pas les bienvenus dans ces organisations. Cependant, l'avenir apportera peut-être un changement. J'attends l'apparition d'un nouveau groupe de leaders dans les rangs de ces organismes. J'espère fermement que mes livres les aideront à voir les erreurs de leurs prédécesseurs et que le conflit mourra de lui-même.

Quelle que soit l'issue de cette lutte, je suis certain que nous allons convaincre un grand nombre de gens de l'importance de la médecine nutritionnelle. Nous avons pour nous une certitude : la solution des vita-nutriments fonctionne.

## La solution infinie

NOUS SOMMES AU CENTRE d'une déferlante d'informations sur l'efficacité des vita-nutriments comme traitements des maladies. Si cette tendance positive se poursuit, l'école traditionnelle sera balayée. J'espère que ce livre contribuera à cette tendance en enseignant aux praticiens de l'avenir à prescrire des vita-nutriments avant de recourir aux médicaments. Je souhaite que cet ouvrage soit un instrument vivant qui ne serve pas seulement à amener la thérapie aux vita-nutriments au cœur de la pratique médicale moderne, mais à continuer de démontrer comment l'utiliser au mieux. Vous avez constaté que ces pages regorgent d'informations de pointe. Je souhaite qu'elles soient constamment consultables.

J'ai plusieurs moyens de respecter cette promesse et de vous tenir informé des dernières avancées de ce domaine passionnant et dynamique. Actuellement, je publie une lettre d'information mensuelle, *Dr Atkins' Health Revelations*. J'ai un site web (http://www.atkinscenter.com), une hotline gratuite où obtenir les dernières nouvelles sur les vita-nutriments, et une émission de radio nationale hebdomadaire (voyez sur le site web les horaires de votre région). Le meilleur moyen de rester en contact est le site web : vous y serez informé de mes séminaires et passages en radio ou à la télévision, et vous pourrez accéder aux dernières informations sur les vita-nutriments. J'espère que chacun de mes lecteurs s'en servira pour garder le contact avec mon personnel. Si vous créez la demande, je mettrai sur pied une cellule de travail qui maintiendra à jour la bibliographie de cet ouvrage. D'ailleurs, la base de références, qui est actuellement mise à jour tous les mois et est considérablement plus vaste que la version abrégée imprimée ici, contient les titres de chaque article afin que le lecteur puisse connaître tous les détails de chaque étude. À mon avis, les professionnels de santé et les étudiants en nutrition la trouveront extrêmement utile. Idéalement, vous vous en servirez pour rester informé.

J'espère également que vous montrerez tous à votre médecin, par votre succès personnel, combien la thérapie aux vita-nutriments est efficace. Informez-le simplement de ce que vous avez fait et ne soyez pas intimidé s'il ne semble pas réceptif. Un médecin qui rejette des idées d'avant-garde ne peut qu'affaiblir le lien qui l'unit à son patient. Aucun professionnel de santé ne peut se permettre d'ignorer cette nouvelle réalité. Enfin, rappelez-vous que l'un des plus passionnants atouts de la médecine nutritionnelle est la rapidité de ses progrès. Surtout, ne vous laissez pas distancer.

Ma passion pour les idées que je soutiens ne me permet pas de déclarer : « J'ai tout dit. Ce livre parle pour lui-même. » Elle me permet seulement de dire : « Que ce livre soit le commencement d'un dialogue. » Que ce livre soit un événement dans lequel nous sommes vous et moi acteurs, et que cet événement soit la mise en pratique des paroles prophétiques d'Hippocrate : « Je dirigerai le régime des malades à leur avantage. »

# Table des matières

*Composition P.C.A.*
*44400 – Rezé*

*Impression réalisée sur CAMERON par*

BRODARD & TAUPIN

GROUPE CPI

*La Flèche*

*pour le compte des Éditions Michel Lafon*
*en avril 2005*

*Imprimé en France*
Dépôt légal : mars 2005
N° d'impression : 29325
ISBN : 2-7499-0193-6
LAF 640